용어로 배우는

東의학

전상희 · 서상욱 지음

다락방

안에서 창을 통해 보이는 풍경은 완연한 봄입니다.

그렇지만 밖으로 나서면 아직은 코끝이 매서운 바람이 불고 있는 차가운 날씨입니다.

세상의 모든 일은 방관자로서 그냥 바라볼 때와 직접 경험해보면 많은 차이가 있습니다. 공부도 마찬가지입니다.

동의학에 처음 발걸음을 내디뎠을 때는 대부분의 사람들이 지니는 선입견처럼 그저 구름 잡는 소리라 생각한 내용들이 많았습니다. 특별한 어떤 능력이 있는 사람들이라야 익힐 수가 있을 것이라는 생각을 하기도 했습니다. 그러나 차츰차츰 익숙하게 되면서 동의학에 관한 이러한 오해를 씻을 수가 있었습니다.

동의학은 아주 과학적이고 체계적이며 재미있는 학문이자 기술입니다. 따라서 누구나 배우고 익혀서 적절하게 사용할 수가 있습니다. 아주 신비하고 어려울 것이라는 편견에서 벗어나면 재미있게 공부하고 일상생활에서 편리하게 활용을 할 수도 있습니다. 그리고 그 뛰어난 효과에 감탄 할 때도 많고, 새로운 세상이 열리는 듯한 느낌이 들 때도 많습니다. 그러나 사실은 새로운 세상이 아니라 아주 오랫동안 이 땅에 살아 온 우리의 생명인자에 꼭꼭 새겨진 유전자정보일 것입니다.

요즈음 동의학에 흥미나 관심을 보이는 분들이 부쩍 많아졌습니다. 가장 한국적인 것이 세계적이라는 구호에 호응을 한다든지, 서양의학에 비해 효과적이며 부작용도 적다는 현실적인 이유, 또는 의료개방에 발맞춘다는 정책적인 이유일 수도 있지만, 자신의 건강을 위해 스스로 무언가를 찾아보거나 개인적인 흥미로 공부를 하기도 합니다. 그러나 어떤 이유이든 이 분야에 처음 발을 내딛는 분들은 한글로 써 있어도 무슨 말인지 알 수 없는 전문용어와 복잡하게만 보이는 의학한자에 지레 겁을 먹기도 하고 두꺼운 사전을 놓고 씨름을 하기도 합니다. 이 책은 이런 분들을 위해 조그마한 힘이라도 도움이 되었으면 하는 마음으로 만들었습니다.

동의학의 기초가 되는 용어를 통해서 원리를 자연스럽게 이해하고 실생활에 적용시켜 생각해보는 공간도 만들어 보았습니다. 중요한 한자는 주석을 통해 그 의미를 쉽게 깨달을 수 있도록 하였으며 뒷부분에는 동의학에서 많이 쓰이는 한자들을 직접 써 볼 수 있게 하여 다른 서적들을 보는 데 도움이 되도록 하였습니다.

이 책이 나오기까지 훌륭한 문헌이나 가르침으로 저희를 이끌어 주신 동의학의 모든 스승님들께 경의를 표합니다. 그리고 빡빡한 일정에도 책을 만드느라고 정성을 아끼지 않은 다락방 김태문 사장님과 편집진 여러분께 감사의 마음을 전합니다.

이 책이 동의학에 한껏 빠져볼 수 있는 발판이 되었으면 하는 바람을 가져봅니다.

2005. 3

전상희 · 서상욱

차 례

차 례

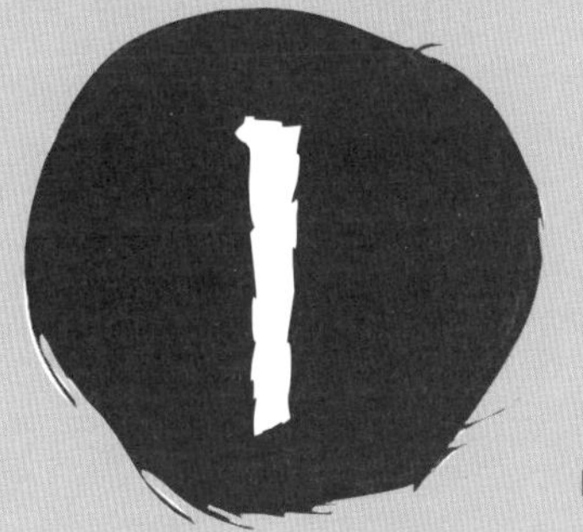

동의학(東醫學)의 정의 및 특징

우리나라의 전통의학을 **한의학(韓醫[1]學)**이라고 하며, 그 기원을 중국에서 찾을 수 있다. 중국의 **한의학(漢醫學)**은 현재 **중의학(中醫學)**이라고 부르며, 우리나라뿐만 아니라 일본이나 대만과 같은 다른 아시아 국가에서도 그에 바탕을 둔 각자의 고유한 의학이 있다.

우리나라에는 삼국시대에 중국과 의학서적을 거래했다는 기록이 남아있으며, 이렇게 전래된 의학과 의서들은 고려시대에 이르러 우리나라 형편에 맞는 새로운 의학으로 정립되기 시작하여, 약재와 처방에서 상당한 성과를 거두었다. 조선시대에 들어와서는 고려시대 의학을 종합 정리하였을 뿐만 아니라, 새로운 의학 이론을 정립하여 중국에 견줄 만한 큰 성과를 거두었으니, 〈**동의보감(東醫寶[2]鑑[3])**〉이 그것이다. 〈동의보감〉이후의 의학은 명실상부한 우리 의학, 한의학(韓醫學)이라고 할 수 있다. 이러한 주체성 인식에서 비롯된 자주의식은 책이름을 '동의(東醫 ― 즉 조선을 의미)' 라고 한데서도 알 수 있으며, 또한 1986년에는 한의학(漢醫學)을 한의학(韓[4]醫學)으로 명칭을 변경하였다. 또한 영문으로 표기할 때 'Korean medicine' 이 아니라 'Oriental

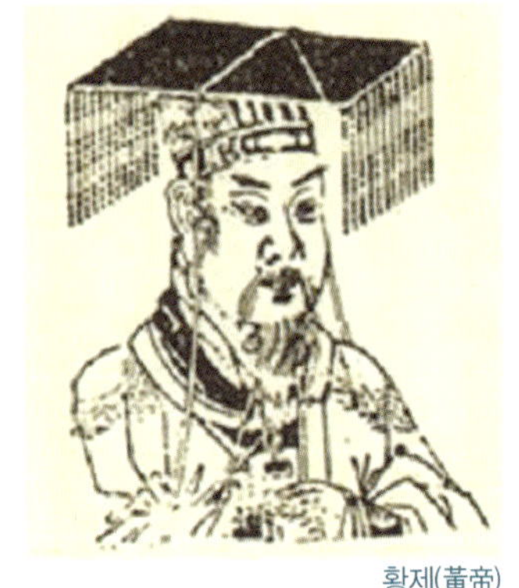

황제(黃帝)

---

1) **醫**, 제일 중요한 글자이겠지요. 위에 있는 **医殳**는 다쳐서 몸이 이지러진 흉한 모습입니다. 다른 견해도 있습니다. 医는 '匸' 와 '矢' 로 구성되어 있어서, 화살(矢)에 맞은 사람이 침상(匸)에 누워 있는 것을 나타내고, '殳' 는 그 사람을 치료하는 모습이라고 합니다. '酉' 는 술을 담는 그릇을 의미합니다. 옛날에는 술로 치료를 했다고 합니다. '酉' 자 대신에 '巫' 자를 쓰기도 합니다. 종교를 책임지는 무당이 질병을 치료하기도 했다는 사실을 알 수가 있습니다. 지금 중국에서는 약자로 '医' 라고 씁니다.

2) **寶**, 귀중한 물건을 의미하는 글자입니다. 옛날에는 조개(貝)를 화폐로 사용했습니다. 또 위에는 보물을 의미하는 玉도 있네요. 그것을 담아두는 단지(缶)도 있습니다. 집안(宀)에 꼭꼭 숨겨두었습니다. 지금 중국에서는 약자로 '宝' 라고 씁니다.

3) **鑑**, 거울을 나타내는 글자입니다. 앞에 金자가 있군요. 옛날에는 쇠를 갈아서 아주 매끄럽게 만들어 거울로 사용했습니다. 뒤에 나오는 '監(감)' 자는 자세히 살펴본다는 뜻입니다. 밑에는 그릇을 의미하는 皿(명)자가 있습니다. 그릇에 물을 부어서 거기에 얼굴을 비추었나요? 위에 있는 臣과 스는 지저분하거나 이상이 있는 얼굴모습이겠군요. '鑒' 도 같은 글자입니다.

medicine'으로 나타내어 **동의학(東醫學)**을 뜻하는 것
도 같은 맥락이라 할 수 있다.

한의학의 대표적인 서적으로는 현존하는 가장 오래
된 의학서적인〈**황제내경(黃帝內經[5])**〉을 들 수 있다.
〈황제내경〉은 간단히 〈**내경(內經)**〉이라 부르기도 하는
데 전설적 인물인 황제(黃帝)와 그의 신하인 기백(岐
伯), 뇌공(雷公)등이 인체의 생리·병리·해부·진단·치
료 원칙·질병 예방·음양오행 학설 등에 대해 토론한
내용을 담고 있다. 인체의 생리·병리학과 약물 치료학의 기본 이
론이 주로 실려있는 「**소문(素[6]問)**」과 침구 이론과 경락 학설 및
인체 해부에 대한 내용이 담긴 「**영추(靈[7]樞[8])**」의 두 부분으로 나
누어져 있다. 〈내경〉은 2천여 년동안의 한의학 발전 과정에서 중
요한 공헌을 하였으며, 그 중심 이론은 지금까지도 유효하기 때
문에 한의학을 공부하는 사람들의 필독서라고 할 수 있다.

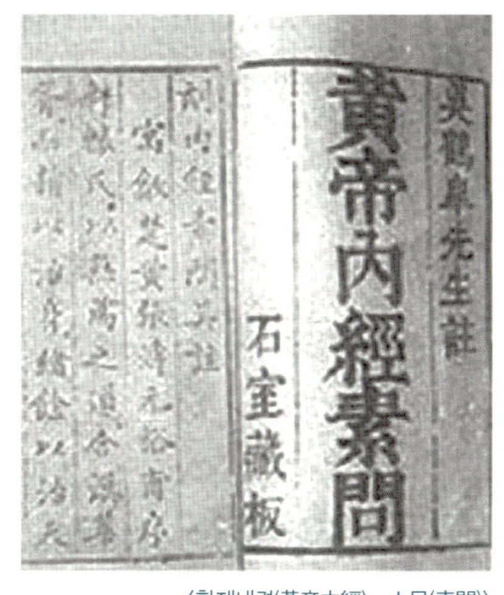

〈황제내경(黃帝內經)·소문(素問)〉

---

4) **韓**, 漢은 중국의 왕조 이름을 가리키는 말이지만 원래 건달 또는 불한당이라는 뜻이 있습니다.
漢나라를 세운 유방(劉邦)이라는 사람이 불한당 출신이라서 그랬나요? 아무튼 한나라는 여러 가
지 의미로 중국의 기틀을 마련한 왕조입니다. 우리가 지금 공부하는 글자도 漢字라고 부릅니다.
漢나라 글자라는 뜻이지요. 漢나라 이전에는 아주 복잡한 글자를 사용했습니다. 중국에도 韓이라
는 나라가 있었습니다만 일반적으로 우리나라를 가리키는 말로 쓰입니다. 옛날에 우리 땅에는 三
韓이 있었지요? 마한, 진한, 변한! '漢醫學' 이라는 말을 사용하다가 왜 '韓醫學' 이라고 바꾸었을
까요? 중국의학과 차별화를 한다는 뜻이겠지요?

5) **經**, 동의학에서 아주 많이 쓰이는 글자입니다. 원래는 세로줄 즉 날줄을 의미합니다. 베를 짤
때는 먼저 날줄을 걸어두고 거기에 차곡차곡 씨줄을 채웁니다. 아주 근본적이고 중요하다는 뜻이
겠지요. 가장 중요한 책은 성경(聖經) 또는 불경(佛經)이라고 합니다. 巠자는 물이 흘러가는 모양
또는 길을 나타냅니다. 침구학에 나오는 經脈도 기(氣)가 흐르는 길을 의미합니다. 지구본에도 세
로줄을 경도(經度)라 하고 가로줄을 위도(緯度)라 하지요? 아! 여성의 생리도 '경도' 또는 '월경'
이라 하는군요. 약자로는 '経' 으로 씁니다.

6) **素**, 경자와 마찬가지로 이 글자에도 실을 의미하는 '사(糸)' 가 있군요. 염색을 하지 않은 하얀
비단을 의미합니다. 요란스럽게 차리지 않은 모습을 소박하다고 합니다. 따라서 '소문(素問)' 이
란 있는 그대로 소박하게 묻고 대답한 대화록이라는 말이겠군요. 임금과 신하가 차 한 잔을 마시
며 세상의 이치와 건강에 관해 주고받는 모습이 정겹게 느껴집니다.

7) **靈**, 아이고! 엄청 복잡한 글자로군요. 그러나 자세히 들여다보면 재미있는 글자입니다. 위에는
비(雨)가 내리는군요. 가운데는 입(口)이 3개가 있습니다. 맨 아래에는 무당(巫)도 있네요. 오랜 가
뭄 끝에 비가 내리게 해달라고 간절히 기도하는 모습입니다. 따라서 신령스럽다는 뜻이 있습니다.
복잡하니까 중국에서는 확 줄여서 '灵' 이라고 씁니다. 모양이 전혀 엉뚱하니까 잘 기억하세요.

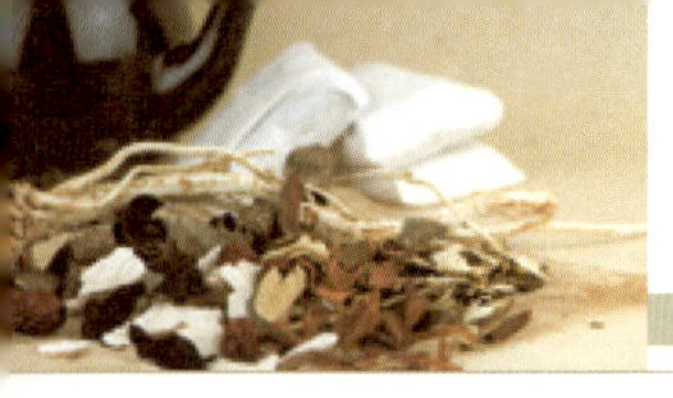

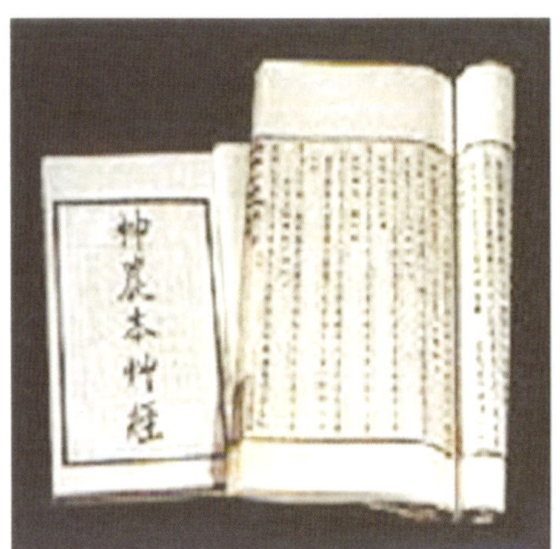

〈신농본초경(神農本草經)〉

〈신농본초경(神農本草經)〉은 여러 가지 약초의 효능을 밝히고, 한약의 치료법을 처음 만든, 한약의 조상으로 알려져 있는 신농(神農)이 쓴 책으로, 지금까지 전해지고 있는 한약재의 기본서이며, 장중경(張仲景)이 지은 〈상한잡병론(傷[9]寒[10]雜[11]病[12]論[13])〉은 임상의학발전에 공헌한 책이다.

우리나라에서는 조선후기 허준(許浚)의 〈동의보감(東醫寶鑑)〉과 이제마(李濟馬)의 〈동의수세보원(東醫壽[14]世保[15]元)〉이 우리의학이 중국의학과는 다른 독자적인 지위를 지니고 있음을 보여준 대표적 의서라고 할 수 있다.

〈상한잡병론(傷寒雜病論)〉

---

8) 樞, 지도리를 가리키는 글자입니다. 지도리~ 아세요? 여닫이문과 문설주를 이어주는 장치! 그것이 없으면 문이 작동을 하지 않습니다. 아주 근본적이고 핵심적인 것입니다. 그리고 보니 靈樞라는 책의 이름은 앞에서 말한 素問이라는 책에 비해 상당히 화려합니다. 내용도 그럴까요? 사실은 素問이 원론이라면 靈樞는 각론이랍니다. 빈 수레가 시끄럽다고 각론에 더 큰 이름을 붙였군요. 약자로는 '枢'라고 씁니다. 주의! 잘못해서 柩(구)라고 쓰지 마세요. 柩는 시체를 넣는 널을 의미합니다.

9) 傷, 저런! 몸을 다쳤군요. 사람(亻)이 부상(𥄂)을 입었습니다. 내부의 질환인 疾病과 구분하여 외상이라고 합니다. 약자로는 '伤'으로 씁니다. 힘(力)을 쓰다가 다쳤나요?

10) 寒, 춥다는 뜻입니다. 물(水)을 의미하는 부수는 삼수(氵)와 이수(冫)가 있습니다. 삼수는 그냥 물이지만 이수는 아주 차가워서 꽁꽁 얼 정도라는 뜻입니다. 얼음을 의미하는 氷 또는 冰에는 바로 이수가 붙어 있습니다. 잘 구분해야 합니다. 아래쪽에 이수가 있으니까 춥다는 뜻이겠군요. 추워서 그런지 중국 사람들도 이 글자는 약자로 만들지 않았군요.

11) 雜, 원래는 옷을 가리키는 '衣'와 모은다는 뜻을 지닌 '集'으로 구성되었습니다. 여러 가지 색깔로 염색을 한 옷을 가리키는 말이었지요. 모양에 흔적이 남아 있군요. 흔히 잡스럽다고 하여 조금 부정적 의미로 사용됩니다만, 사실은 여러 가지를 모았다는 뜻입니다. 여러 가지가 섞여있으니 복잡하겠군요.

12) 病, 야! 가장 의학적인 글자가 나타났습니다. '疒'은 발음이 '녁' 또는 '역'이고 병이 들어서 어디엔가 기대고 있는 모습입니다. 따라서 '疒'이라는 부수가 있으면 모두 몸이 좋지 않다는 뜻입니다. 당연히 앞에서 말한 外傷과는 다릅니다. 內傷 즉 기능장애를 가리키는 말입니다. 이 글자와 늘 같이 따라다니는 글자가 있지요? 疾! 그렇습니다. 두 글자는 어떻게 다를까요? 病은 자기 탓으로 생긴 것이고 疾은 외부의 원인으로 내부에 이상이 생긴 것을 가리킵니다. 예를 들자면 전염병 같은 것!

13) 論, 말한다는 뜻입니다. 言이 단순히 말을 한다는 뜻인데 비하여 '론'은 어떤 문제를 두고 조리있게 설명하고 토론을 한다는 뜻이 강합니다. 책(冊)이 오른쪽 아래에 있네요. 책을 읽고 얻은 지식을 바탕으로 다른 사람에게 말을 한다는 뜻으로 생각하십시오.

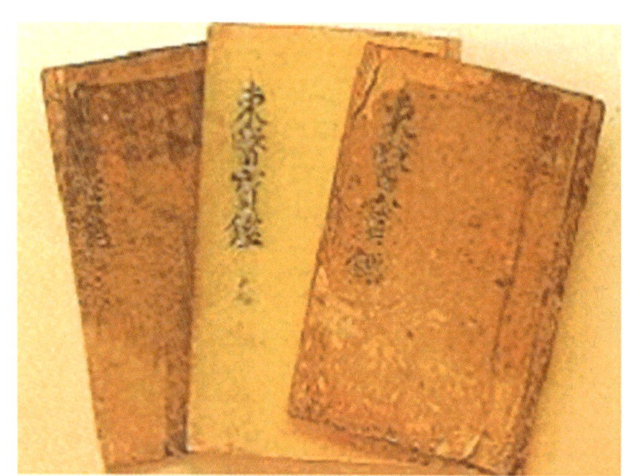

〈동의보감(東醫寶鑑)〉

　　동의학은 동양철학을 바탕으로 하고 있으므로 서양의학과는 다른 인체관과 질병관을 지니고 있는데 가장 특징적인 것이 **정체관(整[16]體[17]觀[18])**이다.

---

14) 壽, 수명을 의미합니다. 글자가 하도 복잡해서 깜박하면 획수를 잊기 쉽습니다. 옛날에는 이 글자를 외우느라고 士, 一, 工, 一, 口, 寸이라고 외웠습니다. ^-^ 가만히 보시면 차례대로 쉬운 글자가 있지요?

15) 保, 사람을 의미하는 ‘亻’과 ‘매(呆)’자로 구성되었습니다. 呆는 원래 손톱을 의미하는 ‘爪’와 자식을 의미하는 ‘子’로 구성되었습니다만 나중에 쓰기 편하게 ‘口’와 ‘木’으로 바뀌었습니다. 자식을 정성스럽게 끌어안고 보호한다는 뜻입니다. 따라서 보호한다는 뜻 외에도 기른다는 뜻도 있고 어린아이를 감싸는 포대기 또는 기저귀라는 뜻도 있습니다.

15) 整, 가지런히 한다는 뜻입니다. 밑에 그 유명한 바를 ‘正’자가 있군요. 그렇다면 위에 다소 복잡한 글자들은 어지럽다는 뜻이겠지요? 아닙니다. ‘束(속)’은 묶는다는 뜻이고 攵(복)은 친다는 뜻입니다. 두드리고 묶어서 가지런히 정돈한다는 뜻이랍니다.

16) 體, 또 복잡한 글자가 나왔네요. 몸을 의미하는 글자입니다. 약자로는 ‘体’라고 씁니다. 앞에는 뼈를 의미하는 ‘骨’자 대신에 몸을 의미하는 ‘身’자를 쓰기도 합니다. 두 글자를 비교하면 신은 몸의 전체를 가리키고 체는 몸통을 가리키기도 합니다. 옆에 있는 글자는 풍요롭다는 뜻을 가진 豊(풍)자이군요. 통통하게 살이 오른 몸이 연상되지 않습니까? 풍자는 멋진 S곡선을 의미하는 ‘曲’자와 콩을 의미하는 ‘豆’자로 구성되었습니다. 밭에서 나는 쇠고기! 콩을 많이 먹어야 멋진 몸매가 형성됩니다!

17) 觀, 자꾸 복잡한 글자가 나타납니다. 그러나 하나하나 뜯어보면 별로 복잡하지 않습니다. 약자로는 ‘观’으로 씁니다. 본다는 뜻을 가진 ‘見(견)’자가 붙어 있으면 모두 본다는 뜻입니다. 앞에 있는 䧹자는 황새 또는 풀을 가리킵니다. 황새가 소나무에 앉아 있는 것을 멀리서 바라본다는 뜻입니다. 이 글자와 늘 함께 다니는 ‘察(찰)’자가 있습니다. 이 글자에는 보인다는 뜻을 가진 示(시)자가 있습니다. 見은 내가 본다는 뜻이고 示는 남에게 보여준다는 뜻입니다. 관과 찰은 아주 반대의 뜻이 있습니다. ‘觀’은 멀리 있는 것을 본다는 뜻이고 ‘察’은 가까이 있는 것을 살핀다는 뜻입니다. 망원경과 현미경! 그것을 생각하십시오.

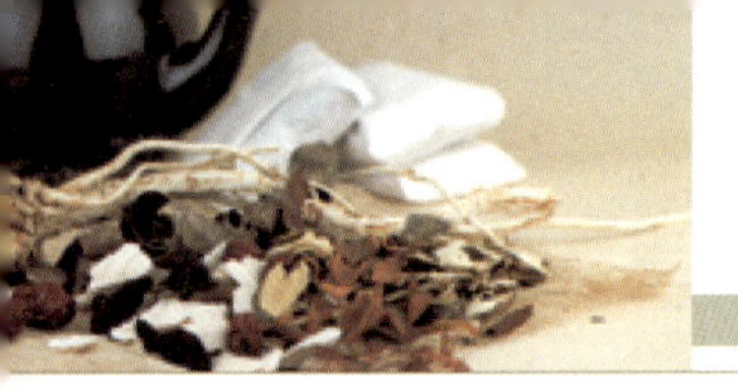

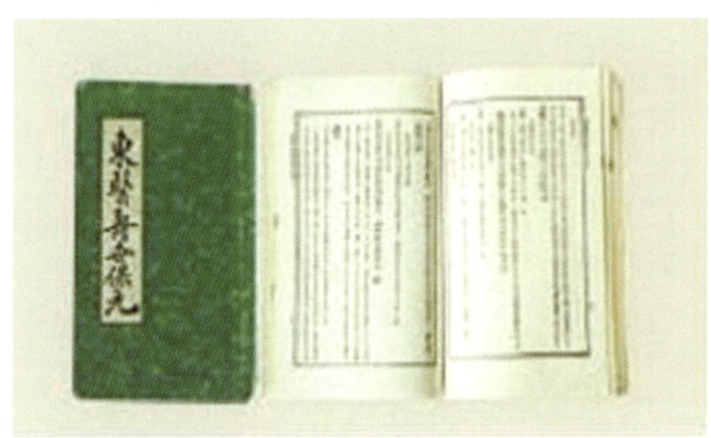

〈동의수세보원(東醫壽世保元)〉

1. 정체관(整體觀)의 개념

넓은 의미에서 보면 모든 인간은 환경과 끊임없이 상호작용을 하는 존재이며, 좁은 의미에서 보면 인체의 각 구성성분이 모두 상호 관련적이고 상호의존적이라고 보는 관점이다.

> 따라서 동의학(東醫學)에서는 인체의 내부와 외부가 별개가 아니라 서로 깊은 연관성을 이루고 있는 것으로 파악하며, 인체의 조직이나 장기도 각기 분리되어 따로 활동하는 것이 아니라 생명이라는 대전제 아래 기능적으로 조화를 이루며 활동하는 것으로 보고 진단과 치료의 원칙을 세우게 된다.

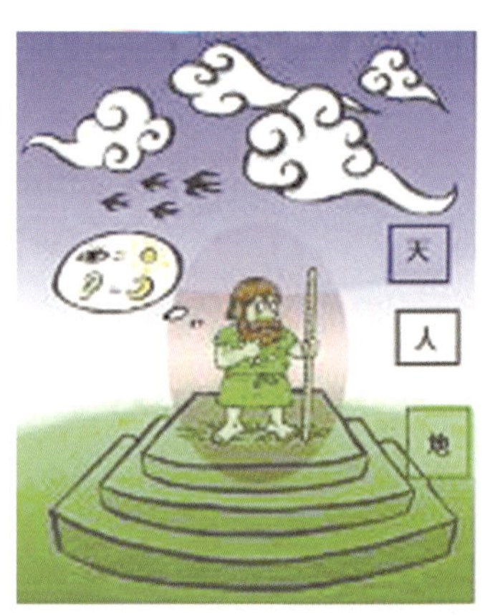

정체관(整體觀)은 사물을 총체적으로 인식하는 사고방식으로 인체의 내장과 체표, 조직, 기관의 관계를 하나의 유기적인 정체로 간주하고, 기후, 풍토, 환경 등의 외부적 원인변화가 발병 및 인체 생리에 영향을 미친다는 관점으로, 인체 내부 기관끼리의 완전한 협조와 인체와 외부환경의 통일성을 중시한다.

2. 정체항동관(整體恒動觀)

정체관(整體觀)에 모든 자연현상이 끊임없이 운동함으로써 변화한다는 전제아래 그 변화를 관찰하고 인식하는 사상인 **항동관(恒[18]動[19]觀)**을 합하여 이르는 말이다.

유기적 정체인 인간이 끊임없이 움직이며 변화하는 존재임을 나타내는 정체항동관은 다음의 세 가지로 가장 잘 표현된다.

1) 천지일체관(天地一體觀)

천지(天地) 즉, 자연계의 모든 현상은 상호영향, 상호작용, 상호의존적이라는 관점이다.

2) 오장일체관(五臟一體觀)

오장(五臟[20] : 간, 심, 비, 폐, 신)에는 각기 독특한 기능이 있으

---

18) 恒, Always! 변함없이 늘 그대로 그렇게! 오른쪽에는 하늘과 땅 사이에 '태양(日)'이 운행하는 모습이 있군요. 태양은 변함없이 뜨고 집니다. 그렇지 않다면! 지구는 멸망이지요! 당연히! 이 글자와 늘 함께 붙어 다니는 '常' 자가 있습니다. 함께 쓰이면 恒常이라고 합니다. 굳이 구분하자면 '恒'은 물질의 세계에서 일어나는 변함없는 법칙을 가리키고 '常'은 인간의 생각과 철학을 가리킵니다. 우주에는 항상! 변하지 않는 법칙이 있고, 항상 변하는 법칙이 있습니다. 이 두 가지를 잘 알게 되는 것이 동양학으로 들어가는 문입니다.

19) 動, 무거운 물체(重)에 힘(力)을 가하면 어떻게 됩니까? 움직입니까? 그렇습니다. 이 글자는 움직인다는 뜻입니다. 어떤 움직임일까요? 공간이동입니다. A라는 지점에서 B라는 지점으로 이동하는 것을 가리킵니다. 아! 같이 다니는 친구 가운데 '運(운)'이라는 글자가 있군요. 두 친구가 같이 있으면 運動입니다. '運'은 미리 정해진 코스를 따라서 움직이는 것을 가리킵니다. 이 글자와 연인도 있군요. '靜(정)'이라는 글자입니다. 정은 움직임이 없는 상태를 가리킵니다. 연인이 함께 있으면 動靜이라고 부릅니다. 약자로는 '功'이라고 씁니다.

20) 臟, 지금까지 나온 글자 가운데 가장 복잡하군요. 복잡할 때는 나누어서 기억하십시오. 약자로는 脏이라고 씁니다. 왼쪽에 있는 '月'은 하늘에 뜨는 달을 가리키기도 하지만 부수로 쓸 때에는 고기 또는 살을 의미하는 '肉(육)'과 같은 뜻입니다. 그래서 흔히 '육달월변'이라고 부릅니다. 이 변이 붙어 있으면 모두 살과 관계되는 말입니다. 오른쪽에 있는 '藏(장)'은 저장한다 또는 감춘다는 뜻입니다. 속에 감춘 살덩어리! 즉 내장을 가리키는 말입니다. 五臟六腑(오장육부)! 그렇군요! 동의학에서 가장 많이 쓰이는 말입니다. 복잡해도 꼭 외우셔야 합니다. 오장육부라고 할 때에는 臟은 5장 즉 간, 심, 비, 폐, 신을 가리키고 腑(부)는 담, 소장, 위, 대장, 방광, 삼초를 가리키는 말입니다. '腑'에는 창고를 의미하는 府(부)가 있군요. 창고는 물건이 들어왔다가 나가는 곳입니다. 따라서 육부에서는 음식물이 들어왔다가 나가는 작용이 잘 되어야 합니다. 항상 육부는 비어있어야 한다! 그것을 기억하십시오. 그렇다면 오장은? 당연히 비어있으면 큰 일이 납니다.

나, 불가분의 결합구조가 있어 생리기능상으로 상호협조하고, 병리적으로 서로 영향을 끼쳐 인체의 각종 생리활동을 공동으로 이루고 있다는 관점이다.

3) 천인상응관(天人相應[21]觀)

자연계는 인류생명의 원천이며, 끊임없이 운동하여 변화한다. 사람이 정상적인 생명활동을 유지하기 위해서는 이 자연에 순응하여 적응하는 것이 필요하고 만약 적응하지 못하면 질병이 발생하게 된다는 관점이다.

이러한 동의학의 사상은 국소적인 병변만을 중요시하는 서양의학과 가장 뚜렷한 차이점을 드러내는 것으로 임상에서의 치료뿐만 아니라 간호, 예방, 보건, 재활 등의 각 방면에서 구체적으로 활용되고 있다. 따라서 동의학을 공부하고자 하는 사람은 질병보다도 환경과 상호작용하는 고유한 유기적인 정체로서의 인간에 대한 이해가 우선되어야 할 것이다.

---

21) 應. 누가 어떻게 하겠냐고 물으면 '응!' 이라고 대답합니다. 물론 그렇게 할 의사가 있을 경우이지만! 그것은 자신이 감당할 수가 있거나 꼭 하고 싶을 때이겠지요? 따라서 대답하다 또는 승낙하다라는 뜻과 함께 감당하다라는 뜻도 있습니다.

좀더 생각해 볼까요?

☞ '인체는 소우주'라는 말을 많이 하지요. 그 말은 우주의 축소판이 바로 우리의 몸이라는 뜻으로 인간은 우주의 일부이며, 또 닮아 있기 때문일 겁니다. 즉 천인상응한다는 이야기가 되지요. 우주 즉 자연계와 인체가 상응하고 있는 깃들을 찾아 빈칸을 채워 보세요.

자연계	인체
오대양	오장
육대주	육부
봄, 여름, 가을, 겨울	유년기, 청장년기, 노쇠기, 죽음
12개월	12경락
24절기	24개의 갈비뼈
365일	365개의 경혈

2 음양(陰陽)

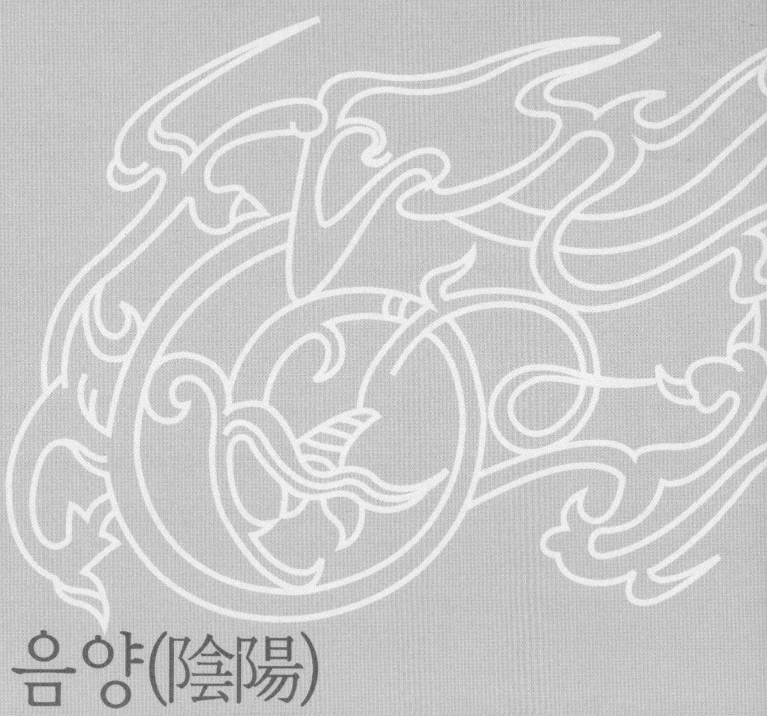
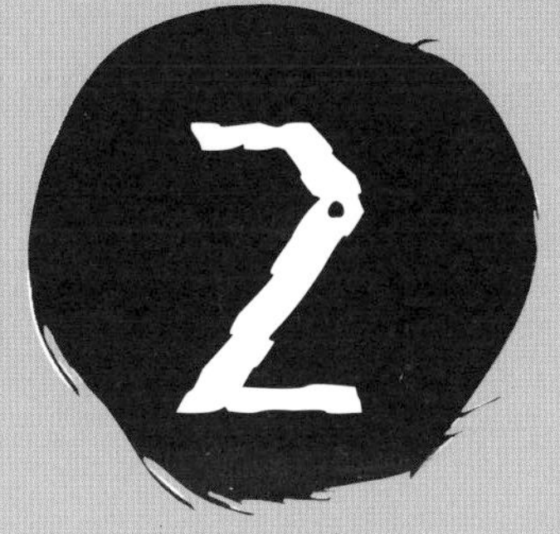

1.개념

    동의학 이론중에서 가장 토대가 되는 것이 **음양학설(陰陽學說)** 이다. 음양학설은 고대 동양에서 발생한 철학사상의 하나로 모든 사물과 현상은 서로 대립하고 상반되는 속성을 가진 두 개의 측면 즉, **음(陰)과 양(陽)**[1]으로 이루어졌다고 보고 그것으로 사물과 현상의 발생, 변화, 발전의 원인을 설명한다. 즉, 어떠한 사물이나 현상도 모두 음과 양으로 구분지어 볼 수 있으며, 동일한 사물이나 현상의 내부도 다시 음과 양의 양면으로 나누어볼 수 있다는 것이다.

2.음(陰)과 양(陽)의 성질

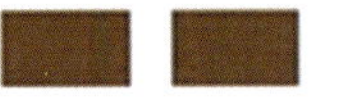

음(陰)에 속하는 것 ;

안정적인 것, 어두운 것, 억제적인 것,
한랭한 것, 유형적인 것, 하위적인 것,
내재적인 것.

---

1) **陽 陰과 陽**, 야! 또 중요한 글자가 나왔습니다. 우선 'ㅏ' 라는 변에 대해 공부해 봅시다. 이 변이 오른쪽에 붙으면 고을을 의미하는 '邑(읍)' 과 같은 뜻이 되고, 왼쪽에 붙으면 언덕을 의미하는 阜(부)와 같은 뜻이 됩니다. 음과 양에는 왼쪽에 붙어 있으니까 언덕이라는 뜻이 되겠군요. '陰' 이라는 글자는 언덕에 가려서 그늘이 진 모습입니다. 산그늘을 생각하시면 되겠습니다. '陽' 이라는 글자는 언덕 위에 태양이 떠있고 깃발이 마구 휘날리는 힘찬 모습입니다. 또 산의 남쪽 강의 북쪽을 '양' 이라 하고, 반대로 산의 북쪽 강의 남쪽을 '음' 이라 합니다. 서울의 한문식 이름인 漢陽이란 漢水 즉 한강의 북쪽, 북한산의 남쪽을 의미합니다. 어떤 지명에 '陽' 이라는 글자가 들어가면 모두 그렇습니다. 중국 사람들은 재미있게도 陰을 상징하는 달(月)을 붙여서 '阴' 이라 쓰고, 陽을 상징하는 해(日)을 붙여서 '阳' 이라고 씁니다.

양(陽)에 속하는 것 ;

활동적인 것, 밝은 것, 흥분적인 것,
온열한 것, 무형적인 것, 상위적인 것,
외재적인 것.

3. 음양(陰陽)의 기본변화

음양은 고정된 것이 아니며 다음과 같은 네 가지의 기본 변화
를 일으킨다.

1) 상호대립(相互[2]對[3]立)

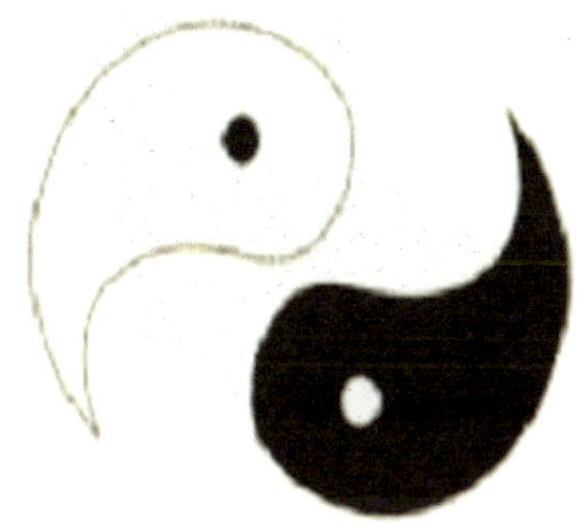

모든 사물과 현상에는 서로 대립되는 음과 양의 양면이 있다. 하
늘은 양, 땅은 음, 불은 양, 물은 음, 기(氣)는 양, 혈(血)은 음, 인
체의 체표와 기능은 양, 내장과 물질은 음, 낮이 양, 밤이 음이라

---

2) 互. 마치 실패에 실을 이리저리 감아놓은 것과 같지 않습니까? '서로' 또는 '함께' 라는 뜻입니
다. 우리나라 사람들은 '相互' 라고 하지만 북한 사람들은 '互相' 이라고 하더군요.

3) 對. 오른쪽에 있는 '寸' 은 길이의 단위이면서 일정한 법도를 가리키기도 합니다. 왼쪽에 있는
것은 자유롭게 말한다는 뜻입니다. 상대가 하는 말에 진심으로 대답을 하되 기분 나쁘지 않게! 그
것이 응대의 요령입니다. 마음에도 없는 소리를 하면서 상대의 기분에 맞추는 것은 진정한 응대
가 아닙니다. 서로 진심이 오고가면 친해집니다. 그래서 짝꿍이라는 뜻도 있습니다. 약자로는
'対' 로 씁니다.

고 하지만 이것이 다시 나누어져 자체 내에서 또다른 음과 양을 가지게 되는데, 예를 들어 해가 떠 있는 시간이라고 해도 오전은 양중에서도 양이라는 **양중지양(陽中之陽)**이 되며, 오후는 양중의 음이라는 **양중지음(陽中之陰)**이 된다.

다른 예로 인체에서 등과 허리부분은 양, 흉복부는 음이라고 할 수 있는데, 흉부는 그 중에서 위에 있으므로 음중의 양인 **음중지양(陰中之陽)**이 되며, 복부는 아래에 있으므로 음중의 음 즉 **음중지음(陰中之陰)**으로 다시 나뉘어 지는 것이다.

2) 상호의존(相互依⁴⁾存⁵⁾)

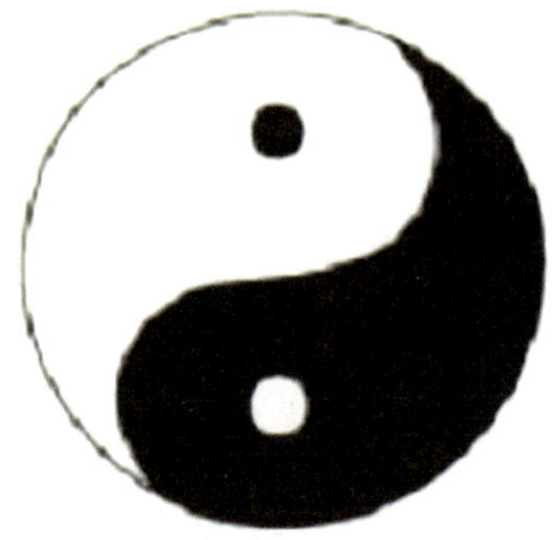

음과 양은 서로 대립하기도 하지만 동시에 서로 의존하고 있기 때문에 음과 양이 서로 분리되어 단독으로 존재할 수는 없다.

예를 들어 상(上)은 양, 하(下)는 음이라고 할 때 상하의 개념은 상대적인 위치가 된다. 그러나 한 가지만 있을 때는 상하도 없다.

---

4) *依*, 사람(亻)이 옷(衣)을 입고 있습니다. 옷을 자기 마음대로 골라서 입는 것이 당연합니까? 천만에요. 옛날에는 디자인, 칼라, 소재 등이 철저히 제한되어 있었습니다. 지금도 학생이나 군인들은 제복을 입지 않습니까? 결혼식을 할 때는 예복을 입지요. 상가에 갈 때는 검은 옷을 입고 갑니다. 따라서 이 글자는 어떤 기준에 따른다는 뜻을 지니게 되었습니다. 기준에 맹목적으로 따르다가는 거기에 의존을 하고 맙니다. 조심하세요!

5) *存*, 어린이(子)가 어디엔가 보호를 받아서 편안하게 있는 모습입니다. 따라서 어디에 '존재한다'는 뜻이 있습니다. 어린이가 잘 있는지 궁금합니까? 그래서 '안부를 묻는다'는 뜻도 있습니다.

만약 음이나 양중의 한 가지만 원한다면 모든 사물과 현상은 정지되고 없어지고 말 것이다.

3) 상호소장(相互消[6]長[7])

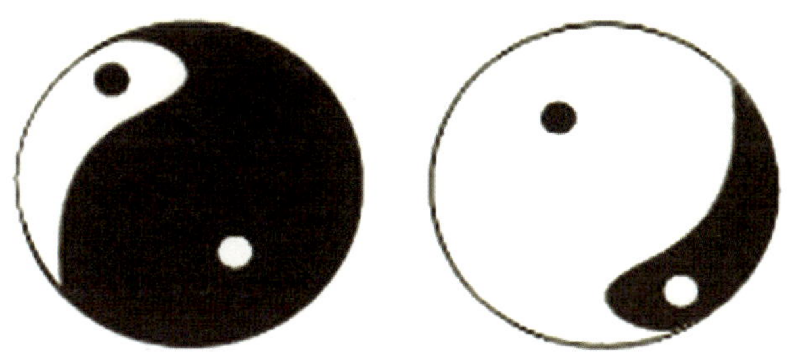

음양이 상호대립하고 의존한다는 것은 정지된 불변의 상태가 아니라 끊임없이 줄어들고 늘어나는 소장(消長)과 운동 및 변화를 거듭하고 있다는 뜻이다.

자연계의 모든 사물과 현상은 음양이 서로 대립되어 통일성을 이루고 있으므로 어느 한 쪽이 왕성해지면 다른 쪽은 쇠약해진다는 뜻이다.

여름이 되면서 낮 시간이 길어지면 밤이 짧아지는 **음소양장(陰消陽長)**이 되고, 겨울이 깊어갈수록 밤이 길어지고 낮이 짧아지는 **양소음장(陽消陰長)**이 일어나는 것을 예로 들 수 있다.

---

6) *消*, 오른쪽을 보세요. 작다는 뜻을 가진 '小'와 '달(月)'이 있습니다. 보름이 지나면 달의 크기가 줄어듭니다. 물이 흐르듯 자연스럽게! 따라서 점차 줄어든다는 뜻입니다. 같이 쓰는 '滅(멸)'자에도 작다는 의미가 들어 있습니다. 잘 찾아보세요!

7) *長*, 원래는 長이라고 썼습니다. 높고 멀리 있는 어떤 존재를 가리키는 글자였지요. 그래서 길다는 뜻과 어른이라는 뜻이 있습니다. 자기보다 나이가 많은 사람에게 年長者라고 하지요? 나이가 긴 사람이 아니라 나이가 많은 사람이라는 뜻입니다. 또 높은 곳에 있으니까 다른 것보다 낫다는 뜻도 있습니다. 친구인 '短(단)'은 '짧다' 또는 '다른 것보다 못하다'는 뜻이 있습니다. 長點과 短點!

4) 상호전화(相互轉⁸⁾化)

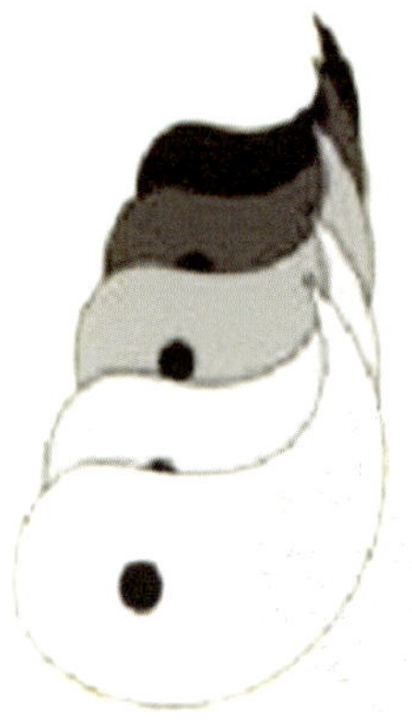

음과 양은 고정불변한 것이 아니라 일정한 조건하에서는 음은 양으로, 양은 음으로 전화되는 것을 말한다.

「素問」에 한(寒)이 극도에 달하면 열(熱)이 되고, 열(熱)이 극도에 달하면 한(寒)이 된다고 하였다. 따뜻한 봄기운은 여름의 더위를 극점으로 한랭으로 전화되고, 가을의 서늘함은 겨울의 맹추위를 극점으로 온난으로 전화된다. 어둠이 깊으면 새벽이 멀지 않다는 말도 예가 될 수 있다.

4. 음양(陰陽)과 건강(健康)

음양이론은 인체의 구조와 생리, 병리, 치료에 이르기까지 적용되는 동의학의 근간을 이루는 이론이며, 인체의 음양은 언제나 상대적 평형을 유지해야만 건강이 유지된다.

---

8) **轉**, 왼쪽에 수레(車)가 있네요. 수레는 바퀴가 잘 굴러가야 합니다. 따라서 '굴러간다' 는 뜻과 '돈다' 는 뜻이 있습니다. 굴러가다가 보면 어떤 곳으로 이동하게 됩니다. 따라서 '옮아간다' 는 뜻도 생겼습니다. 가다가보면 변화가 됩니다. 가만히 있으면 정체되지요. 그래서 '변한다' 는 뜻도 생겼습니다. 오른쪽에 있는 '專(전)' 은 '오로지 자기 마음대로 한다' 는 뜻이 있습니다.

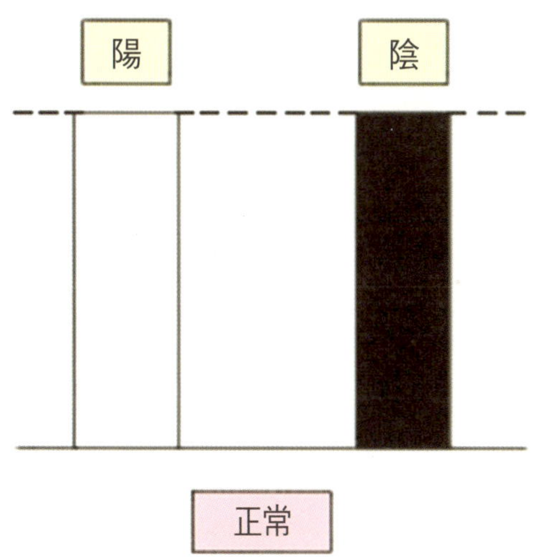

즉 음과 양은 서로 의존하고 통일되어 있기 때문에 음이 고르
고 순조로와야 양도 자기의 기능을 원만히 할 수 있다는 뜻인 **음
평양비(陰平陽秘**[9]**)**의 상태가 정상적인 생명활동의 기본 조건이
된다. 만약 음양이 조화를 상실하여 어느 한 쪽이 치우치게 왕성
한 상태인 **편성(偏**[10]**盛**[11]**)**하거나, 어느 한 쪽이 치우치게 쇠약한
상태인 **편쇠(偏衰**[12]**)**가 되면 이로부터 질병이 발생한다고 볼 수
있다.

---

9) 秘. 원래는 '祕' 로 썼습니다. '示' 라는 변은 '보인다' 는 뜻도 있지만 神(신)이라는 뜻도 있습니
다. 신의 뜻과 행동을 인간이 어떻게 가늠하겠습니까? 그래서 '숨긴다' 는 뜻이 생겨났습니다. 또
심오하여 알기가 어렵다는 뜻도 있습니다. 쉿~ 秘密! 그리고 보니 친구인 '密(밀)' 에도 '必(필)'
이라는 글자가 들어있군요. 비밀은 반드시 지켜야합니다!

10) 偏. 오른쪽에 있는 '扁(편)' 은 납작하고 편편하다는 뜻입니다. 그것이 어느 한 쪽으로 기울어
져 있네요. 왼쪽에 기울어진 모습이 보입니까? 눈치도 빠르시네요.

11) 盛. 밑에 있는 글자는 그릇을 의미하는 '皿(명)' 이라는 글자입니다. 위에는 완성한다는 뜻을
가진 '成(성)' 이 있군요. 그릇에 음식을 '가득 채웠다' 는 뜻이겠지요? 밥을 많이 먹으면 기운이
납니까? 기운이 난다면 '왕성하다' 는 뜻도 됩니다. 내게 사랑을 왕성하게 채워줘! Full로!

12) 衰. 원래는 상복을 입은 사람 모양이었습니다. 위에는 도롱이도 썼네요. 상복을 입었다고 할
때는 '최' 라고 읽고, 도롱이를 가리킬 때는 '사' 라고 읽습니다. 도롱이 쓰고 상복을 입었으니 늙
어서 기운이 약해졌군요. 약해진다는 뜻일 때는 '쇠' 로 읽습니다. 쇠약(衰弱)!

예를 들어 음이 성해지면 양이 약해지므로 **한증(寒證)**이 생긴다. 이를 **음성즉한(陰盛則寒)**이라고 하며, 음한(陰寒)이 치우쳐 성하면 양기가 부족해지기 때문에 장부의 양기가 쇠약해지면서 여러 가지 양기가 부족한 병증이 생긴다고 해서 **음성즉양병(陰盛則陽病)**이라고 한다.

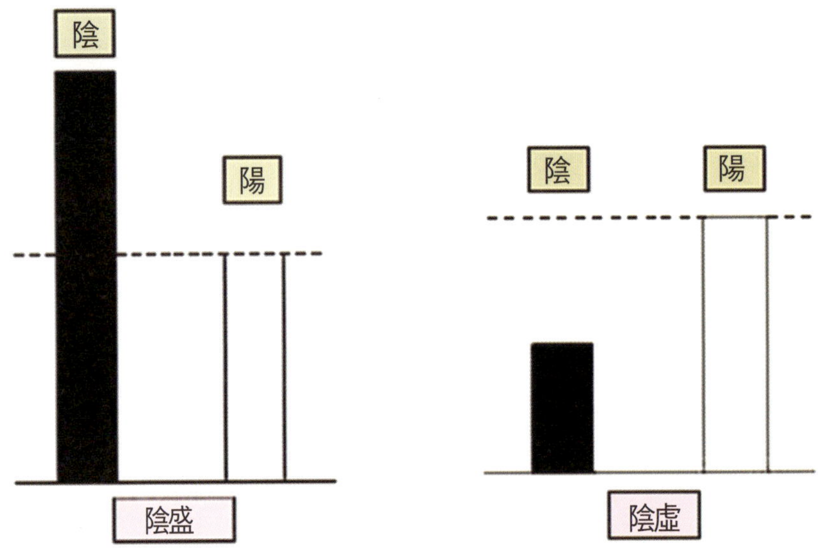

반대로 양이 성해지면 음이 약해지므로 **열증(熱[13]證)**이 생긴다. 이를 **양성즉열(陽盛則熱)**이라고 하며, 양열(陽熱)이 왕성하면 반드시 음액이 소모되기 때문에 진액과 음을 상한 음병이 나타난다고 해서 **양성즉음병(陽盛[14]則陰病)**이라고 한다.

---

13) 熱, 가스렌지에서 불이 올라오는 것과 같은 화(灬)라는 변이 나오면 무조건 불과 관계가 있습니다. 위에 있는 '숙(孰)'은 익힌다는 뜻이지요. 그렇다면! 열은 뜨겁다는 뜻? 이제 아주 많이 발전했습니다. 한자는 그렇게 익히시면 됩니다. 앞에서 배운 '寒'과는 연인사이입니다.

14) 勝, 왼쪽에는 근육(月)도 보이고 아래쪽에는 힘(力)도 보입니다. 오른쪽 위에는 주먹(拳)을 불끈 쥐고 있는 모습도 있군요. '이겨서 신난다'는 모습입니다. 이긴다는 것은 곧 억누른다는 뜻입니다. 진 쪽을 향한 배려가 있어야합니다. 따라서 '지나치다'는 뜻도 있습니다. 친구사이인 '敗(패)'에도 관심을 보입시다.

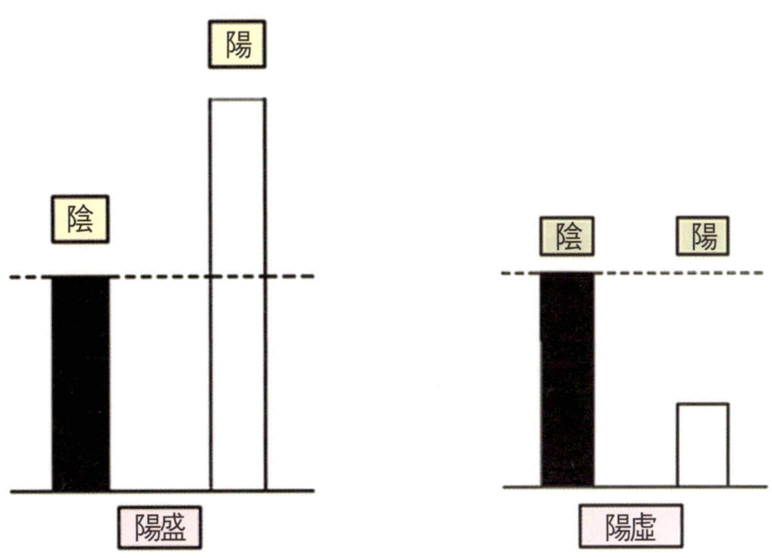

결국 질병이 발생하고 발전되어 가는 것은 **음양성쇠(陰陽盛衰)**
에 의한 것이므로, 편향된 것을 바로잡아 음양의 상대적인 평형
을 유지시켜주는 것이 질병 치료의 기본원칙이며 건강을 유지하
는 관건이라고 하겠다.

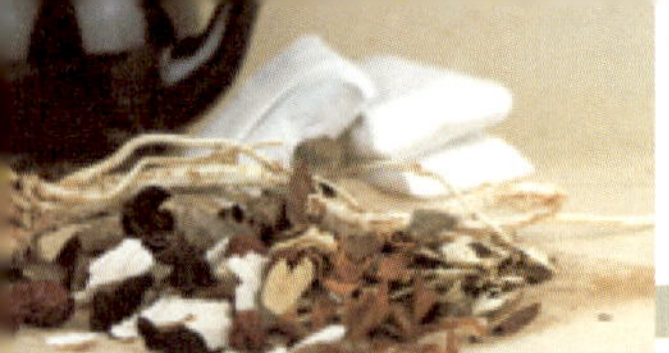

☞ 모든 사물과 현상은 음과 양의 두 가지로 나누어 볼 수 있답니다. 음양의 속성을 생각하며 빈칸을 채우고, 생활 속에서 음양이 적용되는 다른 사례도 많이 찾아 보세요. 빈칸을 채워 보세요.

구분	양(陽)	음(陰)
시간	낮	밤
공간	하늘	땅
계절		
성별		
밝기		
무게		
온도	온열	한냉
방향성	상	하
	좌	우
	외	내
	말단	중심
	출	입
	승	강
	동(動)	정(靜)
인체구조	겉	속
	등	배
	상부	하부
인체조직	육부	오장
	기	혈
	피모(皮毛)	근골(筋骨)

좀더 생각해 볼까요?

기능활동	흥분	억제
	항진	저하
병의 완급	급성	만성

☞ 우리가 음(陰)과 양(陽)을 말할 때 거의 양(陽)보다 음(陰)을 앞에 넣어 음양(陰陽)이라고 하는 이유는 무엇일까요?

오행(五行)

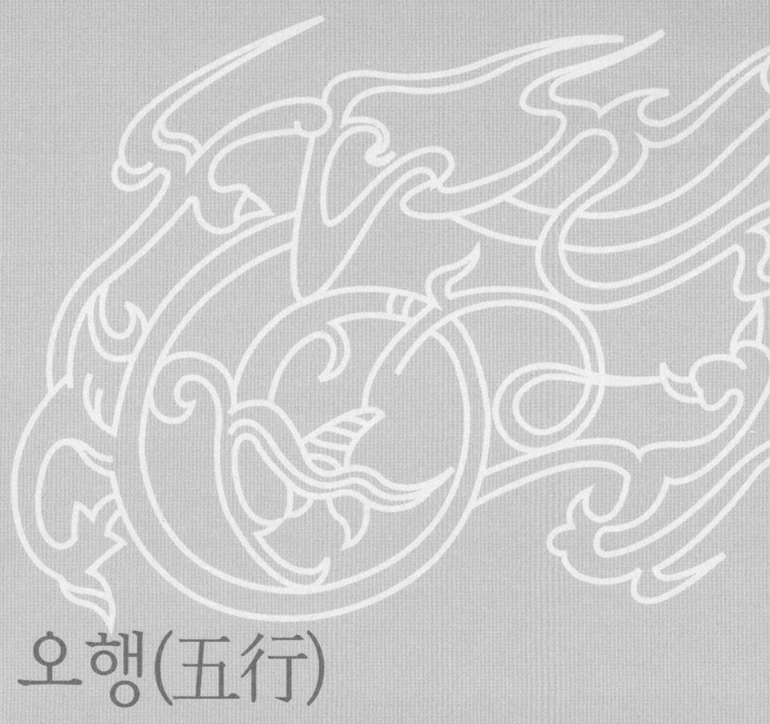

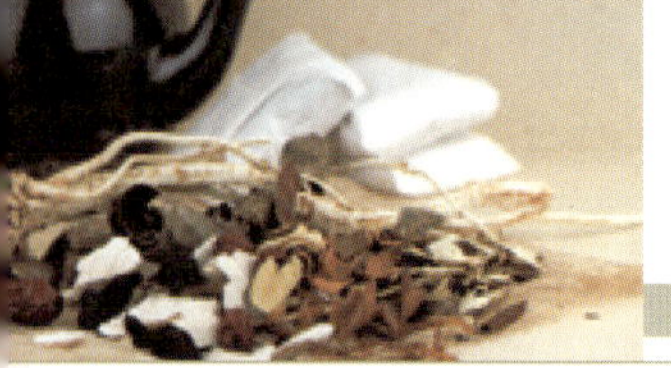

1. 개념

오행이론은 고대의 철학적 사고와 의학적 경험이 결합되어 생겨난 이론으로 우주의 모든 사물과 현상은 다섯 가지 물질의 상호작용에 의한 운동과 변화에 의해 나타난다고 보는 것이다.

오(五)는 목(木), 화(火), 토(土), 금(金), 수(水)의 다섯 가지이고, 행(行)이란 고정된 것이 아니라 운동한다는 것을 의미하므로, 결국 오행(五行)[1]이란 다섯 가지 기초물질의 운동변화를 나타내는 단어이며, 이들이 조화되어 천지만물이 생겨난다고 본다.

오행이론은 의학에 응용되어 인체의 생리적 기능과 병리적 과정을 설명하여 진단과 치료에 있어서도 중요한 이론적 근거가 되고 있다.

오행은 지칭하는 것처럼 나무, 불, 땅, 쇠, 물 그 자체를 뜻한다기 보다는 그것으로 상징되는 추상적 속성으로 이해해야만 한다.

2. 오행의 속성

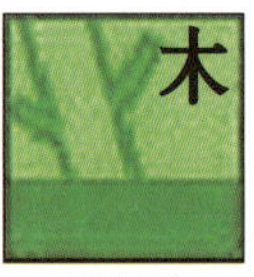

목(木)

태어나는 **시생(始[2]生[3])**, **발생(發[4]生)**.
상승(上昇[5]), **발산(發散[6])**.
나뭇가지가 자라는 것 같이 외력이 작용하면 굽거나 펴지는 **곡직(曲[7]直[8])**.
이러한 木의 기운을 가진 것으로는
하루 중에서는 아침, 계절로는 봄, 방향으로는 동쪽,
장부(臟腑)로는 간과 담, 몸에서는 근육 등이 배속된다.

---

1) 行, 왼발로 자축거리며 걷는다는 뜻을 가진 척(彳)과 오른 발로 걷는다는 亍(촉)으로 이루어졌습니다. 자! 왼쪽! 오른쪽! 번갈아가면서 척! 촉! 걸어봅시다. 신나게! 어떤 행동을 하기 위해서는 가야합니다. 어디로? 일이 있는 곳으로! 사람들이 걸어 다니는 곳이 어디죠? 길이지요? 걸어서 여행을 가기도 합니다. 우리 이름에는 형제들끼리 같은 글자가 있습니다. 行列(항열)이라고 합니다. 주의! '행' 으로 읽지 말고 '항' 으로 읽어야 합니다.

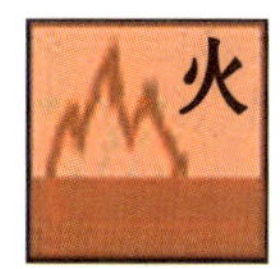

화(火)

따뜻한 **온(溫[9])**, **열(熱)**.
불이 활활 위로 치솟는 듯한 **염상(炎[10]上)**.
추진력.
火의 기운은 낮, 여름, 남쪽, 심과 소장, 혈(血)등에 많이 나타난다.

---

2) 始, '처음' 또는 '비로소' 라는 뜻을 지닌 글자입니다. 왼쪽에 여자가 있네요. 어머니일까요? 아니면 아가씨일까요? 어머니입니다. 만물은 어머니로부터 시작됩니다. 위대한 어머니가 태아를 임신하고 있습니다. 台(태)는 '기르다' 라는 뜻이 있습니다. 이 글자와 연인사이인 '終(종)' 자도 있습니다. 실도 있고 앞에서 배운 이수변(冫)이 있으니 꽁꽁 얼어서 종말이 왔습니다. 볼 장 다 보았다는 말을 '종치고 막내렸다' 고 합니다. 당연히 땡땡 소리가 나는 '鍾(종)'을 가리키는 말이지만 음이 같은 것도 신기하지요? 始終一貫(시종일관)! 공부를 열심히 해야 합니다. 시작했으면!

3) 生, 맨 아래에 있는 '一'은 땅이고 위에는 풀이 자라는 모습입니다. 따라서 '낳다'. '살리다' 는 뜻이 있습니다. 낳기만 하면 됩니까? 잘 길러야지요. 공부하는 사람을 가리키기도 합니다. 學生(학생), 生徒(생도) 이런 단어도 있습니다. 같이 붙어 다니는 귀찮은 친구고 있습니다. 死(사)! 生한 것은 반드시 死합니다. 사자에 들어있는 '歹(알)' 이라는 변은 뼈가 부서진 모습입니다. 이 변이 있으면 무조건 죽었거나 크게 다쳤다는 뜻입니다.

4) 發, 밑에 활(弓)을 쏘는 사람(殳)의 모습이 있습니다. 따라서 쏜다는 뜻이겠군요. 發射(발사)~ 화살을 멀리 보냅니다. 發送(발송)~ 싹이 틉니다. 發芽(발아)~ 위에 있는 '癶' 는 필발머리라는 재미있는 이름을 가진 변으로 사이가 벌어진 모습입니다. 약자로는 '発' 이라고 씁니다.

5) 昇 위에는 해가 있고 아래에는 오른다는 뜻을 가진 '升(승)' 이 있습니다. 따라서 태양이 떠오르는 모습입니다. '升' 은 그 외에도 곡식이나 액체를 헤아리는 단위로 사용되기도 합니다. 한 되 ~ 승과 반대의 뜻을 가진 글자는 降(강)이라는 글자입니다. 둘이서 함께 있으면 승강이라고 합니다. 엘리베이터~ 승강기~ '降' 은 굴복한다는 뜻일 경우에 '항' 으로 읽습니다. 降服!

6) 散, 왼쪽의 위쪽에는 잘게 쪼갠 모양입니다. 무엇을? 아래에 있는 고기(月)를! 오른쪽에는 고기를 잘게 나누는 사람입니다. 따라서 나눈다 또는 흩어진다는 뜻이 있습니다. 사람들이 모였다가 흩어지는 것을 解散이라고 합니다. 동의학과 관련된 중요한 용어! 가루약을 散이라고 합니다. 먹는 것과 바르는 것이 있습니다. 알약은? 錠(정)! 또는 丸(환)! 물약은 液(액)! 약재를 넣어서 끓인 것은 湯(탕)!

7) 曲, 속이 둥근 그릇의 모양입니다. 굽은 모양! 노래는 구성지게 구불구불 잘 넘어갑니다. 따라서 노래를 의미하기도 합니다. 한 曲 부탁해요! 사람의 말을 제대로 믿지 못하는 것을 보고는 曲解(곡해)했다고 합니다. 좀 비뚤어진 사람들~

8) 直, 맨 위에는 많다는 뜻을 지닌 '十' 이 있고 가운데는 '눈(目)' 이 있네요. 맨 아래에는 숨긴다는 뜻을 지닌 니은과 같은 모양이 있습니다. 아무리 숨겨도 많은 사람의 눈이 있으면 몽땅 들킵니다. 正直~ 바르게 본다는 뜻에서 곧다는 의미로 발전했습니다. 똑바로 난 길은 빨리 갑니다. 따라서 '곧' 이라는 뜻도 있습니다. 위에 있는 曲과 합쳐서 나무의 성질을 나타냅니다. 저항이 없으면 똑바로~ 저항이 있으면 잠시 돌아서~

9) 溫, 물(氵)이 그릇(皿) 속에서 김이 모락모락(囚) 납니다. 따뜻하다는 뜻입니다. 뜨거운 상태는 熱(열)이라고 합니다. 溫과 대비되는 차갑다는 글자는 冷(냉)입니다. 온탕에서 냉탕으로~

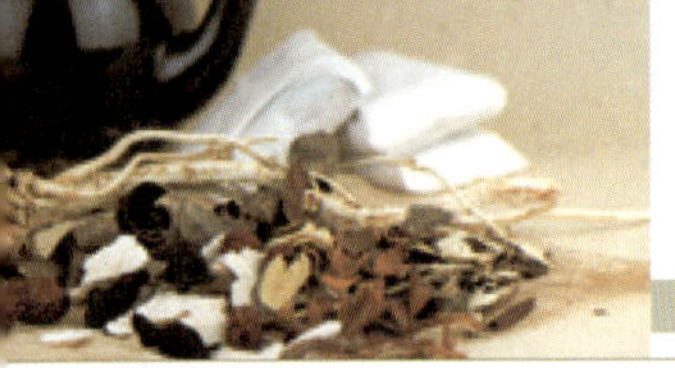

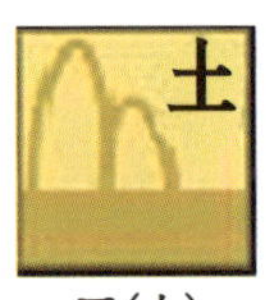

토(土)

만물을 기르고 변화시킨다.

심고 거두는 **가색(稼穡[11])**.

땅을 중심으로 모든 것이 이루어지는 통합.

사람이 태어난 다음부터 가지게 되는 특성의 근본이 되므로 **후천지본(後[12]天之本)**.

土에는 한낮, 장마철, 중앙, 비와 위, 육(肉)등을 배속시킨다.

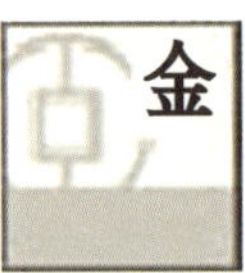

금(金)

맑고 깨끗하고 수렴.

기를 맑게 하여 아래로 내려보내는 **숙강(肅[13]降)**.

성장을 멈추고 내부적으로 변화를 초래하는 **변혁(變[14]革[15])**.

金에는 오후, 가을, 서쪽, 폐와 대장, 피부 등을 배속한다.

---

10) 炎, 우와! 불(火)이 마구 위로 타오릅니다. 밑에도 불! 위에도 불! 불이 3개가 있으면? 불꽃을 의미하는 '焱(염)' 이라는 글자도 있습니다. 4개가 있으면 사방에 불이 붙은 모양을 나타내는 '燚(일)' 이라는 글자입니다.

11) 稼穡, 두 글자에 모두 곡식을 나타내는 '禾(화)' 가 왼쪽에 있군요. 앞에 있는 글자는 곡식을 심는다는 뜻이고 뒤에 있는 글자는 심은 곡식을 잘 거둔다는 뜻입니다. 다시 말해서 농사를 짓는다는 뜻이지요. 땅의 가장 중요한 의미는 만물을 모두 기르는 것 아닙니까?

12) 後, 왼쪽에는 行자에서 배운 '彳(척)' 이 있네요. 오른쪽에는 어물어물 따라가는 모습입니다. 따라서 뒤진다는 뜻이 있습니다. 앞은? 前(전)이지요. 前後(전후)~ 약자로는 后(후)로 씁니다. 后가 정자일 경우는 왕비마마를 뜻합니다. 허걱~ 자기가 왕비라고 생각하는 사람은 눈을 번쩍~

13) 肅, '聿(율)' 은 수건을 손에 쥐고 있는 모습입니다. 그 밑에는 아주 가지런한 모습이 있지요. 맑은 연못을 가리키는 모양입니다. 맑은 물에 걸레를 빨면 더러워집니다. 따라서 조심해야 합니다. 혹시나 걸레를 빨더라도 엄숙하게~ 이 글자는 쓰기가 불편하겠군요. 약자로는 肅 이라고 씁니다.

14) 變, 또 복잡하지요? 간단하게 変이라고도 씁니다. '달라지다' 또는 '어지러워지다' 는 뜻을 가지고 있습니다. 실(絲) 사이에 말(言)이 있습니다. 가는 실처럼 말이 자꾸 변하는 군요. 묵직한 말을 해야겠습니다. 이 글자와 아주 친한 친구가 '化(화)' 입니다. 變은 '陰이 陽으로 바뀌는 것' 을 나타내고 化는 '陽이 陰으로 바뀌는 것' 을 나타냅니다.

15) 革, 두 손으로 짐승의 털을 뽑는 모습입니다. 왜요? 가죽을 만들려나봅니다. 따라서 이 글자가 있으면 모두 가죽을 의미합니다. 가죽신 靴(화)! 사람의 모습을 가장 변화시키는 것은 머리카락 또는 수염입니다. 깨끗하게 깎아보세요~ 전혀 다른 모습이 나타납니다. 따라서 고친다는 뜻도 있습니다. 革命(혁명)~ 天命(천명)을 고친다는 뜻입니다.

16) 潤滑, 둘 다 매끄럽다는 뜻입니다. 潤은 무엇인가를 발라서 매끄러운 것! 滑은 원래 매끄러운 것!

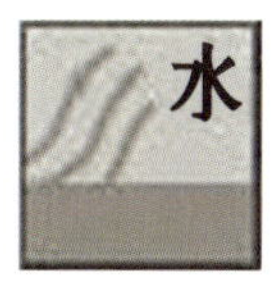

윤활(潤滑[16])하게 한다.
아래로 흐르는 **하향(下向).**
한랭(寒冷)한 성질.
땅속에 깊이 저장하는 성질.
水에는 밤, 겨울, 북쪽, 신과 방광, 뼈 등이 배속된다.

수(水)

3.오행의 생극(生剋)과 승모(乘侮)

1) 상생(相生)

오행간에 생(生)한다는 의미는 자생(資生), 촉진(促進), 조장(助長)한다는 의미가 들어 있으며, 상생의 관계는 사물간의 상호협조를 설명한다.

>> 상생의 순서

목생화(木生火) → 화생토(火生土) → 토생금(土生金) →
금생수(金生水) → 수생목(水生木)

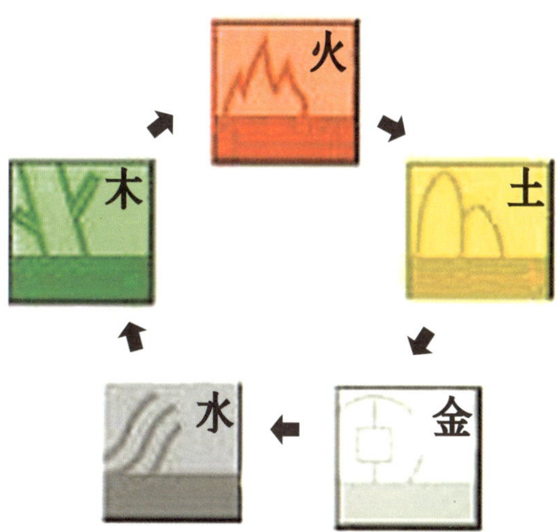

2) 상극(相剋[17])

오행간에 극(剋)한다는 의미는 제약(制約), 배척(排斥), 억제(抑制)의 의미가 들어 있으며, 상극의 관계는 사물간의 상호길항작용을 설명한다.

>> 상극의 순서

목극토(木剋土) → 토극수(土剋水) → 수극화(水剋火) →
화극금(火剋金) → 금극목(金剋木)

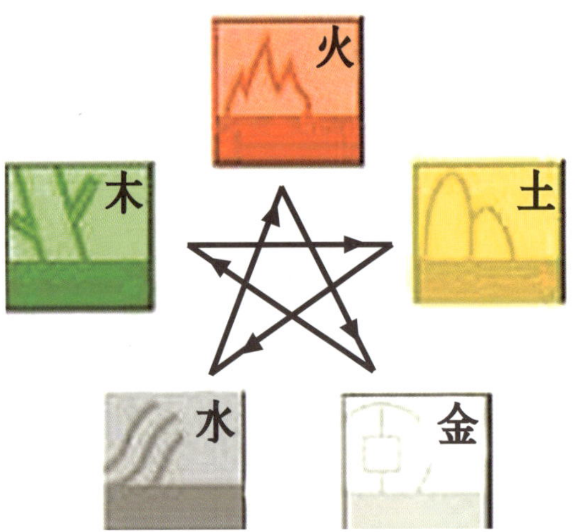

3) 상승(相乘[18])

승(乘)의 허한 틈을 타고 침입한다는 뜻으로 지나친 억제를 가리킨다.

---

17) *剋*, 간단하게 '克'이라고도 씁니다. 감당할 수 있는 짐을 지고 가는 모습입니다. 무거운 짐을 지고 가기 때문에 다리가 휘청 굽었군요. 억누른다는 뜻과 이긴다는 뜻이 있습니다. 상극은 제동을 건다는 뜻입니다. 오른쪽에는 칼(刂)이 있어요. 무섭지요? 生과 剋! 마냥 자라기만 하면 완성이 되지 않습니다. 여러분도 나를 剋하는 친구나 스승이 필요합니다. 내 마음대로 하지 못하게!

상극관계가 과도하게 일어나 정상적인 제약관계를 잃은 것을
의미한다.

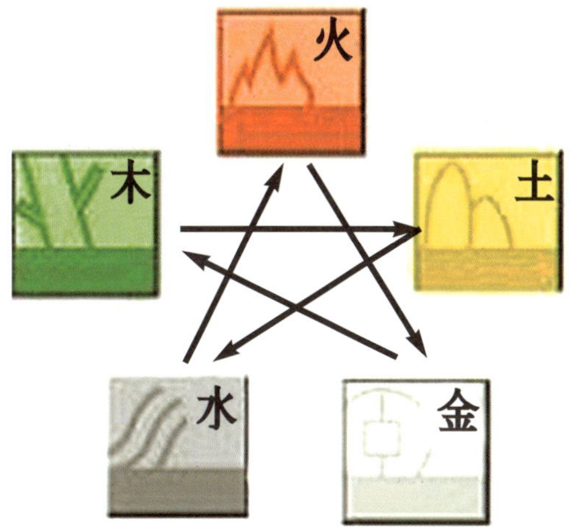

4) 상모(相侮[19])

모(侮)는 자신의 강함으로 약한 것을 깔보며 모욕한다는 의미
이다. 상극관계에서 극을 당하는 쪽이 지나치게 강하여 상극이
반대로 일어나는 것을 말한다.

상생과 상극은 정상적인 생리변화를 나타내는 것으로 생함이
있어야 성장이 이루어지고, 극함이 있어야 변화와 발전이 이루어
지는 것을 말한다. 즉 오행 간에 상생과 상극이 서로 작용하여야
지나침이나 부족함을 방지하는 상대적인 평형이 유지된다.

그에 비해 상승과 상모는 상극관계의 비정상적인 상태로 인체

---

18) 乘 숨은 그림 찾기! 사람(人), 나무(木), 손과 발로 나무에 올라가는 모습(北)! 찾았습니까? 올
라간다는 뜻입니다. 그리고 차, 비행기, 배와 같은 것에 몸을 싣는다는 뜻도 되겠군요. 같은 뜻으
로 '升(승)'과 '登(등)'이 있습니다. 무거운 짐을 싣고 있는 곳에 또 다른 짐을 얹으면 어떻게 될까
요? 감당을 하지 못합니다. 相乘(상승)은 그러한 작용을 가리킵니다.

19) 侮 업신여긴다는 뜻입니다. 侮蔑(모멸)! 侮辱(모욕)! 모멸감을 느낄 때는 나보다 못한 사람이
나를 무시할 경우겠지요? 오른쪽에 있는 것은 아무 것도 아닌 존재, 가진 것도 없는 존재를 나타
냅니다. 相侮는 약한 것이 강한 것을 능멸하는 것입니다.

의 병리변화를 나타낸다.

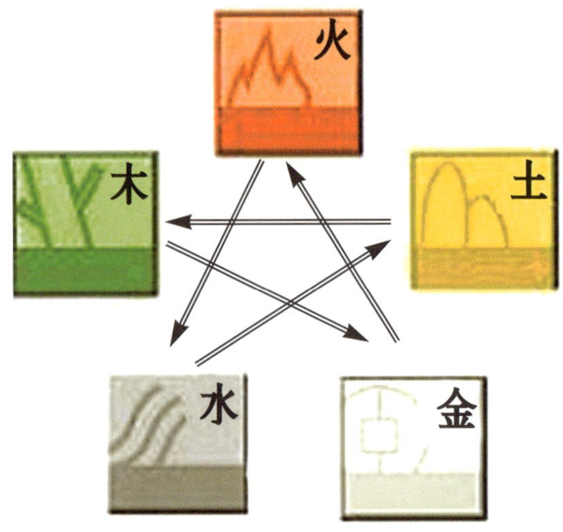

5) 오행귀류(五行歸[20]類[21])

사물이나 현상은 그 속성에 따라 목(木)·화(火)·토(土)·금(金)·수(水)의 다섯가지로 구분할 수 있으며, 같은 속성을 가진 것으로 나누어 추상적인 오행의 개념에 귀속시킨 것을 오행귀류라고 한다. 이는 인체와 자연계의 상응관계를 인정하고, 이들 사이의 복잡한 관계를 보다 쉽게 관찰하고 설명하기 위해 그 속성이나 형태, 현상 등이 비슷한 것끼리 모아 나눈 것이다. 이것을 표로 나타내면 다음과 같다.

---

20) **歸** 오랜만에 또 복잡한 글자가 나타났군요! 약자로는 어떻게 쓸가요? 많이 줄었지요? 왼쪽에 있는 것은 걸어가는 모습입니다. 바쁘게 총총~ 오른쪽에는 수건도 들고 보따리도 들었습니다. 시집간 여자가 친정으로 돌아가는 모습입니다.

21) **類** 왼쪽에는 많다는 뜻을 지닌 '米'와 짐승이라는 뜻을 지닌 '犬'이 있습니다. 오른쪽에는 커다란 머리를 의미하는 頁(혈)이라는 변이 있네요. 같은 것들끼리 모여 있다는 뜻입니다. 무리, 종족을 가리키는 글자이지요.

구분		木	火	土	金	水
자연계	오계(五季)	봄(春)	여름(夏)	장마(長夏)	가을(秋)	겨울(冬)
	오화(五化)	생(生)	장(長)	화(化)	수(收)	장(藏)
	오기(五氣)	풍(風)	서(暑²²⁾)	습(濕²³⁾)	조(燥²⁴⁾)	한(寒)
	오색(五色)	청(靑)	적(赤)	황(黃)	백(白)	흑(黑)
	오미(五味)	신맛(酸²⁵⁾)	쓴맛(苦²⁶⁾)	단맛(甘²⁷⁾)	매운맛(辛²⁸⁾)	짠맛(鹹²⁹⁾)
	오방(五方)	동(東)	남(南)	중앙(中央)	서(西)	북(北)
	오시(五時)	평단(平旦)	일중(日中)	일서(日西)	일입(日入)	야반(夜半)
인체	오장(五臟)	간(肝³⁰⁾)	심(心)	비(脾³¹⁾)	폐(肺³²⁾)	신(腎³³⁾)
	오부(五腑)	담(膽³⁴⁾)	소장(小腸³⁵⁾)	위(胃³⁶⁾)	대장(大腸)	방광(膀胱³⁷⁾)
	오체(五體)	근(筋³⁸⁾)	맥(脈³⁹⁾)	육(肉)	피(皮)	골(骨)
	오규(五竅⁴⁰⁾)	눈(目)	혀(舌)	입(口)	코(鼻⁴¹⁾)	귀(耳)
	오지(五志⁴²⁾)	노(怒⁴³⁾)	희(喜⁴⁴⁾)	사(思⁴⁵⁾)	비(悲⁴⁶⁾)	공(恐⁴⁷⁾)
	오화(五華⁴⁸⁾)	손발톱(爪甲)	얼굴(面)	입술(脣⁴⁹⁾)	모(毛)	발(髮⁵⁰⁾)
	오액(五液⁵¹⁾)	눈물(淚⁵²⁾)	땀(汗⁵³⁾)	군침(涎⁵⁴⁾)	콧물(涕⁵⁵⁾)	침(唾)
	오신(五神)	혼(魂)	신(神)	의(意⁵⁶⁾)	백(魄⁵⁷⁾)	지(志)

---

22) 暑, 맨 위에 태양이 이글거립니다. '덥다' 는 뜻입니다. 이 글자와 착각하기 쉬운 글자가 있습니다. 관공서를 의미하는 '署(서)' 입니다. 발음도 같고 모양도 비슷하지만 위의 모양이 다릅니다. 하나는 태양, 다른 하나는 目을 옆으로 누인 것! 덥다의 반대는? 춥다이지요! 글자는? 寒입니다. 앞에서 배웠지요?

23) 濕, 물(氵)도 있고 불(灬)도 있습니다. 또 김이 모락모락 올라가는 모습(絲)도 있네요. 왠지 무덥고 축축한 여름이 생각나지요? 습기~ 목욕탕~

24) 燥, 이번에는 불(火)만 있네요. 왼쪽에! 오른쪽에는 나무위에 걸어두고 무엇인가(品)를 말리고 있습니다. 건조해야 잘 바르겠지요? 바람이 솔솔 불어오면 더욱 좋겠지요?

25) 酸 이하 네 개의 글자는 모두 맛을 나타냅니다. 맛은 味(미)라고 합니다. 신맛이 나는 대표적인 것은 식초입니다. 산성이 가장 강한 식품이지요. 앞에 '酉' 가 있네요. 발효식품을 의미합니다. 지금은 산소를 의미하는 글자로도 사용됩니다.

26) 苦 원래는 쓴맛이 나는 씀바귀를 가리키는 글자입니다. 괴롭다는 뜻으로도 사용됩니다. 마음이 괴로울 때! 따라서 심장에 해당이 됩니다. 몸이 괴로우면? 疲勞(피로)하다고 합니다. 잘 구분해야 할 글자가 있군요! '만일에' 또는 '~와 같다' 는 뜻을 지닌 若(약)!

27) 甘 입(口)안에 맛있는 음식이 들어와 있는 모습입니다. 달고 맛좋다는 뜻입니다. 앞에 있는 쓴(고)와 함께 있으면 고생을 달게 여긴다는 뜻입니다. 지금 한자 공부하느라고 고생하시죠? 그러나 그 열매는 달답니다.

28) 辛 맵다는 뜻을 가진 글자입니다. 매운 라면 辛라면~ 한자를 모르면 신라면이 신맛이 난다고도 생각하겠군요! ^-^* 주의! 행복하다 또는 다행이다라는 뜻을 가진 '幸(행)' 과 잘 구분해야 합니다. '행'은 위에 一자가 하나 더 있지요? 앞에 나온 酸과 같이 있으면 辛酸! 인생이 고달프다는 뜻입니다.

29) 鹹 짠맛이 나는 대표적인 식품은 소금! 소금은 鹽(염)이라고 씁니다. 엄청 복잡한 글자네요. 약자로는 塩이라고 씁니다. 더 줄이면 圤 이라고도 쓰지요, 그 소금의 맛을 가리킬 때는 鹹이라고 합니다. 복잡하니까 약자로는 그냥 咸(함)이라고 씁니다. 짠맛은 모든 맛의 원천이자 합산이라고 합니다. 지구상에 있는 모든 맛들이 빗물에 씻겨서 바다로 갑니다. 그 맛이 소금맛이 아닐까요? 그 외에도 떫은맛도 있겠군요. 澁(삽)! 약자로는 澁이라고 씁니다.

30) 肝 간입니다. 장군님이군요. 앞에 月이라는 변이 있지요? 오장을 가리키는 글자에는 심장을 빼고는 모두 月이 붙어 있습니다. 오른쪽에 있는 干(간)은 원래 방패를 의미합니다. 창과 방패를 든 용감한 장군과 같은 역할을 하는 곳이 간입니다.

31) 脾 위장의 바깥쪽에 있는 비장을 가리키는 글자입니다. 우리말로는 '지라' 라고 합니다. 야단 스러운 짓을 하는 것을 모고 '지랄한다' 라고 합니까? 비장과 부부관계인 위장이 함께 있으면 '비 위' 라고 합니다. 넉살이 좋은 사람보고 '비위가 좋다' 라고 합니다. 창피함을 모른다는 뜻이지요. 당연합니다. 오른쪽에 보세요. 卑(비)가 있군요. 자존심이 없으니 창피할 일이 없습니다.

32) 肺 우리말로는 허파 또는 부아라고 하지요. 심장 옆에 붙어서 선풍기처럼 열기를 식혀줍니 다. 오른쪽에 있는 市(시)는 저자거리를 가리킵니다. 폐가 그렇게 바쁘다는 뜻입니다. 아무리 바 빠도 숨은 쉬고 살아야 하는데~ 숨쉴 틈도 없습니까?

33) 腎 오장을 가리키는 다른 글자에는 모두 月이 왼쪽에 있는데 이 글자는 아래쪽에 있습니다. 신장이 가장 아래에 있어서 그런가봅니다. 우리말로는 콩팥이라고 합니다. 생긴 모양이 콩을 쪼 갠 것과 같군요.

34) 膽 간에서 분비되는 담즙을 임시로 보관하는 것입니다. 겁이 나면 간담이 서늘해진다고 합니 다. 간과 부부관계인 담이 놀라는 것이지요. 용기가 있는 사람을 보고는 담력이 대단하다고 합니 다. 오장육부를 가리키는 글자 가운데 가장 복잡하네요. 약자로는 胆이라고 씁니다.

35) 腸 일반적으로는 창자를 가리킵니다. 오른쪽에는 복잡하게 얽혀있는 모습이 있습니다. 위장, 대장, 소장, 십이지장, 직장 등을 가리킬 때는 모두 이 글자를 씁니다.

36) 胃 밥통! 오장육부 가운데 가장 고생을 많이 하는 곳입니다. 위에는 오곡이 풍성하게 자라는 밭(田)이 있군요. 방앗간과 같은 이곳은 볼일이 끝나면 항상 비어있어야 합니다.

37) 膀胱 오줌통입니다. 육부 가운데 다른 기관은 모두 창자를 의미하는 腸이라는 글자를 붙입니 다만, 방광은 그렇게 하지 않습니다. 왜 그럴까요?

38) 筋 힘줄을 가리키는 글자입니다. 힘을 의미하는 '力' 이 있네요. 그리고 대나무처럼 질기다고 위에 대나무(竹)가 있습니다.

39) 脈 튼튼하게 이어진 것을 가리킵니다. 산이 이어져 있으면 山脈, 학교가 이어져 있으면 學脈, 물이 이어져 있으면 水脈, 인간관계가 이어져 있으면 人脈! 오른쪽에는 派閥을 의미하는 부수가 있습니다. 자기들끼리만 똘똘 뭉치는 파벌은 사회악이 됩니다.

40) 竅 비슷한 글자가 있군요. 窺(규)자는 몰래 구멍을 통해 들여다본다는 뜻입니다. 穴(혈)이라 는 변이 붙으면 모두 구멍이라는 뜻입니다. 竅는 특히 몸에 있는 구멍을 의미합니다. 복잡하니까 약자로는 窍로 씁니다.

41) 鼻 우뚝 솟은 코를 의미합니다. 위에 있는 自가 원래는 코를 가리키는 글자였습니다. 사람들 이 자기를 가리킬 때 손으로 코를 만졌답니다. 그래서 자기 스스로라는 뜻으로 변하고 코를 가리 키는 글자는 지금의 모양으로 변했습니다.

42) 志 일반적인 사람의 생각을 가리키는 말이지만 다른 생각과 구분할 때에는 각오라는 뜻이 강 합니다.

43) 怒 성이 나서 불끈하는 기분입니다. 흔히 忿怒(분노)한다고 합니다. 분노하는 마음이 없이는 어떤 일을 기필코 해내겠다는 각오가 생기지 않습니다. 스스로에게 분노하는 것! 그것은 의욕을 고취시키지만, 남에게 분노하는 것은 원망이 됩니다.

44) 喜 밑에 마음 心자 있어도 같은 뜻입니다. 憙! 마음이 즐겁다는 뜻입니다. 그렇다면 같은 즐 겁다는 뜻을 가진 樂(락)은? 몸이 즐거운 것입니다. 快樂(쾌락)!

45) 思 이치를 따져가면서 꼼꼼히 생각하는 것을 가리킵니다. 지나치면 스트레스가 되지요. 친구 인 想(상)도 같은 뜻인데 혼자 생각하는 것이 아니라 다른 사람을 설득하려고 하는 생각입니다. 思想(사상)!

46) 悲 아니야~ 그게 아니야~ 그럴 리가 없는데~ 자꾸자꾸 슬퍼하는 기분이 듭니다. 부정을 의 미하는 非(비)가 위에 있군요.

47) *恐* 원인모를 두려움을 가리키는 말입니다. 본능적인! 恐怖(공포)! 두려움에 떠는 모습! 두렵다는 뜻을 가진 畏(외)는 이유가 있는 두려움입니다.

48) *華* 아름다운 꽃이 활짝 핀 모습을 가리키는 말입니다. 이제 곧 열매가 맺겠지요? 어떤 장식을 의미하기도 합니다.

49) *脣* 입술을 가리키는 글자입니다. 비슷하지만 臀(둔)은 엉덩이를 가리키는 글자입니다. Hip!

50) *髮* 머리에 있는 것은 髮! 몸통에 있는 것은 毛! 鬚髥(수염)도 머리에 있군요. '長(표)'라는 변이 붙으면 모두 머리에 난 털을 가리킵니다.

51) *液* 일반적으로 유동체를 가리키는 말입니다. 동의학에서는 체액을 가리키지요. 음식을 먹어서 소화된 액체! 맑은 것은 津(진)! 탁한 것은 液! 三焦(삼초)를 통하여 관절과 뇌수로 가기도 하며 눈, 코, 귀, 입 등의 竅를 적십니다. 눈물! 콧물! 정액! 침! 땀!

52) *涙* 눈물을 가리키는 글자입니다. 약자로는 옆에 눈을 가리키는 目을 붙여서 泪로도 씁니다.

53) *汗* 땀을 가리키는 글자입니다. 북방민족이 왕인 '칸'을 가리키는 글자이기도 합니다. 징기스칸!

54) *涎* 군침을 가리키는 글자입니다. 침은 비장에서 분비되는 소화액과 신장에서 분비되는 소독액으로 구분됩니다. 입맛이 돌 때 나오는 것이 涎! 내부로 들어가기 전에 독성을 제거할 필요가 있을 때 분비되는 것이 唾(타)! 가래침은? 소독을 한 결과이겠지요?

55) *涕* 콧물을 가리키는 글자입니다.

56) *意* 감상적인 생각을 가리키는 글자입니다. 막연히 무엇인가를 해야 할 것 같은 기분!

57) *魂魄* 둘 다 오른쪽에 鬼(귀)가 있습니다. 몸속에 있을 때는 神(신)! 몸밖으로 나가면 鬼! 넋은 魂! 얼은 魄! 얼이 빠지고 넋이 나간 상태는 죽은 것이나 다르지 않습니다. 혼백이 조화를 이루면 정신이 말짱하지만, 조화를 이루지 못하면 또라이~ 사람이 죽는다는 것은 혼백이 따로 흩어지는 것입니다. 혼은 하늘로 가고 백은 땅으로 들어갑니다. 민족의 얼은 땅에 있고 조상의 넋은 하늘에서 굽어봅니다.

☞ 오행은 우리의 일상생활에서도 얼마든지 찾아볼 수 있지요. 빈칸을 채워 보세요.

구분	木	火	土	金	水
천간(天干)					
지지(地支)					
곡식					
과일					
동물					
냄새					
숫자					
자음(子音)					

☞ 꼭 질병에 관한 것이 아니더라도, 성격이나 사회생활과 같은 모든 현상에도 오행은 적용 될 수 있지요. 상생(相生), 상극(相剋), 상승(相乘), 상모(相侮)의 예를 하나씩 들어봅시다.

상생(相生)	
상극(相剋)	
상승(相乘)	
상모(相侮)	

☞ 다음 그림은 몸의 내외(內外)를 陰陽으로 구분하고 五行에 따른 장부(臟腑)를 배속시킨 것입니다.
그림의 빈칸을 채워보세요.

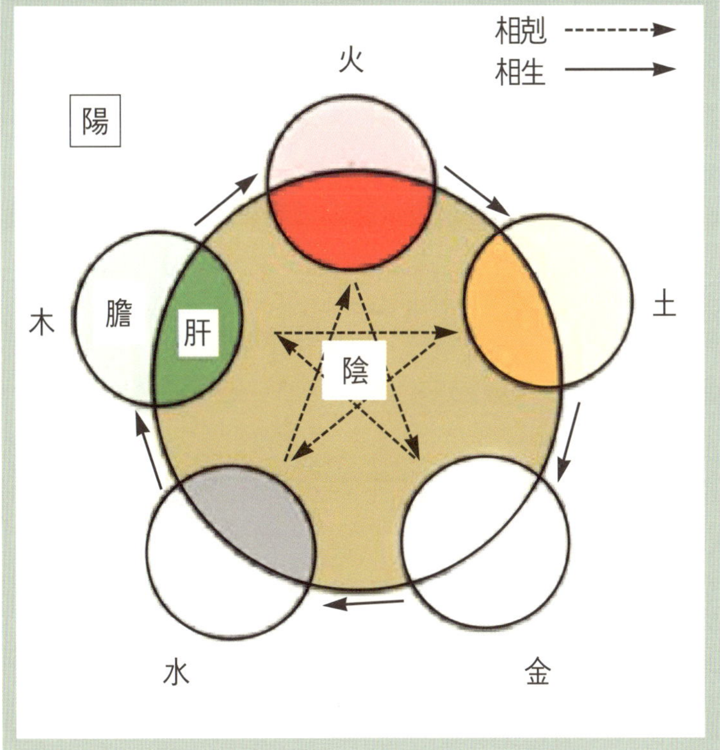

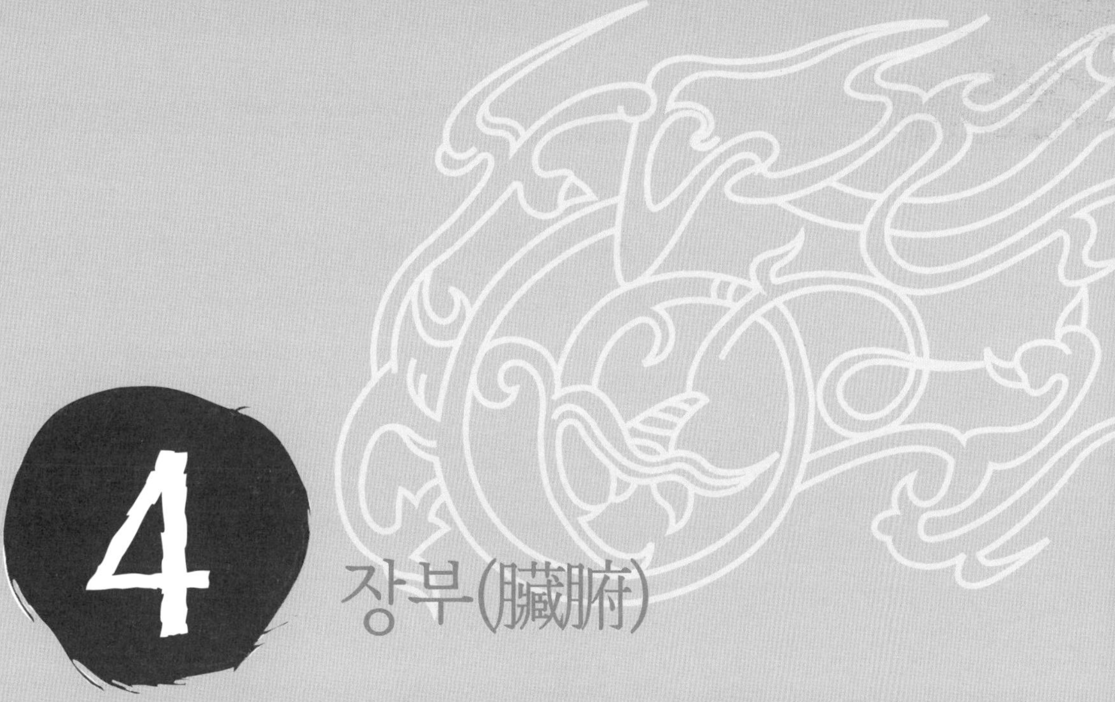

4 장부(臟腑)

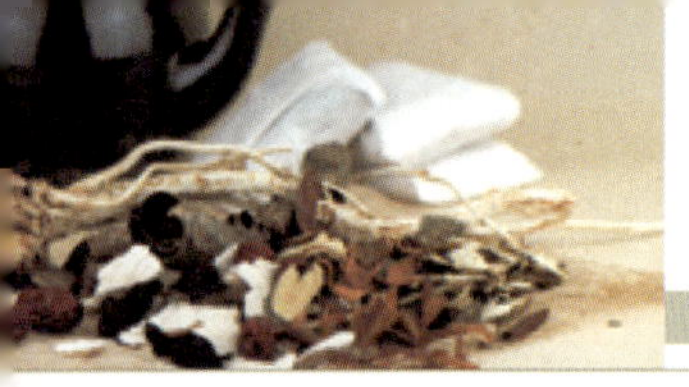

장부(臟腑)는 **장(臟)**과 **부(腑)**를 함께 일컫는 말이다. 장부란 내장(內臟)의 총칭으로 생리기능의 특징에 따라 장(臟)과 부(腑), 기항지부로 나눌 수 있다. 장부의 생리활동과 병리변화는 외부의 상징이나 형상으로 나타나기 때문에 장부와 관련된 이론을 **장상론(臟象論)**이라고도 한다. 각 장부가 五行의 어떤 속성을 가지고 있는지를 생각하면서 장부에 대해 공부해보자.

1. 장부(臟腑)

1) 간(肝)

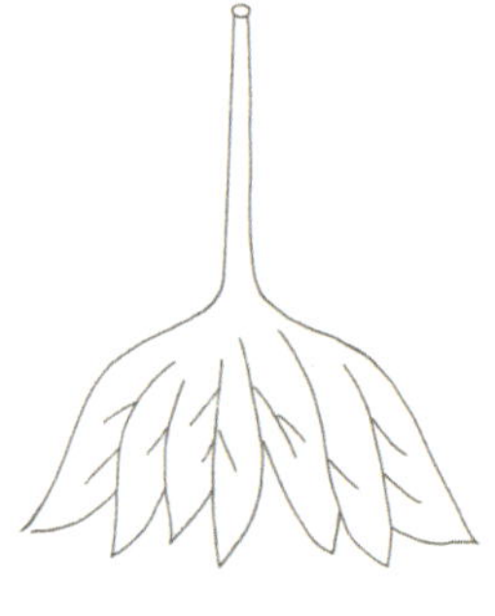

肝은 횡경막 아래의 오른쪽 협부(脇部)에 위치하는데, 〈난경(難經)〉에 의하면 肝의 무게는 二斤四兩(약1,500g)이며 좌우 두 엽으로 되어 있다. 肝이 두 엽으로 되어 있는 것은 만물이 始生하는 처음에 초목의 껍질이 터지면 양 잎이 싹트는 자연현상에 상응하는 것이다.

즉 肝의 형상도 봄에 상응하는 만물의 발생을 형상화한 것이다.

肝의 두 엽 사이에 담낭(膽囊)이 위치한다.

(1) 肝은 혈을 저장한다 : 간장혈(肝藏血)

- 肝은 인체의 혈액을 간직하고 저장하는 중요한 기관이다.
- 휴식이나 수면시에는 대량의 혈액이 肝에 저장되었다가 활동시에는 저장혈(貯藏血)을 전신의 각 조직이나 기관에 보낸다.

(2) 肝은 소설(疏泄)을 주관한다 : 간주소설(肝主疏泄)

- 소설(疏泄)이란 기가 막히지 않고 잘 소통된다는 의미이다.
- 간기가 잘 소통하는 것이 정상이고, 지나치면 기가 위로 몰리게 되고, 부족하면 울체되는 현상이 일어난다.

(3) 肝은 근을 주관하며 그 충일함은 손톱에 나타난다 :
간주근(肝主筋) 기화재조(其華在爪)

- 손톱은 근의 나머지 성분으로 만들어진다 : 조위근지여(爪爲 筋之餘)
- 전신의 근육, 관절운동은 간과 관계를 가지는데 肝이 혈을 적절하게 근에 배분함으로써 근의 운동을 지배하는 것이다.
- 간혈이 부족하면 근육의 영양이 불충분하여, 운동장애나 근육 경련 등이 일어나며 충실한 정도는 손톱에 나타난다.

(4) 肝은 눈에 개규한다 : 간개규우목(肝開竅于目)

- 肝은 눈을 통하여 외부와 교류하고 있는데 肝의 상태는 눈이 사물을 보는 기능에 반영된다.

(5) 肝의 액은 눈물이다 : 간재액위루(肝在液爲淚)

- 肝이 눈과 통하고 있으므로 눈에서 흐르는 액인 눈물로 肝의 기능을 알 수 있다.

(6) 肝은 음의 장기이나 그 기능은 양이다 : 간체음이용양(肝體陰而用陽)

- 肝은 혈을 저장하는 장기이고, 혈은 음에 속하기 때문에 肝은 음에 속하는 장기이나 肝이 가지는 소설, 근을 주관하는 기능 등은 다 양에 속한다는 의미이다.

(7) 肝은 지략을 주관한다 : 간주모려(肝主謀慮[1])

- 肝은 어떤 일을 계획하고 추진하는 정신적 사유활동과 일정한 관계가 있음을 의미한다.

---

1) **謀慮** 걱정을 해서(慮) 대책을 꾸민다(謀)는 말입니다. 慮에는 무서운 호랑이(虎)가 머리에 있군 요.

(8) 肝은 장군과 같은 장기이다 : 장군지관(將軍之官)

- 간의 방어기능, 해독기능, 정신사유 활동과 밀접한 관계를 가진 장으로 보고 장군에 비유하여 부르는 이름이다.

(9) 肝은 담과 표리관계에 있다 : 간합담(肝合膽)

- 肝과 담은 배합관계에 있는 장부로 생리·병리적으로 매우 밀접한 관계에 있으며 五行중에서 木에 속한다.

2) 담(膽)

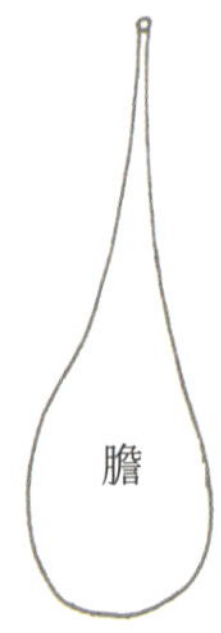

〈난경(難經)〉에 의하면 膽은 간의 아래면 우엽에 위치하고, 무게는 三兩三銖(약 30g)이고, 길이는 三寸三分(약 8cm)으로 三合의 정즙(精汁)을 담고 있다고 하였다.

(1) 膽의 중요한 생리기능은 담즙을 저장한 후 배설한다 : 담주담즙저장배설(膽主膽汁²⁾貯³⁾藏排泄⁴⁾)

膽은 간의 소설작용에 의해 간에서 형성된 담즙을 저장한 후 배설하는 기능을 하며, 담즙은 장속으로 주입되어 음식물의 소화를 촉진한다.

---

2) 汁 약을 끓여서 두 개의 나무 막대기로 짜는 모습이군요. 찌꺼기를 걸러서 순수한 액체만!

3) 貯 미리 갈무리 한다는 뜻을 가진 글자입니다. 저금! 저축! 앞에 옛날에 돈을 가리켰던 조개(貝)가 있습니다.

4) 排泄 扌는 손(手)을 의미합니다. 非는 '아니라는 뜻'이지요. 서로 등을 지고 있는 모습입니다. 아닌 것을 손으로 가려내는 모습입니다. 泄을 물을 세상(世) 밖으로 흘러 보내는 모습입니다. 골라서 내보낸다는 뜻이지요.

(2) 膽은 결단을 주재한다 : 담주결단(膽主決斷[5])

膽은 옳고 그른 것을 판단하고 결정하는 기능을 한다는 말이다.
즉 膽이 정신의식 활동과 일정한 관련이 있다는 것을 나타낸다.

(3) 膽은 어느 쪽으로도 치우치지 않는 중정(中正)의 기능을 한다 : 중정지관(中正之官)

膽이 결단을 내리는데 있어 어느 쪽으로도 치우치지 않음으로써, 몸에 나쁜 영향을 줄 수 있는 정신적 자극을 막거나 없애는 기능을 하며, 기혈이 정상적으로 순환하도록 하고 장부들의 기능을 조절하는 기능을 한다.

3) 심(心)

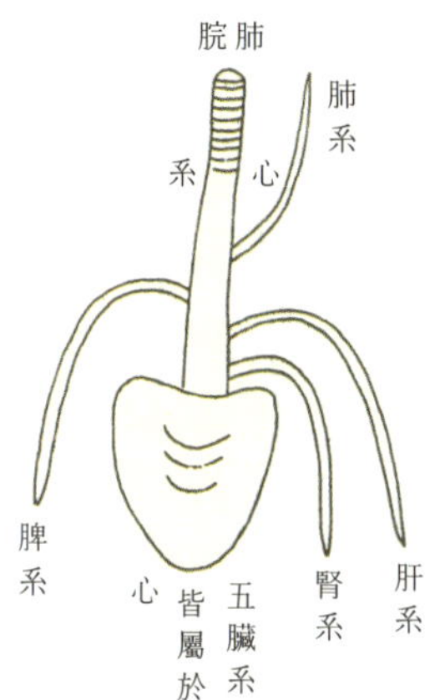

心은 횡격막위 가슴의 한 복판에 위치하며 제 5 흉추에 부착되어 있다.
바깥은 심포락(心包絡)이 싸서 보호하고 있다.
형태는 心의 끝이 원형으로 아직 봉우리인 연꽃의 모양과 같다

(1) 心은 정신작용을 주관한다 : 심주신지(心主神志), 심주신명(心主神明)

다른 말로 심(心)에는 신(神)이 들어있다 : 심장신(心藏神)

이는 인간의 정신, 의식, 사유와 같은 활동은 心이 주관한다는 의미이다

---

5) **決斷** '결' 은 두 쪽으로 나눈다는 뜻입니다. '단' 은 잘게 쪼갠 것이 왼쪽에 있네요. 복잡하니까 약자로는 断 로 씁니다. 복잡한 상황에서 어느 쪽을 선택할 것인가 결정하고 판단하는 것이지요.

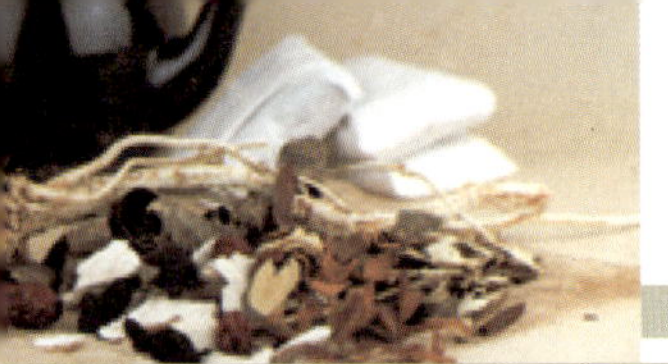

(2) 心은 혈맥을 주관하고 그 기능은 얼굴에 나타난다 :
심주혈맥(心主身之血脈) 기화재면(其華在面)

心은 혈도 주관하고 맥도 주관한다는 두 가지 의미로, 전신의 혈액은 모두 맥관속에서 운행되는데 심장의 박동에 의하여 혈이 맥관속을 흘러 전신으로 보내지는 것을 나타낸다. 이러한 心의 기능은 혈맥이 풍부하고 전신의 기혈이 올라오는 얼굴의 색이나 광택으로 알 수 있다

(3) 心은 혀에 개규한다 : 심개규우설(心開竅于舌)

심의 기와 혈은 모두 혀에 통하기 때문에 혀의 맛을 아는 기능과 말을 하는 기능은 모두 心과 관계가 있다는 말이다.

(4) 心의 액은 땀이다 : 심재액위한(心在液爲汗), 심주한(心主汗)

心은 혈을 주관하고 땀은 혈에서 생성되기 때문에 땀이 나는 것은 心과 관계가 있다는 의미이며, 여기에서 혈과 땀이 같은 곳에서 만들어지므로 **혈한동원(血汗同源)**이라는 말을 한다.

(5) 心은 군주와 같은 장기이다 : 군주지관(君主之官)

心은 몸에서 가장 주된 장기이므로 군주와 같다는 의미이다. 또한 心은 오행중에서 火에 속한 장기이므로 심화(心火)를 군화(君火)라고 하며 다른 장부를 따뜻이 해주고 기능활동을 유지시켜주는 역할을 한다.

(6) 心과 소장은 표리관계에 있다 : 심합소장(心合小腸)

心과 소장은 배합관계에 있는 장부로 생리·병리적으로 매우 밀접한 관계에 있으며 五行 중에서 火에 속한다.

4) 소장(小腸)

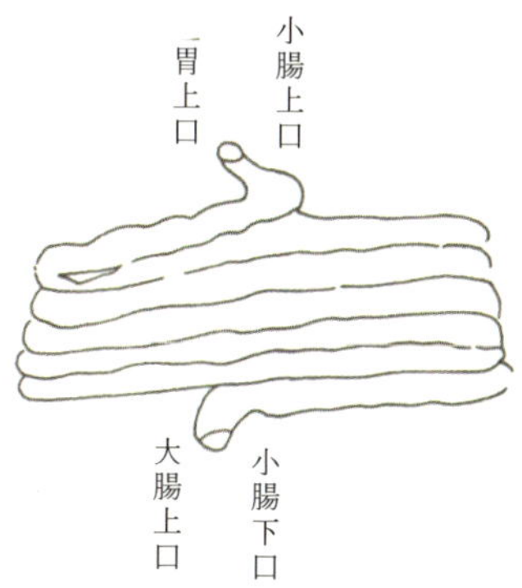

小腸은 굴곡을 이루며 복강을 회전하면서 중첩되어있는 도관(導管)의 형태로 열 여섯 개의 굴곡을 이루며 둘레는 2寸半, 직경은 8寸半 (해부학적으로 윗 부분이 약 4㎝, 아래부분이 약 2㎝)이 못되고 길이는 三丈二尺(약 6~7m)으로 위로는 유문(幽門)과 접하여 위와 상통하고, 아래로는 난문(蘭門)과 접하여 대장과 상통한다.

(1) 小腸은 위에서 음식물을 받아들여 물질의 변화를 나타낸다 : 수성지관(受盛之官), 주화물(主化物)

小腸은 받아들이는 기관이며, 물질의 변화가 나온다는 말은 小腸이 위가 초보적으로 소화한 음식물을 받아서, 소화와 흡수를 진행하는 것을 말한다. 그 결과 음식의 정미로운 물질과 찌꺼기를 만들어 낸다는 의미이다.

(2) 小腸은 청기와 탁기를 분별한다 : 비별청탁(泌別[6] 淸濁[7])

이는 위에서 전한 소화된 음식물을 받아서 청기(淸氣)와 탁기(濁氣)로 분별하는 기능을 말한다. 음식의 정미로운 부분 즉 청정(淸淨)한 기는 비(脾)를 경유하여 전신으로 운송되고, 탁(濁)한 찌꺼기는 난문(蘭門)을 통하여 대장(大腸)으로 주입된 뒤 체외로 배출되며, 쓸모 없는 수분은 방광(膀胱)으로 스며들어간다.

따라서 소장(小腸)의 기능에 이상이 있으면 소화흡수 기능 외

---

6) **泌別** 泌은 '필' 이라고도 읽지만 '구분해서 내보낸다' 는 뜻일 경우에는 '비' 로 읽습니다. 반드시(必) 남겨야 할 것은 남겨두고 불필요한 것은 내 보내지요. 잘 분별을 해야 합니다. 別에는 오른쪽에 칼(刂)이 있습니다. 칼로 자르듯이!

7) **淸濁** 맑고(淸) 흐린(濁) 것! 아주 맑은 것은 푸른 빛(靑)이 돕니다. 파란 하늘, 푸른 바다! 탁은 약자로 浊 로 씁니다. 흐린 것을 벌레(虫)에 비유했습니다.

에도 대소변에 이상이 나타난다.

5) 비(脾)

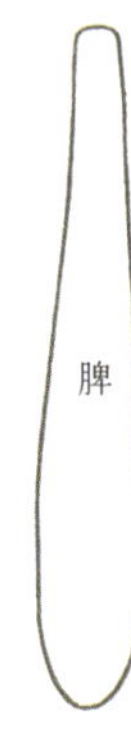

脾는 횡격막아래 중초(中焦)에 위치한다.

위와 막이 붙어 있으며 그 위에 부착되어 있다. 그 형태는 말 발굽 또는 낫과 같으며 평평하고 폭이 3寸, 길이가 5寸이고 중량은 二斤三兩으로 半斤에 해당하는 산고(散膏)를 소유하고 있다.

산고(散膏)는 곧 췌장(膵臟)으로 형태는 膏와 같고 때때로 그 고지액(膏之液)을 십이지장으로 분비하여 소화에 관여하므로 산고라 한다. 그러므로 역대 의가들의 설명에 근거하면 동의학에서의 비는 기능면에서는 비장(脾臟)과 췌장(膵臟)의 기능을 포함한다.

(1) 비(脾)는 운화(運化)를 주관한다 : 비주운화(脾主運化)

운(運)은 운수(運輸), 산포의 뜻이며 화(化)는 변화, 소화, 흡수의 뜻으로 비주운화(脾主運化)란 음식물의 소화 흡수와 영양물질의 운수(運輸)를 비장(脾臟)이 주관하는 것을 말 한다. 비주운화(脾主運化)에 음식물의 영양물질과 수습(水濕)을 운화(運化)하는 두 가지 기능이 포함된다.

① 음식물은 소화된 다음에 그 중 영양물질은 비(脾)에서 흡수하여 전신(全身)에 운송되므로 오장육부(五臟六腑), 사지백해(四肢百骸) 및 피모(皮毛)·근육(筋肉) 각 조직기관(組織器官)을 길러준다. 따라서 사람이 출생한 후에 성장발육과 영양공급은 비의 수곡정미를 소화하고 흡수하고 공급하는 운화기능에 전적으로 의존하므로 비위(脾胃)를 후천지본(後天之本)이라고 한다.

② 비(脾)는 체내조직의 수분을 흡수하여 운송하고 배설하는 것과 밀접한 관계가 있으므로 인체의 수액이 평형을 유지하는 데 중요한 역할을 한다.

(2) 비(脾)는 몸에서 수분의 흡수와 배설기능을 주관한다 :
비주수습(脾主水濕)

(3) 비(脾)는 혈(血)을 통솔하는 기능을 한다 :
비생혈(脾生血), 비통혈(脾統[8]血)

비는 혈을 생성하는 기능을 할 뿐만 아니라, 맥관 밖으로 넘쳐나지 않고 정상적으로 순환하도록 조절하는 기능을 한다.

(4) 비(脾)는 상승을 주관한다 : 비주승(脾主昇)

비기(脾氣)가 상승하는 기운을 주관한다는 것은 수곡정기를 상승시켜 심과 폐에 공급함으로써 온몸을 영양한다는 의미이며, 또한 상승하는 이 기운이 복강내에서 인체의 내장이 정상적인 자리를 차지하고 내려앉지 않도록 해준다.

(5) 비(脾)는 사지와 기육을 주관한다 :
비주사지기육(脾主四肢肌肉)

기육이 생장하고 풍만하게 되는 것은 주로 음식물의 영양공급에 의지하기 때문이며 비의 중요한 생리기능이 음식물의 영양물질을 운화하기 때문이다. 비기가 건전하고 왕성하면 음식물의 영양물질을 운화하여 기육을 길러줄 수 있고, 기육이 풍만하고 장실하면 사지는 건장하고 민첩하며 힘이 강하게 된다는 의미이다.

(6) 비는 입에 개규하고 그 기능은 입술에 나타난다 :
비개규우구(脾開竅于口) 기화재순(其華在脣)

---

8) 統 '거느린다' 는 뜻입니다. 大統領! 가장 큰 일을 맡고 있는 사람! 血統(혈통)이라는 뜻도 있습니다. 사방에 그의 리더십이 온통 충만(充)합니다. 統一~ 모든 것을 모아서 하나로 만드는 일~

비가 입에 개규하는 것은 사람의 식욕이나 입맛 등이 비와 관련이 있음을 나타내는 것이며 그 기능은 입술의 색이나 윤택함을 보면 알 수 있다.

(7) 비(脾)의 액은 군침이다 : 비재액위연(脾在液爲涎)

脾는 입과 통하고 있고 입에서 나오는 액은 군침이다. 수곡을 입에 넣었을 때 군침이 적당하게 흘러야 소화를 도울 수 있다.

(8) 비(脾)는 건조한 것을 좋아하고 습한 것을 싫어한다 : 비희조오습(脾喜燥惡[9]濕)

脾의 성격은 음토(陰土)로 생리적으로 습과 친화성이 있기 때문에 병태생리학적으로 과습해지기 쉬운 속성이 있다. 따라서 과습해지는 것을 피하려는 의미이다.

(9) 비(脾)는 사(思)를 주관한다 : 비주사려(脾主思慮)

사(思)는 사고(思考), 사려(思慮)란 뜻이며 어떤 문제에 대하여 반복해서 사고하고 비교, 분석하는 과정에 관여하는 것을 의미하는데 이것을 비가 주관한다는 뜻이다.

(10) 비(脾)는 간의(諫議)하는 장기이다 : 간의지관(諫議[10]之官)

간의지관은 비주사려(脾主思慮)를 말하는 것으로, 심신(心神)이 사물을 잘 처리하도록 돕고 참여하는 기능을 말한다.

---

9) 惡 나쁘다는 뜻일 경우는 '악' 으로 싫다 또는 나쁘다는 뜻일 경우는 '오' 로 읽습니다. 기분 나쁘게 오슬오슬 추운 것은 惡寒(오한)! 나쁜 놈들은 惡黨(악당)!

10) 諫議 가려서(柬) 무엇이 옳은지(義)를 이야기(言)한다는 뜻입니다. 柬과 東은 다르므로 주의! 간에는 양쪽에 눈동자가 있습니다. 똑바로 보고 판단해야 한다는 뜻이지요. 國會議員! 나라에서 중요한 일을 놓고 옳고 그름을 따지는 사람! '의' 는 복잡하니까 약자로는 訳 라고 씁니다. 속으로만 생각하지 말고 반드시 말로 하라는 뜻에서 言이 있네요.

(11) 비와 위는 표리관계에 있다 : 비합위(脾合胃)

脾와 위는 배합관계에 있는 장부로 생리·병리적으로 매우 밀접한 관계에 있으며 五行중에서 土에 속한다.

6) 위(胃)

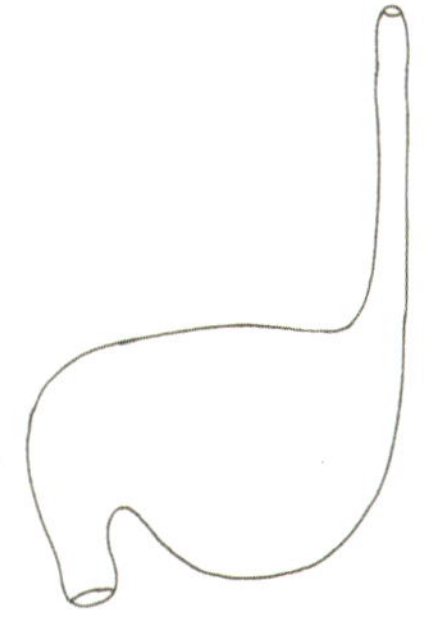

胃는 횡격막(橫膈膜) 아래에 자리잡고 있으며 위로 식도(食道)와 이어지는 곳을 분문(賁門)이라 하고, 아래로 小腸과 통하는 곳을 유문(幽門)이라 한다. 위는 굽어져 있는데 길이는 二尺六寸이고 둘레는 一尺五寸이며, 직경은 五寸이다. 용적은 三斗五升(1~2.5)이고, 무게는 二斤二兩이라 하였다.

(1) 위(胃)의 중요한 생리기능은 음식물을 받아들이고 소화·흡수를 용이하게 한다 : 위주수납부숙(胃主受納[11]腐熟[12])

입으로 들어온 음식은 식도를 거쳐 胃에서 받아들인다. 따라서 위(胃)를 수곡의 바다라는 뜻으로 **수곡지해(水穀之海)**라고 한다. 胃는 수곡을 잘게 부수어 부숙(腐熟)시키고 비(脾)의 운화기능은 수곡정기로 이를 변화시켜 기혈을 생성하므로 胃는 생명활동의 근본이 된다고 하겠다.

(2) 위기(胃氣)는 아래로 내려가는 것이 순리이다 : 위기하강(胃氣下降)

---

11) *受納* 受는 받는 것 納은 바치는 것. '受'에 손(扌)이 붙으면 주는 것! 받아서 잘 챙긴다는 뜻입니다. 어디에? 안(內)에~

12) *腐熟* 腐는 썩는다는 뜻이고 熟은 익는다는 뜻입니다. 醱酵(발효)와 腐敗(부패)의 차이는? 둘 다 미생물의 작용이지만! 숙제랍니다. ^-^

胃는 탁한 것을 아래로 내려 통하게 하는 기능을 하며, 이는 비의 청(淸)한 기운을 위로 올리는 기능과 길항작용을 하면서 균형을 유지한다. 위기가 거슬러 올라가면 순조롭게 내려가는 기능이 없어지므로 트림이나 구토를 하게 된다.

(3) 胃는 습한 것을 좋아하고 조한 것을 싫어한다 : 위희습오조(胃喜濕惡燥)

胃는 양토(陽土)로 생리적으로 건조하기 쉬운 특징이 있다. 따라서 병태생리적으로 조습의 조절이 되지 않으면 건조해지기 쉬운 경향이 있고, 지나치게 건조하면 병이 되기 쉽다.

(4) 위는 창름지관(倉廩[13]之官)이다.

위는 창고와 같이 음식물을 받아들이고 내보내는 기능을 하는 장기라는 의미이다.

7) 폐(肺)

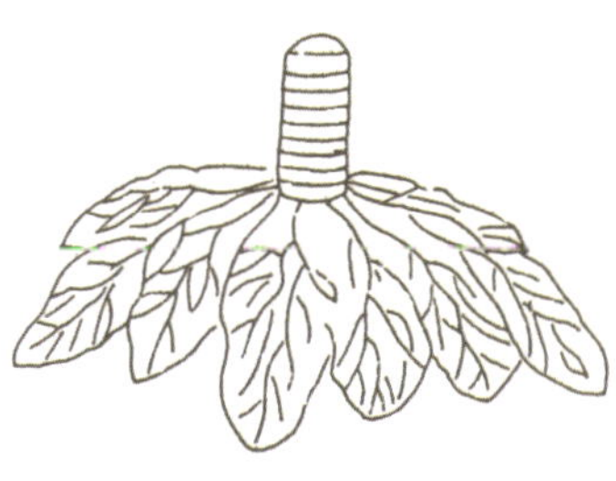

肺는 좌우 한 쌍으로 흉중에 위치하고 위로 기관(氣管), 코로 연결된다. 형상은 두 엽이 흰 옥과 같고 해부적인 위치로 보면 가장 높은 곳에 위치하여 여러 장(臟)을 덮고 있으므로 **화개(華蓋[14])**라 한다. 형상은 텅비어 있는 것이 벌집과 같고 아래로는 구멍이 없어 흡입하면 가득차고, 호출하면 비게 된다.

---

13) 倉廩 倉은 창고, 廩은 음식물을 넣어두는 곳! 지붕이 잘 덮여 있네요. 하나는 人모양, 다른 하나는 广모양으로!

14) 蓋 앗! 또 덮는다는 글자가! 그러나 지붕이 아니라 가마에 가리개를 한 것입니다. 華蓋(화개)! 화려한 덮개!

(1) 기를 주관하고 호흡을 담당한다 : 폐주기사호흡(肺主氣司呼吸[15])

인체는 호흡을 통하여 체내의 탁기(濁氣) 즉, 이산화탄소를 내보내고 자연계의 청기(淸氣) 즉, 산소를 들이마신다. 또한 폐는 자연계로부터 받아들인 이 청기와 비위가 음식물을 소화해 만들어 폐로 보낸 수곡 정기를 결합하여 우리 몸의 주된 기운을 생성한다. 따라서 폐가 온 몸의 기를 주관한다고 할 수 있다. 이 과정에서 인체내에서 기가 오르고 내리고 들고 나는 기의 승강출입(昇降出入)에 관여하게 되므로 호흡을 담당한다고 하는 것이다.

(2) 선발과 숙강을 주관한다 : 폐주선발숙강(肺主宣發肅降)

선발에서 宣은 '산포한다는 뜻'이고, 發은 '발산한다'는 뜻이다. 폐가 선발을 주관한다는 것은 폐기가 기혈과 진액을 전신에 퍼뜨려 안으로는 장부경락에, 밖으로는 기육과 피모에 이르지 않는 곳이 없음을 가리킨다.

숙강에서 肅은 맑게 한다, 降은 하강시킨다는 의미이며 폐기는 맑아야 하고 하강해야만 한다는 뜻이다. 폐기는 가슴속에 있으므로 맑고 내려가야 순조로운 것이다. 만약 폐기가 맑지 않고 탁하거나 내려가지 못하고, 위로 거슬러 올라가면 기침이나 천식 등의 증상이 나타난다.

(3) 수도(水道)를 소통시키고 조절한다 : 폐주통조수도(肺主通調[16]水道)

수도(水道)는 수액을 운행시키고 배설시키는 통로로 폐의 선발

---

15) 呼吸 呼는 내쉬는 숨, 吸은 들여 마시는 숨. 呼는 소리쳐 부른다는 뜻, 吸은 빨아들인다는 뜻도 있습니다.

16) 通調 通은 오고가는 것을 의미합니다. 따라서 소통 또는 통행한다는 뜻이고, 調는 두루(周) 사리에 맞게 조절한다는 뜻입니다. 공평하게 골고루 잘 고른다는 뜻도 있습니다.

기능을 통해 체내에 넘쳐나는 수액을 땀으로 배출시키고, 숙강기능을 통해 체내의 수액이 소변을 만드는 원천이 되게 한다는 의미이다.

(4) 밖으로는 피부에 합하고 그 기능은 털에 나타난다 : 폐합피(肺合皮) 기화재모(其華在毛)

피부는 인체의 가장 바깥에 위치하여 땀을 분비하고 피부를 윤택하게 하며, 외부의 나쁜 기운으로부터 방어하는 기능을 한다. 이는 폐의 선발기능에 의존하는 것이므로 그 기능의 정도는 피부에 나있는 털을 보면 알 수가 있다.

(5) 폐는 연약한 장기이다 : 폐위교장(肺爲嬌臟)

폐는 피모(皮毛)와 밀접한 관련이 있어 인체의 가장 외부를 담당하고 있으므로 외부로부터의 사기(邪氣)의 침범을 쉽게 받고 잘 견디지 못하는 장기이다.

(6) 폐는 백맥(百脈)을 모아들인다 : 폐조백맥(肺朝百脈)

폐는 혈맥을 주관하는 심의 기능을 도와 혈맥속에서 순환이 잘 되도록 돕는다는 의미이다. 혈액운행의 원동력은 심장의 박동인데, 이 박동이 기의 힘에 의해 이루어지고, 기는 폐가 주관하기 때문이다.

(7) 폐는 코에 개규하고 그 액은 콧물이다 : 폐개규우비(肺開竅于鼻) 폐재액위체(肺在液爲涕)

폐가 호흡을 주관하고 코는 호흡의 통로이므로 폐는 코로 개규하며, 그 액은 콧물이 된다.

(8) 폐는 인후(咽喉)를 주관하므로 목소리도 주관한다 :
폐주인후성(肺主咽喉[17]聲[18])

특히 후두는 호흡의 관문이자 발음기관이므로 목소리도 주관하게 된다.

(9) 폐는 상부지관(相傅[19]之官)이다

상부(相傅)란 보조한다는 뜻으로 폐가 군주의 역할을 하는 장기인 심(心)을 보조하는 기능을 한다는 의미이다. 폐가 심을 도와 장부들의 기능 전반을 조절하기 때문에 폐주치절(肺主治節)이라고도 한다.

(10) 폐와 대장은 표리관계에 있다 : 폐합대장(肺合大腸)

폐와 대장은 배합관계에 있는 장부로 생리·병리적으로 매우 밀접한 관계에 있으며 五行중에서 金에 속한다.

---

17) **咽喉** 咽은 음식물이 넘어가는 식도, 喉는 숨을 쉬는 호흡기입니다. 둘 다 목구멍(口) 안에 있지요.

18) **聲** 온갖 소리를 의미합니다. 소리의 울림은 '響(향)' 이라고 하지요. 밑에는 잘 들으라고 귀(耳)가 붙어 있군요.

19) **傅** 스승 또는 후견인을 의미합니다. 오른쪽에는 크다는 뜻을 가진 '甫(보)' 와 큰 사람을 잘 받드는 모습(寸)이 있군요. 주의! 뒤에 나오는 비슷한 글자인 '~를 전한다' 는 뜻을 가진 '專(전)' 과는 잘 구별해야 합니다.

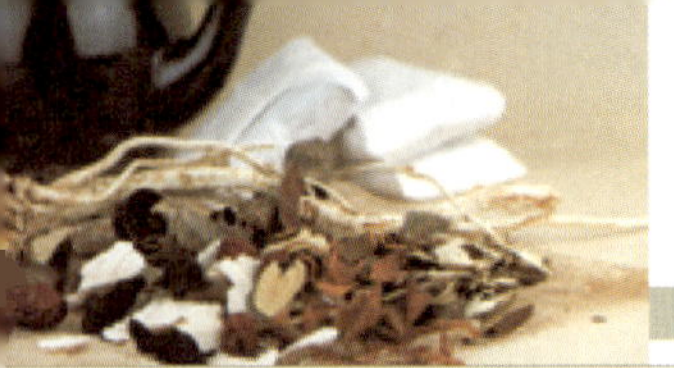

8) 대장(大腸)

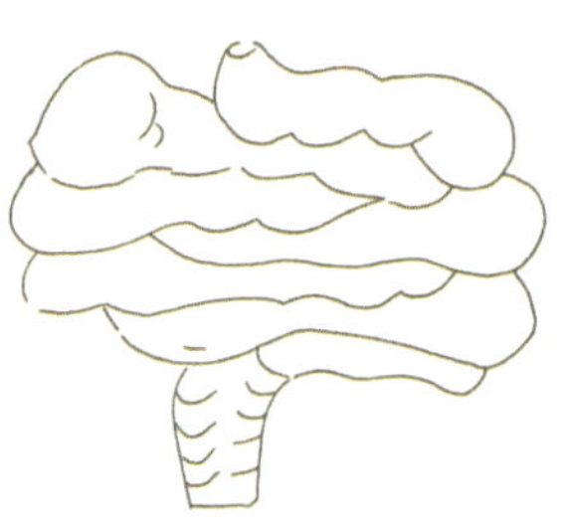

대장은 소장과 연결되는데 이곳을 난문(蘭門)이라 하고, 하단을 항문(肛門)이라 한다. 그 형태는 결장이 우측으로 돌면서 열 여섯 개의 굴곡을 이루며 둘레는 四寸이고 직경은 一寸半이 안되며 길이는 二丈一尺이다.

직장은 좌측으로 돌면서 쌓여 상하가 기울어지고 둘레는 八寸이고 직경은 二寸半이 넘고 길이는 二尺八寸이다. 중량은 二斤 十二兩이다.

(1) 대장(大腸)의 중요한 기능은 수분을 흡수하고 음식물의 찌꺼기를 배설하는 것이다 : 대장주전도조박(大腸主傳道糟粕[20])

대장은 소장으로부터 내려온 찌꺼기를 받아들여 그 속에 포함된 수분을 흡수하고 대변을 만들어 배출시킨다. 따라서 폐를 전도지관(傳導之官)이라고도 하며 이것은 폐의 숙강기능과 밀접한 관계를 맺고 있다.

(2) 대장은 백문(魄門)을 담당한다 : 대장사백문(大腸司魄門)

백문(魄門)이란 항문을 가리키는 말로 대장이 담당하고 있다

---

20) **糟粕** '糟'는 술지게미를 의미합니다. 완전히 소화가 되지 않은 음식물! 糟糠之妻(조강지처)라는 말이 있지요? 糠(강)은 쌀겨입니다. 술지게미와 쌀겨를 먹을 정도로 가난하게 살았던 아내~ 요즈음이야 세상이 좋아져서 신혼생활부터 어지간한 것은 갖추고 살지만 옛날에는 어렵게 살았습니다. 고생을 같이했던 아내! 아무리 잘못해도 이런 아내는 버리지 말아야 한답니다. '七去之惡(칠거지악)'을 저지르지 않는 한은! '糟'가 아직 술을 걸러내지 않은 지게미라면 '粕'은 술을 거르고 남은 지게미입니다. 술을 거르고 남은 흰색(白)의 지게미~ 어렵던 시절에는 이것도 좋은 음식이었습니다. 쌀을 의미하는 '米'가 붙으면 모두 음식물과 관련된 글자입니다.

9) 신(腎)

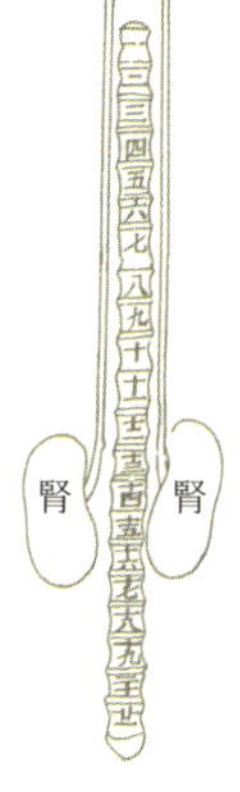

신(腎)은 요부(腰部)에 양측으로 좌우 각각 존재한다.
〈의관(醫貫)〉에서는 '14번째 척추 아래에서 양측으로 一寸 五分 떨어진 곳에 좌우 두 개가 있다. 그 형태는 강낭콩과 같고 서로 마주 보며 약간 굽어 척추 양방에 부착되어 있다. 황색의 지막(脂膜)이 싸고 있으며, 내부는 백색이고 외부는 흑색으로 각각 두 개의 관을 갖고 있는데 상관의 관은 심포(心包)에 연결되고 하부의 관은 척골을 지난다.' 라고 자세하게 묘사하고 있다.

(1) 신(腎)은 정(精)을 저장한다 : 신장정(腎藏精[21])

정(精)은 생명의 기본물질로 두 가지로 나누어진다. 생식기능과 성장, 발육 및 노쇠와 관련되는 정(精)을 **생식지정(生殖之精)**이라 하며 **선천지정(先天之精)**이라고도 한다.

다른 하나는 생명활동에 필수적으로 요구되는 영양물질을 말하는 오장육부의 정으로 음식물을 통하여 얻어지기 때문에 **후천지정(後天之精)**이라고 한다. 이 두 가지를 합하여 **신정(腎精)**이라고 하며, 사람이 태어나는 데 기본이 되는 생식기능을 신(腎)에서 주관하기 때문에 신(腎)을 **선천지본(先天之本)**이라고도 한다.

(2) 신(腎)은 수액대사를 주관한다 : 신주수(腎主水)

신(腎)은 폐(肺), 비(脾)와 함께 몸안의 체액대사를 조절한다는

---

21) **精** 벼를 방앗간에서 잘 찧으면 쌀(米)이 됩니다. 하얀 쌀을 자세히 보면 푸른빛이 돌지요. 햅쌀일수록 그렇습니다. 묵은쌀은 그냥 흰빛만 남아 있습니다. 왜 그럴까요? 수분이 말라서 그렇습니다. 좋은 쌀을 고르는 요령입니다. 자세히 살펴보아야 합니다. 따라서 精은 자세하다는 뜻도 있습니다. 精密(정밀)하게! 좋은 쌀은 생명의 근원입니다. 따라서 생명의 근원을 가리키는 말이기도 합니다. 精力(정력)은 좋은 쌀로 지은 밥과 적당한 운동으로 길러집니다. 또 그렇게 해야 좋은 아기씨인 精子(정자)도 잘 생성이 되겠지요? 精氣(정기)는 생명력을 의미합니다.

의미이다.

(3) 신(腎)은 기(氣)를 받아들이는 작용을 주관한다 : 신주납기(腎主納氣)

호흡은 폐가 주관하지만, 흡수된 폐기를 신(腎)이 받아들여야 만 호흡이 순조롭게 이루어 진다는 의미이다.

(4) 신(腎)은 수(髓)를 생산하고 골(骨)을 주관하며 뇌에 통한다 : 신생수주골통어뇌(腎生髓[22] 主骨通於腦[23])

신(腎)은 정(精)을 저장하고, 정(精)은 수(髓)를 생산하며, 수 (髓)는 뼈 속에 저장되면서 뼈를 길러준다. 치아(齒牙)는 골(骨)의 여분이라는 뜻으로 **치위골지여(齒爲骨之餘)**라고 하여 치아도 신 과 관련이 있음을 말하고 있고, 뇌(腦)는 수(髓)의 바다라는 뜻으 로 **뇌위수지해(腦爲髓之海)**라고 하는 말은 뇌수(腦髓)는 신정(腎 精)의 끊임없는 화생(化生)에 힘입어 정신과 의식의 활동을 유지 하고 있다는 뜻이다.

(5) 신(腎)은 귀로 개규하고 이음(二陰)을 담당한다 : 신개규어이사이음(腎開竅於耳 司二陰)

신(腎)의 기운은 귀를 통하여 외계와 교류하므로 청력의 정도 는 신정(腎精)과 밀접한 관계가 있다는 말이다.

이음(二陰)이라는 것은 **전음(前陰)**과 **후음(後陰)**의 두 가지를 지칭하는 것으로 전음은 생식기를, 후음은 항문을 지칭한다.

---

22) 髓 뼈(骨) 속에 있는 즙액을 가리킵니다. 인체의 형체를 유지하는 뼈! 그 속에 있는 에너지원! 따라서 가장 중요한 것을 가리키는 말이기도 합니다. 머리도 뼈로 구성되어 있으니까 수가 있겠 군요. 腦髓(뇌수)!

23) 腦 쓰기가 좀 복잡하지요? 약자로는 脑라고 씁니다. 두개골을 포함한 머리 전체를 가리킬 때 는 頭(두)! 두개골 안을 가리킬 때는 腦! 따라서 머릿속에서 일어나는 여러 가지의 생각을 가리키 는 말이기도 합니다.

신(腎)은 생식지정(生殖之精)을 저장하고 있으므로 전음과 관련이 있고, 또한 수분대사를 조절하는 곳이므로 그 결과가 대소변에 나타나게 되므로 이음(二陰) 모두와 관련이 있음을 나타낸 말이다.

(6) 신기화재발(腎其華在髮)

두발은 혈에 의해 영양을 받으므로 두발은 혈의 나머지라는 뜻에서 **발위혈지여(髮爲血之餘[24])**라고도 하나 그 윤택함은 신정(腎精)의 정도를 반영한다고 보는 것이다.

(7) 신재액위타(腎在液爲唾)

신이 치아를 지배하고 있고 그 치아가 있는 곳에서 나오는 액이 타액이다

(8) 작강지관(作强之官)

신이 생명활동에서 중요한 작용을 하는 장기이므로 붙여진 이름이다.

(9) 명문(命門)

생명의 문 또는 근본이라는 뜻으로 여러 가지 이견이 있기는 하나 현재는 오른쪽 신(腎)을 지칭한다. 명문의 火를 **명문지화(命門之火)** 또는 **상화(相火)**라고 한다. 상화(相火)는 군화(君火)에 상대되는 말로 간(肝), 담(膽), 신(腎), 삼초(三焦)의 火를 통틀어 일컫는 말이나 일반적으로는 명문의 火를 말한다. 상화(相火)는 군

---

24) 餘 남는다는 뜻입니다. 약자로는 오른쪽에 있는 余(여)만 쓰기도 합니다. 余는 주로 1인칭대명사로 사용되며, 음력 4월을 가리키는 말이기도 합니다.

화(君火)와 함께 오장육부를 따뜻하게 해주고, 오장육부의 기능
을 도와준다고 한다.

(10) 신와 방광은 표리관계에 있다 : 신합방광(腎合膀胱)

신와 방광은 배합관계에 있는 장부로 생리·병리적으로 매우
밀접한 관계에 있으며 五行중에서 水에 속한다.

10) 방광(膀胱)

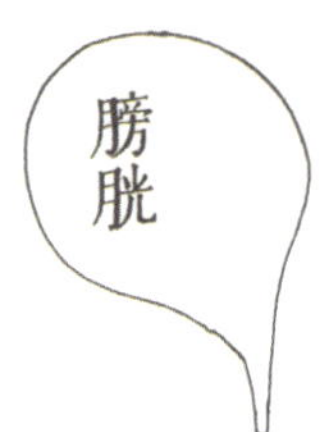

방광은 하복부의 중앙, 즉 신(腎)의 하부, 대장의 전면에
위치하며 위에는 수뇨관이 있어 신(腎)과 서로 연결되어
있고 아래로는 요도가 있어 전음(前陰)으로 통한다. 무게
는 구양이수(九兩二銖)이며 세로 넓이는 九寸으로 소변이
가득 찼을 때의 양은 구승구합(九升九合)이다

(1) 소변을 저장하고 배설하는 기능을 주관한다 : 방광주저장배설뇨액(膀胱主貯藏排泄尿[25]液)

소변은 신(腎)과 방광(膀胱)의 기화작용에 의하여 체외로 배설
된다.

(2) 주도지관(州都之官)

수액이 모이는 곳이라는 뜻에서 붙여진 이름이다.

---

25) 尿 오줌을 가리키는 글자입니다. 尸(시)는 사람이 배를 깔고 엎드린 모습입니다. 따라서 죽검
즉 시체를 가리킵니다. 안에 물을 가리키는 수가 있으면 오줌이지만, 九가 있으면 꽁무니를 가리
키는 尻(고)가 됩니다. 또 '匕(비)'가 들어있으면 여승을 가리키는 '尼(니)'가 됩니다. '毛'가 들어
있으면 꼬리를 의미하는 尾(미)가 되고 比(비)가 들어 있으면 방귀를 가리키는 屁(비)가 됩니다.
앗! 누구야?

26) 使 누구에게 무엇을 시킨다는 뜻입니다. 使役動詞(사역동사)라는 말이 있지요? ~로 하여금!
오른쪽에 있는 吏(리)는 관리를 의미합니다. 공무원은 백성들의 심부름꾼! 使臣(사신)은 임금의
심부름을 가는 신하!

11) 심포(心包)

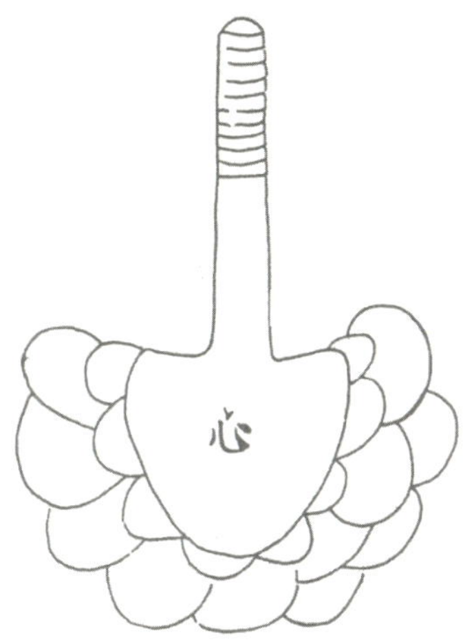

(1) 심포가 하나의 독립된 장기인가 아닌가 또는 형태가 있는 것
    인가 없는 것인가에 대한 이견이 있어왔으나 심장을 보호하
    는 작용을 하고 있다는 것에는 일치하여 **신사지관(臣使²⁶⁾之
    官)**이라고 하였다.

(2) **심포락(心包絡²⁷⁾)**, **단중(膻²⁸⁾中)**이라고도 하며, 해부학적으로
    심낭(心囊²⁹⁾)에 해당한다고 보기도 한다.

(3) 심장을 둘러싸고 있으면서 심을 보호하고, 그 기능을 돕는 작
    용을 하며 심과 함께 정신사유활동에 관계한다고 보았다. 그
    래서 심과 심포는 **동본지장(同本之臟)**이라고 한다.

---

27) **絡** 각자 떨어진(各) 실(糸)을 서로 잇는다는 뜻입니다. 連絡(연락)! 따라서 경맥과 경맥을 연결
하는 것이 絡脈입니다. 고속도로는 奇經八脈(기경팔맥)! 국도는 十二經脈(십이경맥)! 지방도는 絡
脈(낙맥)!

28) **膻** 심장의 아래쪽에 있는 膈膜(격막)을 가리키는 글자입니다. 누린 냄새가 난다는 뜻을 경우
에는 '전'으로 읽습니다. 이 글자를 '단'으로 읽어야 하느냐 전으로 읽어야 하느냐 논란이 있습니
다만, 인체의 어떤 부위를 가리킬 때는 '단'으로 읽어야 합니다.

29) **囊** 주머니를 가리키는 글자입니다. 하도 복잡해서 쓰기가 만만치 않겠군요. 줄여서 쓰기를 좋
아하는 중국 사람들도 약자를 만들지 않았습니다. 속을 가리키는 裏(리)자와 잘 구분해야 합니다.

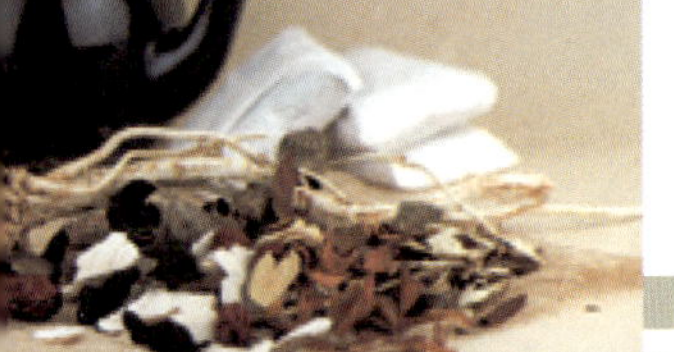

(4) 삼초와 표리관계에 있다.

12) 삼초(三焦)

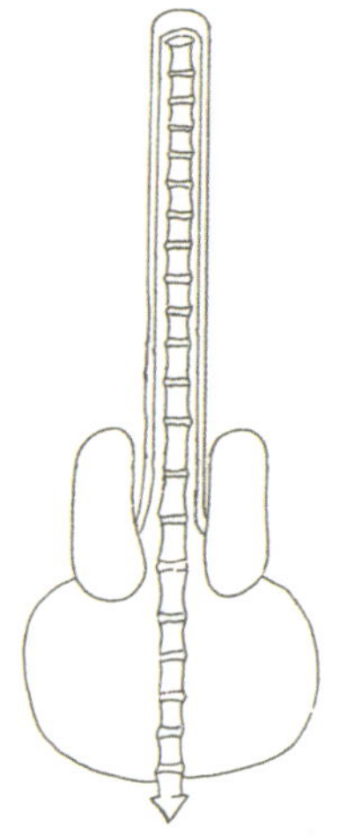

三焦는 上·中·下 三焦의 명칭이다. 상초(上焦)는 흉격 이상으로 심·폐 등의 장기가 그 안에 있고, 격막(膈膜)에서 배꼽까지는 중초(中焦)로 비·위·간 등의 장기(臟器)가 그 안에 있으며, 배꼽 이하를 하초(下焦)라 하는데 신·대장·방광 등의 장기가 그 안에 있다. 간을 하초에 넣기도 한다.

(1) 삼초는 원기의 통행을 주관한다 :
　　삼초주통행원기(三焦主通行元氣)

원기(元氣)는 인체의 근본이 되는 기로 신(腎)에서 근원하여 삼초를 통하여 내외, 좌우, 상하가 모두 소통된다는 의미이다.

(2) 삼초는 수액의 통로로 수분대사에 관련된 기능을 한다는 뜻에서 결독지관(決瀆[30]之官)이라 한다.

(3) 상초여무(上焦如霧[31])

상초는 기혈을 돌게하여 온몸을 안개와 같이 골고루 영양하고 눅여

---

30) *瀆* 도랑 또는 하수도를 가리키는 글자입니다. 하수도는 쓰고 남은 물을 버리는 곳이므로 지저분합니다. 따라서 지저분하다는 뜻도 있습니다. 관리들이 직무를 수행하다가 나쁜 짓을 한 것을 瀆職(독직)이라고 하지요? 같은 의미를 가진 글자로 溝(구)도 있습니다. 溝는 하수도라기보다는 일반적인 수로를 가리키는 글자입니다. 사람이 만든 물길 가운데 비교적 큰 것은 渠(거)~ 자연적으로 형성된 물길은 溪(계)라고 합니다. 산골짜기 시냇물~ 아주 작은 산골의 개울물은 澗(간)~ 큰 소리를 내면서 흘러가는 거대한 물길은 江(강)~ 구불구불 흘러가는 물길은 河(하)~ 이러한 물길이 갈라지는 것은 派(파)~

주는 기능을 하는 것을 뜻한다.

중초여구(中焦如溝)

중초의 기능에 의해 음식물이 소화되는 것이 마치 음식물이 발효되면서 물거품이 생기는 것과 비슷하다는 뜻이다.

하초여독(下焦如瀆)

하초의 기능에 의해 몸에서 생긴 쓸데없는 노폐물이 대소변을 통하여 나가는 것이 마치 도랑으로 물이 흘러나가는 것과 비슷하다는 뜻이다.

2. 기항지부(奇[32] 恒之腑)

기항지부란 형태로는 가운데가 비어있어 부(腑)와 유사하나, 기능적으로는 정기(精氣)를 저장하되 배출하지 않아 장(臟)과 유사하므로 붙여진 이름이다.

(1) **뇌(腦)** : 정신사유주관.

(2) **골(骨)** : 인체를 지탱하고 내장보호.

(3) **수(髓)** : 영양작용.

---

31) **霧** 안개를 가리키는 말입니다. 구름보다 옅은 비(雨) 서리는 霜(상)~ 이슬은 露(로)~ 노을은 霞(하)~

32) **奇** 너무 크면(大) 이상한가요? 정상적인 범위를 넘어선 것을 가리키는 말입니다. 일반적인 상식으로는 이해할 수 없는 것! 너무 뛰어나도 특이한 존재가 됩니다. 두드러지기 때문에 도저히 나눌 수가 없습니다. 따라서 홀수라는 의미로도 사용됩니다. 奇數(기수)와 偶數(우수)! 또 이 글자가 모자를 쓰면 부탁하다 또는 의존하다라는 뜻을 가진 寄(기)가 됩니다. 기생충은 숙주에 붙어먹고 사는 놈~

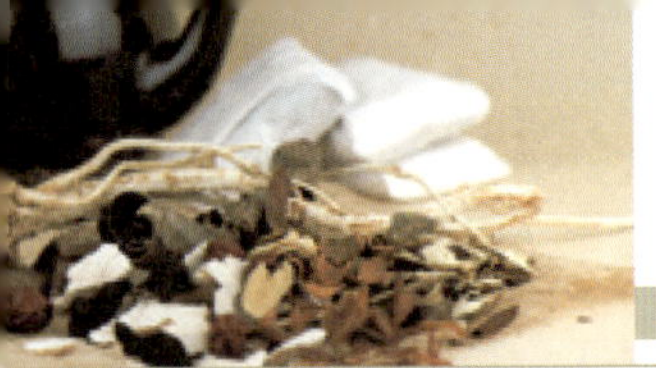

(4) 맥(脈) : 기혈운행의 통로.

5) 여자포(女子包) : 월경과 임신주관.

(6) 담(膽) : 담은 육부에 속하지만, 담이 저장하고 있는 담즙
은 탁한 것이 아니라 맑고 깨끗한 것이므로 기항지부에도
소속된다.

좀더 생각해 볼까요?

☞ 우리가 흔히 말하는 오장육부(五臟六腑)는 무엇을 가리키는 것이고, 다른 장부가 있음에도 불구하고 육장육부(六臟六腑)나 육장오부(六臟五腑)가 되지 않는 이유는 무엇인지 생각해 봅시다.

☞ 군주지관(君主之官)인 심(心)보다 인체에서 더 높은 위치에 있는 장부(臟腑)는 무엇이고 그 이유는 무엇일까요?

☞ 기항지부(奇恒之腑)에 속하는 여섯 가지의 부(腑)도 각각 오장(五臟)에 배속시켜볼까요?

좀더 생각해 볼까요?

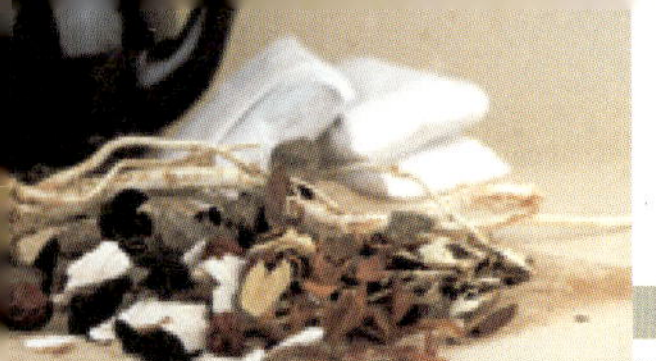

☞ 다음은 수액대사 과정을 간략히 나타낸 것입니다. 수액대사 과정에서의 기능을 참조하여 각 장부의 명칭을 써 넣으세요.

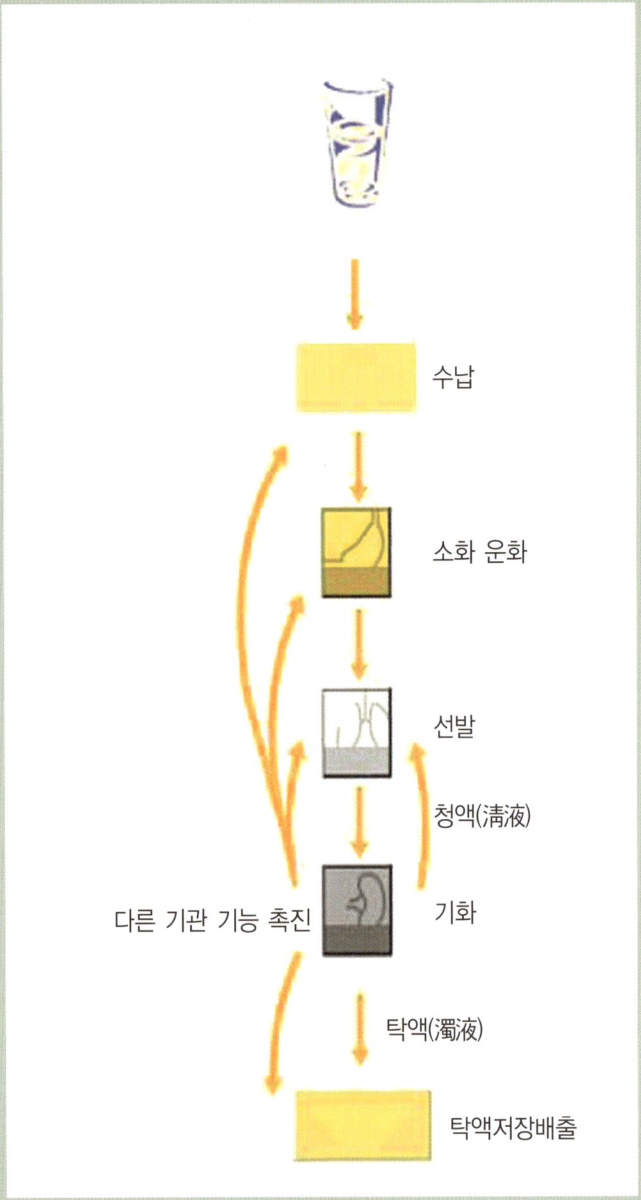

☞ 다음은 장부의 기능을 관직에 비유한 것입니다.
각기 가리키는 장부를 그림에서 찾아 써 넣으세요.

<table>
<tr><td>군주지관(君主之官)</td><td>상부지관(相傳之官)</td></tr>
<tr><td>작강지관(作强之官)</td><td>간의지관(諫議之官)</td></tr>
<tr><td>장군지관(將軍之官)</td><td>중정지관(中正之官)</td></tr>
<tr><td>창름지관(倉廩之官)</td><td>주도지관(州都之官)</td></tr>
<tr><td>수성지관(受盛之官)</td><td>전도지관(傳導之官)</td></tr>
</table>

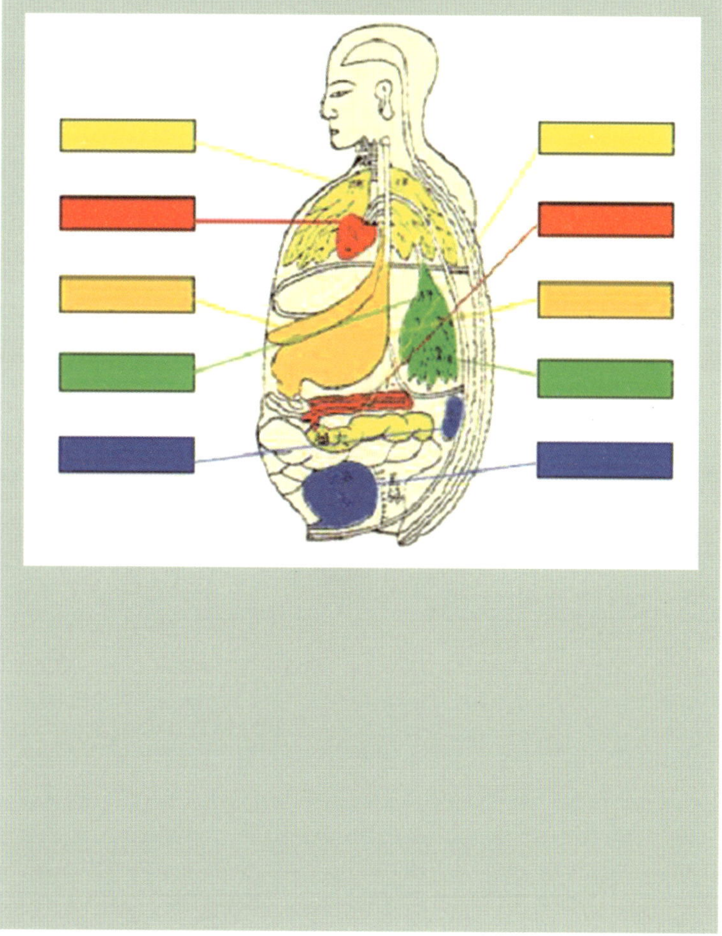

5 정(精)·기(氣)·신(神) 혈(血)·진액(津液)

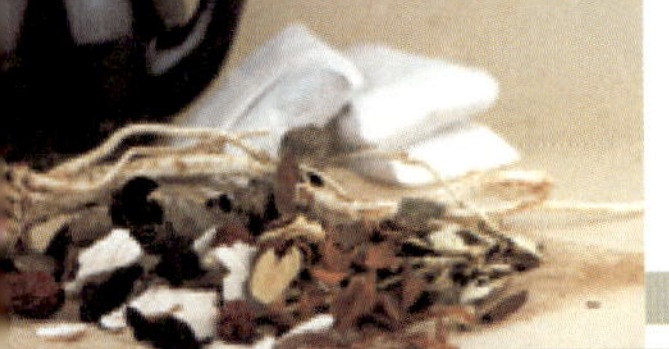

1. 정(精)

(1) 생명의 발생과 생명활동을 유지시키는 기본물질이다.

(2) 종류

　① **생식지정(生殖[1]之精) 즉 선천지정(先天之精)**

　　생명이 발생하는데 필요한 것으로 腎에 저장되어 있다.

　② **수곡지정(水穀[2]之精) 즉 후천지정(後天之精)**

　　생명활동을 유지하는 데 필요한 부분으로 음식물을 소화하여 흡수한 정미로운 영양물질을 말한다.

(3) 기능

　① 생식과 생장발육에 관련.

　② 뇌수(腦髓) 생성.

　③ 질병에 대한 저항능력.

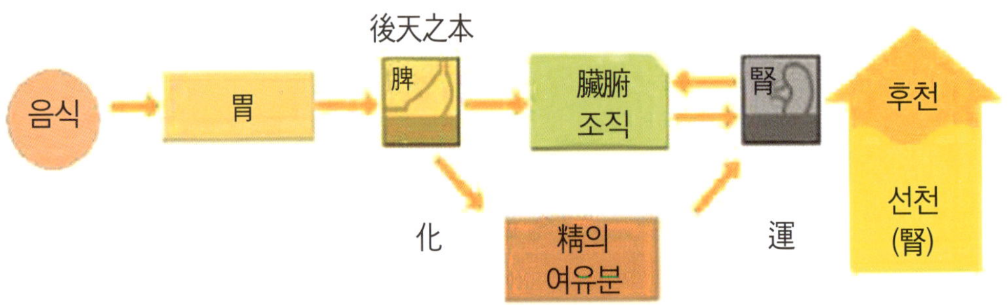

후천지정(後天之精)의 형성

---

1) 殖 후손이 번성한다(十)는 뜻입니다. 새 생명은 부모의 뼈가 부서질 정도(歹)로 고생하여 길러냅니다.

2) 穀 곡식 또는 양식을 가리키는 글자입니다. 왼쪽 아래에는 벼를 의미하는 禾(화)가 있고 오른쪽에 있는 殳(수)는 추수를 하는 사람의 모습입니다. 동의학에서는 水와 함께 음식물을 가리키는 말로 사용됩니다.

<u>2. 기(氣)</u>

(1) 인체를 구성하고 생명활동을 유지시키며, 臟腑와 조직의 각
   종 기능활동을 개괄하고 있는 무형의 에너지이다.

(2) 기(氣)의 구분

   ① 선천지기(先天之氣)

      태어날 때 이미 가지고 있는 기로 腎에 저장되어 있다.

   ② 후천지기 (後天之氣)

      태어난 뒤에 **천기(天氣)** 또는 **대기(大氣)**라고 하는 호흡의 기와
      음식물에서 받는 **곡기(穀氣)** 즉 **수곡지기(水穀之氣)**가 합쳐져서
      생기는데, 이것을 **진기(眞氣)** 또는 **원기(元氣, 原氣)**라고 한다.

   이것을 기가 있는 부위와 역할에 따라 세 가지로 나눈다.

   • **위기(衛[3]氣)** : 몸의 겉면에 분포한 기로 혈맥 밖을 흐르며 외부에서 오
                     는 병적인자를 방어하는 기능을 한다.
   • **영기(營[4]氣)** : 혈맥 속을 순환하면서 혈을 생기게 하고 온몸을 영양하는
                     물질.
   • **종기(宗[5]氣)** : 기의 조상이란 뜻으로 생명활동의 기본으로 가슴부위에
                     모이는 기.

(3) 그 밖에 臟腑조직의 활동능력을 지칭하기도 하므로 오장육부
   의 기(五臟六腑之氣)라 하여 간기(肝氣), 심기(心氣), 비기(脾
   氣)등으로 표현하기도 하며, 경락에 있는 기를 경기(經氣)라
   고 한다.

---

3) *衛* 지킨다는 뜻입니다. 國土防衛(국토방위)~ 보초를 서는 것과 같은 의미이지요.

4) *營* 어떤 구조물이나 규칙을 세워서 거기에 따라 실행하는 것을 가리킵니다. 약자로는 营이라
고 씁니다.

5) *宗* 원래는 조상의 사당에 모셔두는 위패를 가리키는 글자였습니다. 가장 중요하다고 생각했기
때문에 높은 마루와 같은 의미로 사용됩니다. 宗敎(종교)는 가르침 가운에 가장 중요하고 큰 가르
침!

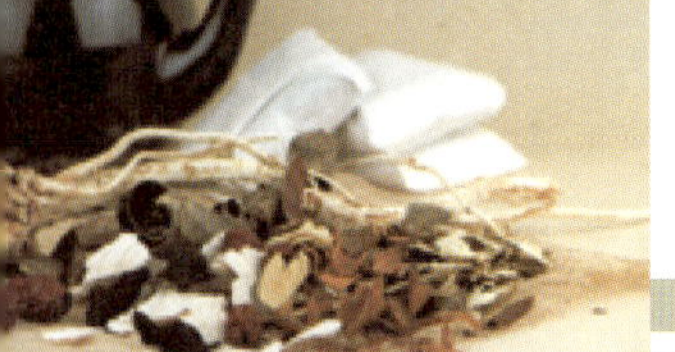

(4) 기능

① **추동작용(推動作用)** : 인체의 생장발육, 모든 생리작용과 신진대사를 추진하고 촉진하는 작용.

② **온후작용(溫煦⁶⁾作用)** : 인체의 안팎을 따뜻하게 하는 작용.

③ **방어작용(防禦⁷⁾作用)** : 전신의 체표면을 보호하고 외사의 침입을 방어하는 작용.

④ **고섭작용(固攝⁸⁾作用)** : 제어와 통섭의 뜻으로 혈·진액·정액 등 액체형태의 물질이 유실되는 것을 방지하는 작용.

⑤ **기화작용(氣化作用)** : 몸에서 물질을 여러 가지로 변화시키는 기능.

3. 신(神)

(1) 개념

넓은 의미로는 인간 생명활동의 기능을 통틀어서 표현하는 것이고, 좁은 의미로는 인간의 정신활동을 지칭한다.

(2) 생성

생명체가 처음 생길 때 생명체에 깃들며, 태어난 후에는 음식물의 섭취 등이 물질적인 기초가 된다.

(3) 기능

① 사유, 의식 등의 활동을 하도록 한다.

② 인간의 정서에 영향을 미친다.

---

6) 煦 태양이 만물을 따뜻하게 하는 모습입니다. 해와 불이 있네요.

7) 禦 어떤 일에 대비한다는 뜻입니다.

8) 攝 원래는 당긴다는 뜻입니다. 잡아당겨서 굳건히 유지한다는 의미이지요.

4. 혈(血)

(1) 생성

음식물로부터 생기는 것으로 中焦가 수곡지기를 받아 변화시켜서 붉게 된 것이다. 脾胃와 함께 肺心, 肝腎과 관련이 있으나 특히 腎과 관련된 骨髓와 밀접한 관계가 있다.

(2) 혈(血)이 생성된 후에는 心의 추동작용에 의하여 전신으로 유포되므로 **심행혈(心行血)**이라 하며, 脾는 혈액이 혈관 속으로만 다니도록 통섭하므로 **비통혈(脾統血)**, 肝은 혈액을 저장하므로 **간장혈(肝藏血)**이라고 한다.

(3) 기능 : 전신에 영양물질을 공급.

(4) 기(氣)와 혈(血)의 관계
① **기위혈수(氣爲血帥)**

기(氣)는 혈(血)을 통솔한다는 말로 혈은 기의 기화작용(氣化作用)에 의해 생기며, 혈이 형성된 이후에는 기의 힘에 의해 혈맥을 따라 순환하므로 불가분의 관계에 있다. 따라서 기가 운행하면 혈도 운행하고(**기행즉혈행 : 氣行則血行**), 기가 허하면 혈도 허해지며(**기허즉혈허 : 氣虛則血虛**), 기가 막히면 혈도 막힌다고 하였다(**기체즉혈체 : 氣滯則血滯**).

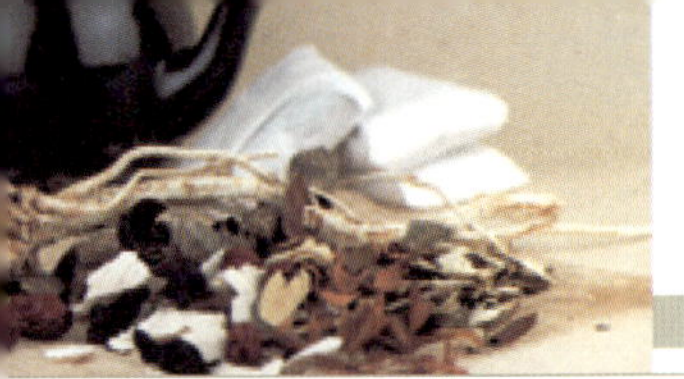

② 혈위기모(血爲其母)

혈(血)은 기(氣)의 물질적 기초가 되며, 기의 모든 기능활동도
혈에 근거한다는 것이다.

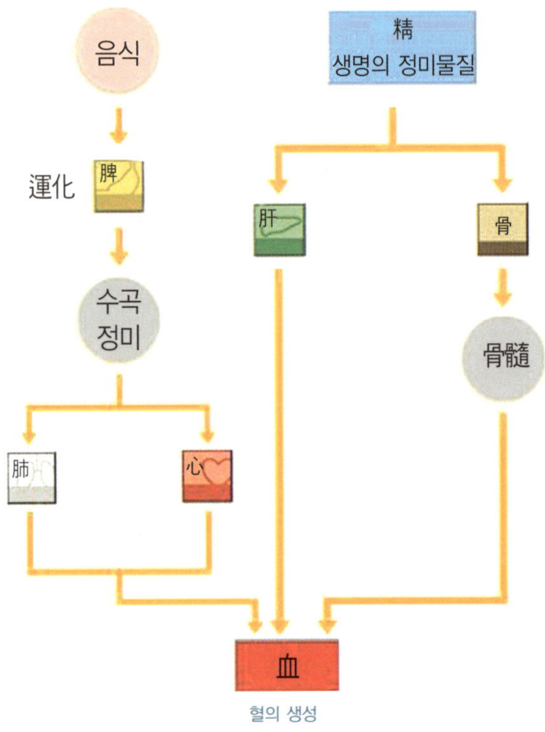

5. 진액(津液)

(1) 몸안의 체액을 통틀어 이르는 말로 **진(津)**은 비교적 맑은 수
  액으로 유동성이 크므로 陽에 속하고, **액(液)**은 비교적 탁하
  며 짙고 陰에 속한다. 그러나 진과 액은 본래 하나이며 체내
  의 정상수액으로 상호 전환적이므로 진액이라고 부른다.

(2) 기능 : 오장육부를 비롯한 전신을 영양할 뿐 아니라 해당 조
  직들과 기관들을 윤활하게 하여 생리적 기능이 정상적으로
  유지되도록 한다.

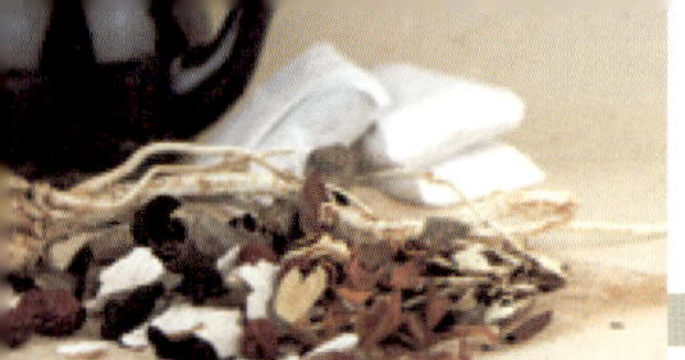

☞ 호흡과 혈액운행을 주관하는 기(氣)는__________이며, 감기와 같은 외사(外邪)에 쉽게 걸리는 것은 기(氣)의 작용중에서____________이 부족하기 때문이며, 추위를 싫어하고 따뜻한 것을 좋아하며 체온이 떨어지는 현상은 기(氣)의_______작용과 관련있고, 인체의 생장발육, 모든 생리작용과 신진대사를 추진하고 촉진하는 것은 기(氣)의______작용이며, 정(精)·기(氣)·신(神)·혈(血) 상호간의 변화를 가져오는 것은 기(氣)의________작용이다.

☞ 기(氣)의 종류를 쓰고 가장 밀접한 관련이 있는 臟을 써봅시다.

☞ 혈(血)과 가장 밀접한 관련이 있는 臟과 그 기능을 써볼까요?

☞ 진(津)과 액(液)의 종류를 써 보세요.

☞ 삼보(三寶)란 무엇이며 각기 어떤 연관이 있나요?

☞ 기행즉혈행(氣行則血行), 기체즉혈체(氣滯則血滯)의 뜻을 쓰고 실례를 들어보세요.

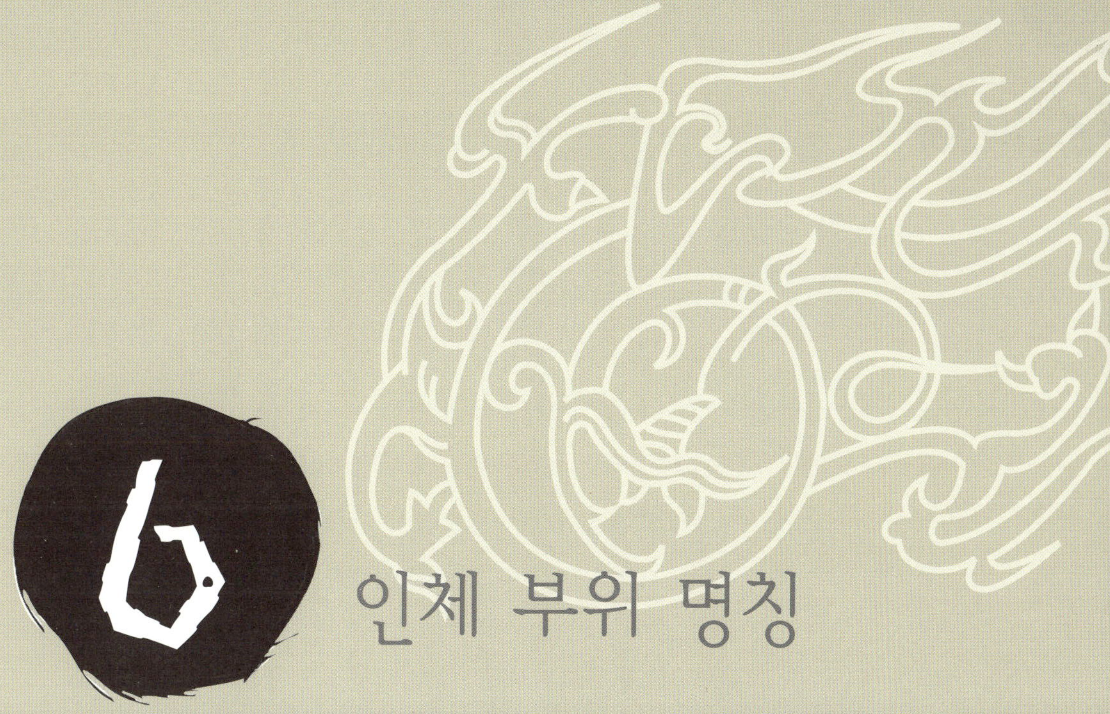

인체 부위 명칭

두(頭)
두개골(頭蓋骨)
전(巔)
신(顖)
발제(髮際)
　전발제(前髮際)
　후발제(後髮際)
완골(完骨)
침골(枕骨)
안(顔)
액(額)
액각(額角)
관골(觀骨)
협(頰)
시(顋)
상악골(上顎骨)
하악골(下顎骨)
안(眼), 목(目)
안검(眼瞼)
　상안검(上眼瞼)
　하안검(下眼瞼)
내자(內眦)
외자(外眦)
인당(印堂)
미능골(眉陵骨)
비(鼻)
산근(山根)
비주(鼻柱)
비준(鼻準)

준두(準頭)
비첨(鼻尖)
비공(鼻孔)
비순구(鼻脣溝)
인중(人中)
수구(水溝)
구(口)
순(脣)
이(頤)
치은(齒齦)
설첨(舌尖)
설근(舌根)
설배(舌背)
설변(舌邊)
승장(承漿)
이(耳)
이륜(耳輪)
이공(耳孔)
이근(耳根)
이수(耳垂)
이주(耳珠)
이배(耳背)
이첨(耳尖)
하악각(下顎角)
경(頸)
항(項)
결후(結喉)
체간(體幹)
흉(胸)

응(膺)
협(脇)
협하(脇下)
쇄골(鎖骨)
흉골(胸骨)
검상돌기
　(劍狀突起)
늑골(肋骨)
복(腹)
대복(大腹)
소복(小腹)
소복(少腹)
제(臍)
모제(毛際)
배(背)
척주(脊柱)
척추(脊椎)
경추(頸椎)
흉추(胸椎)
요추(腰椎)
천추(薦椎)
선추(仙推)
미추(尾椎)
견갑골(肩胛骨)
견(肩)
액(腋)
사지(四肢)
상지(上肢)
상박(上膊)

상완(上腕)
상완골(上腕骨)
주(肘)
전완(前腕)
하완(下腕)
비(臂)
척골(尺骨)
요골(橈骨)
완(腕)
수배(手背)
수장(手掌)
지(指)
수근골(手根骨)
중수골(中手骨)
수지골(手指骨)
본절(本節)
조갑(爪甲)
조갑각(爪甲角)
골반(骨盤)
치골(恥骨)
장골(腸骨)
좌골(坐骨)
서혜부(鼠蹊部)
하지(下肢)
대퇴(大腿)
비(臂)
대퇴골(大腿骨)
고골(股骨)
슬(膝)

슬개골(膝蓋骨)
괵(膕)
천(腨)
경골(脛骨)
비골(腓骨)
완(踠)
과(踝)
　내과(內踝)
　외과(外踝)
부(跗)
근(跟)
지(趾)
족근골(足根骨)
중족골(中足骨)
족지골(足趾骨)
척(蹠)
족장(足掌)

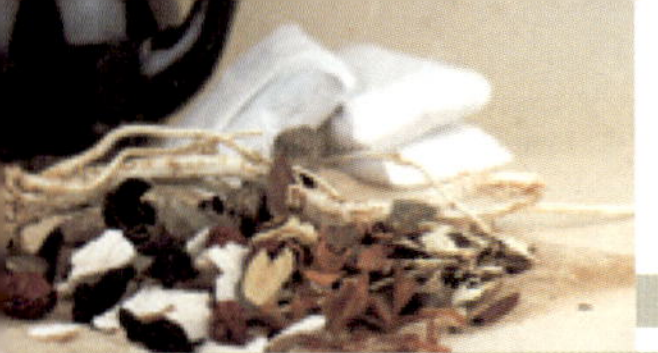

■ 머리부위

두(頭) : 머리.

두개골(頭蓋骨) : 뇌를 둘러싸고 있는 머리부분의 뼈.

전(巓[1]) : 머리 중앙에서 가장 높은 위치.

신(顖[2]) : 어린이의 천문(泉門)부위.

발제(髮際[3]) : 머리털이 나오는 변두리 경계부분.

　　　　　　앞부분은 **전발제(前髮際)**, 뒷부분은 **후발제(後髮際)**.

완골(完骨) : 귀 뒤에 좀 도드라지게 나온 뼈, 유양돌기 부위.

침골(枕[4]骨) : 뒤통수의 한가운데로 누우면 베개에 닿는 부위.

안(顔[5]) : 얼굴.

액(額[6]) : 이마. 눈썹위로부터 전발제(前髮際)사이.

액각(額角) : 이마 상단의 양쪽과 전발제(前髮際)가 각을 이룬 부위.

관골(觀骨) : 뺨과 관자놀이 사이에 내민 뼈로 광대뼈.

협(頰[7]) : 뺨. 얼굴의 양쪽 면.

시(顋[8]) : 뺨에서 볼록한 부분.

---

1) 巓 원래는 산꼭대기를 가리키는 글자이지만 머리에서 가장 높은 부분인 정수리를 의미합니다. 머리를 가리키는 頁(혈)이 오른쪽 아래에 있네요. 위에 있는 산이 없어도 마찬가지 뜻입니다.

2) 顖 머리에 있는 숨구멍을 가리키는 글자입니다. 왼쪽 위에는 '囟'이 있습니다. 오른쪽에는 머리를 가리키는 '頁'도 있네요. 어린 아이는 아직도 이곳이 닫혀있지 않아서 손으로 만지면 맥박이 느껴집니다.

3) 際 어떤 사물과 시간의 사이 또는 이어지는 곳을 가리킵니다. 國際關係(국제관계)는 나라와 나라 사이의 관계를 가리키고, 時際(시제)는 시간과 시간의 사이를 가리키지요. 交際(교제)는 사람과 사람 사이의 만남을 가리킵니다. 약자로는 际 라고 씁니다.

4) 枕 잠잘 때 베는 베개를 가리키는 글자입니다. 나무로 만든 목침~

5) 顔 얼굴을 가리킵니다. 보통은 顔面(안면)이라고도 합니다. 역시 머리를 의미하는 '頁'이 있지요?

6) 額 이마를 가리킵니다. 그림이나 사진을 넣어서 벽에 걸어두는 額子~

7) 頰 얼굴 양쪽에 있는 뺨을 가리키는 글자입니다. 귀의 앞쪽에서 광대뼈의 아래까지~

8) 顋 뺨에서 살집이 두둑한 곳을 가리킵니다. 䫴(함)이라고도 합니다.

상악골(上顎[9]骨) : 입천장을 이루는 뼈.

하악골(下顎骨) : 아래턱을 이루는 뼈.

안(眼[10]), 목(目) : 눈

안검(眼瞼) : 안구전면을 보호하기 위한 눈꺼풀.

　　　　　윗눈꺼풀은 **상안검(上眼瞼)**, 아래는 **하안검(下眼瞼)**.

내자(內眥[11]) : 상안검과 하안검이 만나는 안쪽부위.

외자(外眥) : 상안검과 하안검이 만나는 바깥쪽 부위.

인당(印堂) : 양 눈썹의 중앙.

미능골(眉[12]陵[13]骨) : 눈 위의 뼈부분.

비(鼻) : 코.

산근(山根) : 양쪽 눈 사이의 코뿌리 부위.

비주(鼻柱) : 콧마루로 코 가운데 두드러져 올라온 부분. 코뿌리
　　　　　와 코끝까지의 기둥.

비준(鼻準), 준두(準頭), 비첨(鼻尖[14]) : 코의 가장 뾰족한 부위.

비공(鼻孔) : 콧구멍.

비순구(鼻脣溝), 인중(人中), 수구(水溝) : 코밑과 윗입술 사이의
　　　　　　　　　　오목한 곳.

---

9) **顎** 아래위의 턱을 가리키는 글자입니다.

10) **眼瞼** 안은 눈이고 검은 눈꺼풀을 가리킵니다. 둘 다 눈을 가리키는 目이 있지요?

11) **眥** 眦로도 씁니다. 눈초리를 가리키는 글자입니다. 눈을 흘긴다는 뜻도 있지요. 윙크는?

12) **眉** 눈썹을 가리키는 글자입니다. 앞에 女가 붙으면 아첨한다는 뜻을 가진 媚(미)가 됩니다. 윙크의 정답을 찾으셨나요?

13) **陵** 사람이 만든 언덕을 가리킵니다, 王陵(왕릉)~ 자연적으로 형성된 언덕은? '丘(구)' 입니다.

14) **尖** 뾰족하다는 뜻입니다. 이제 윙크라는 글자를 만들 수가 있습니까?

구(口) : 입.

순(脣) : 입술.

이(頤15)) : 턱.

치은(齒齦16)) : 잇몸.

설첨(舌尖) : 혀끝 부위.

설근(舌根) : 혀의 뿌리부위.

설배(舌背) : 혀의 아래면.

설변(舌邊) : 혀의 옆 부분.

승장(承漿17)) : 아랫입술 아래 움푹 패인 중앙.

이(耳) : 귀.

이륜(耳輪18)) : 귓바퀴의 바깥쪽 가장자리.

이공(耳孔19)) : 바깥 귓구멍.

이근(耳根) : 귀뿌리 부위.

이수(而垂) : 귓방울.

이주(耳珠) : 귓구멍의 앞쪽에 있는 도드라진 부위.

이배(耳背) : 귓바퀴의 뒷면.

이첨(耳尖) : 귓바퀴의 가장 윗부분.

하악각(下顎角) : 귀밑에 턱이 뒤로 튀어나온 부분.

---

15) 頤 아래턱을 가리킵니다. 음식은 아래턱을 움직여서 씹지요. 따라서 기른다는 뜻도 있습니다.

16) 齒齦 이와 잇몸을 가리킵니다. 그럼 금니는 어떻게 쓸까요?

17) 漿 원래는 미음과 같이 묽은 음식을 가리키는 글자였습니다. 마실거리~ 즉 음료수로 생각하시면 됩니다.

18) 輪 수레바퀴 또는 둥근 모양을 가리키는 말입니다. '車' 라는 변이 있으면 모두 수레와 관계되는 글자입니다.

19) 孔 구멍이라는 뜻입니다. 공자의 성씨이기도 하지요. 그렇다면 공자는 구멍씨? 구멍을 가리키는 또 다른 글자가 있지요? 穴(혈)! 孔은 큰 구멍~ 穴은 작은 구멍~

■ 목부위

경(頸[20]**)** : 목의 앞부분.

항(項) : 목의 뒷부분.

결후(結喉) : 성인 남자의 턱 아래 목의 중간쯤에 튀어나온 곳.

■ 가슴, 배 부위

체간(體幹) : 몸 전체에서 머리, 팔다리를 뺀 부분.

흉(胸[21]**)** : 가슴부위.

응(膺[22]**)** : 앞가슴 위쪽 부위.

협(脇[23]**)** : 옆구리. 겨드랑이 아래에서 제 12 갈비뼈 사이에 있는
부위.

협하(脇下) : 옆구리 밑의 갈비뼈가 없는 무른 곳.

쇄골(鎖骨[24]**)** : 가슴 앞면 위쪽에 있는 긴 뼈.

흉골(胸骨) : 가슴의 중앙부에 길게 있는 납작한 뼈.

검상돌기(劍狀突[25]**起)** : 명치에 내민 뼈.

늑골(肋[26]**骨)** : 갈비뼈로 가슴을 싸고 있는 뼈.

복(腹[27]**)** : 배.

대복(大腹) : 배꼽 위 부분.

---

20) 頸 목줄기의 앞부분을 가리키는 글자입니다. 項은 뒷부분이겠지요?

21) 胸 가슴 또는 가슴속을 가리킵니다. 따라서 마음이라는 뜻도 있습니다. 胸襟(흉금)을 털어놓고 이야기합시다~는 겉옷을 벗고 솔직히 이야기하자는 뜻이지요. 더 심하게 말하는 사람들은 빨가벗고 말하자더군요.

22) 膺 가슴은 가슴인데 겉을 가리킵니다. 가슴의 속은 胸! 가슴의 밖은 膺~

23) 脇 옆구리 또는 갈비뼈를 가리킵니다. 脅이라고도 씁니다. 겨드랑에서 12늑골까지~

24) 鎖 자물쇠 또는 쇠사슬을 가리킵니다. 요즈음은 쇄골미인도 있다는데~

25) 突 구멍(穴)에서 갑자기 무엇인가 커다란 것이 튀어나오는 모습이네요.

26) 肋 갈빗대를 가리키는 글자입니다. 좌우에 12개씩 모두 24개가 있지요.

27) 腹 배를 가리키는 글자입니다. 동의학에서는 배를 몸의 중심으로 생각합니다. 따라서 腹案(복안)이라고 하면 마음속에 품은 계획을 가리킵니다.

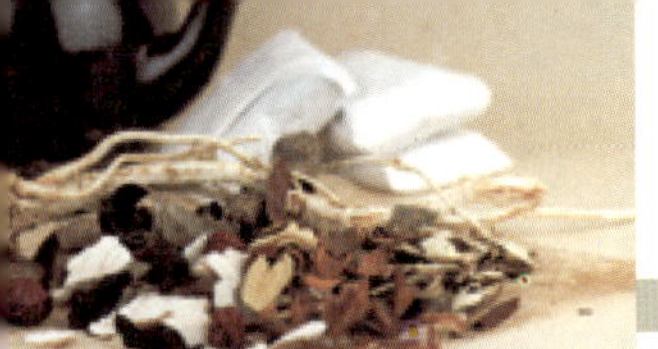

소복(小腹) : 배꼽 아래 부분.

소복(少腹) : 배꼽 양쪽 부위.

제(臍[28]) : 배꼽.

모제(毛際) : 음부의 털이 난 곳과 나지 않은 곳 사이의 경계.

■ 등부위

배(背) : 등.

척주(脊[29]柱[30]), 척추(脊椎[31]) : 등의 한 가운데에 있는 추골들을 통틀어 말함.

경추(頸椎) : 목등뼈.

흉추(胸椎) : 가슴등뼈.

요추(腰[32]椎) : 허리등뼈.

천추(薦[33]椎), 선추(仙[34]推) : 엉치등뼈.

미추(尾椎) : 꼬리뼈.

견갑골(肩胛[35]骨) : 등 위쪽에 있는 삼각형의 넓적한 뼈.

28) 臍 배꼽! 몸을 설명하는데 배꼽이 빠질 수가 없지요?

29) 脊 등뼈를 가리키는 글자입니다. 모양이 비슷합니다. 신체와 장부를 이어주는 역할을 하지요. 안에는 독맥이 흐르고 양쪽으로는 족태양방광경이 지나갑니다.

30) 柱 기둥을 가리키는 글자입니다. 집을 지탱하는 가장 중요한 나무! 척주는 척추뼈로 이루어진 등뼈를 가리킵니다. 기둥을 가리키는 또 다른 글자는 梁(량)입니다. 따라서 脊梁(척량)이라고도 합니다. '국가의 棟梁(동량)' 이란 나라의 기둥이 될만한 인재를 가리키는 말입니다. 바로 여러분!

31) 椎 척주의 한 마디를 가리키는 글자입니다. 전체를 가리킬 때는 柱! 하나를 가리킬 때는 椎!

32) 腰 등의 제12늑골 아래에서 엉덩이에 있는 腸骨까지의 부드러운 부분을 가리킵니다. 다리로 가는 경맥이 지나가는 중요한 곳이지요. 족삼양경은 이곳을 지나 아래로 내려가고, 족삼음경은 이곳을 지나 위로 올라갑니다. 그 사이의 공간을 '허구리' 라고 하지요.

33) 薦 어떤 사람을 천거 또는 추천한다고 할 때 사용되는 글자입니다. 뼈의 이름으로 쓰일 때는 척주의 맨 아래에 있는 이등변삼각형 모양의 뼈를 가리킵니다. 모두 5개의 뼈가 결합되어 있지요. 그 아래에 있는 꼬리뼈(尾骨)와 함께 엉덩이뼈라고 부릅니다.

34) 仙 신선을 가리키는 글자입니다. 신선은 산에서 사나요? 뼈의 이름으로 사용될 때는 위의 천골을 가리키는 다른 이름입니다.

견(肩) : 어깨.

액(腋[36]) : 겨드랑이.

사지(四肢[37]) : 팔, 다리를 합쳐 부르는 말.

상지(上肢) : 어깨와 손목까지의 부분.

상박(上膊[38]), 상완(上腕[39]) : 어깨에서 팔꿈치까지의 부분.

상완골(上腕骨) : 위팔을 이루는 뼈.

주(肘[40]) : 팔꿈치를 이루는 관절부위.

전완(前腕), 하완(下腕), 비(臂) : 팔꿈치로부터 손목까지의 부분.

척골(尺骨) : 아래팔을 이루는 뼈중에 뒤뼈.

요골(橈[41]骨) : 아래팔을 이루는 뼈중에 앞뼈.

완(腕) : 손과 팔이 연결된 손목부위.

수배(手背) : 손의 등쪽.

수장(手掌[42]) : 손바닥.

지(指[43]) : 손가락.

수근골(手根骨) : 손목뼈.

중수골(中手骨) : 손몸뼈.

---

35) 肩胛 肩은 어깨, 胛은 어깨뼈를 가리킵니다. 마치 날개와 같이 생겼지요. 甲은 껍질을 가리키는 글자입니다. 五十肩은 이곳으로 옵니다.

36) 腋 겨드랑이를 가리키는 글자입니다. 땀이 많이 난다고 液(액)자가 오른쪽에 있나요? 掖(액)은 겨드랑에 낀다는 동사입니다.

37) 肢 팔다리를 가리키는 글자입니다. 팔과 다리는 나무에 비유하면 가지(支)이겠지요?

38) 膊 원래는 말린 고기를 가리키는 글자입니다. 인체에서는 팔을 가리키지요. 특히 발꿈치 위쪽! 팔꿈치 아래쪽은 臂(비)라고 합니다.

39) 腕 손목부위를 가리키는 글자입니다. 손재주가 좋은 사람 또는 일처리를 잘하는 사람을 手腕이 좋다고 하지요.

40) 肘 팔꿈치를 가리키는 글자입니다.

41) 橈 꺾인다는 뜻입니다. 인체의 뼈를 가리킬 때는 팔뚝에 있는 두 개의 뼈 가운데 뒤쪽에 있는 약간 가는 뼈입니다.

42) 掌 손바닥 또는 발바닥을 가리키는 글자입니다.

43) 指 손가락을 가리키는 글자입니다.

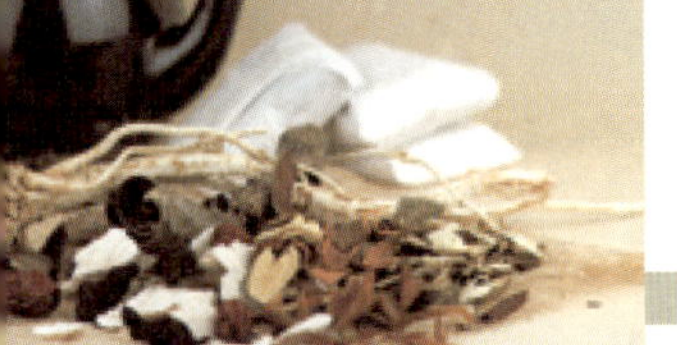

수지골(手指骨) : 손가락뼈.

본절(本節[44]) : 손(발)바닥에서 손(발)가락으로의 첫 번째 마디.

조갑(爪甲) : 손발톱.

조갑각(爪甲角) : 손발톱의 양쪽 안구석.

■ 다리부위

골반(骨盤[45]) : 치골, 장골, 좌골이 붙어서 이루어진 하나의 뼈.

치골(恥[46]骨) : 골반 뼈의 앞부분.

장골(腸骨) : 골반 뼈의 옆 부분으로 허리 옆으로 있는 뼈.

좌골(坐[47]骨) : 골반 뼈의 아래 부분.

서혜부(鼠蹊部) : 아랫배의 양측과 허벅지와의 사이.

하지(下肢) : 다리.

대퇴(大腿[48]) : 하지의 허리부터 무릎까지의 부분.

비(髀[49]) : 넓적다리.

대퇴골(大腿骨) : 넓적다리의 뼈.

고골(股骨) : 넓적다리뼈의 머리부분.

슬(膝[50]) : 무릎부위.

슬개골(膝蓋骨) : 무릎부분에 있는 연한 뼈.

---

44) 節 마디 또는 매듭을 가리킵니다. 위에는 대나무도 있네요. 세월의 마디는 季節(계절)!

45) 盤 소반 또는 대야와 같이 널찍한 그릇(皿)을 가리킵니다. 盤石(반석)은 널찍한 바위!

46) 恥 부끄럽다는 뜻입니다. 인체에서 가장 부끄러운 곳!

47) 坐 앉는다는 뜻입니다. 앉아있는 자리는 座(좌)! 앉아있는 사람을 떠밀어 넘어뜨리면 挫(좌)! 그렇게 넘어지면 挫折(좌절)!

48) 腿 넓적다리를 가리키는 글자입니다. 다른 이름으로는 股(고)라고도 합니다. 大腿部(대퇴부)와 股關節(고관절) 가장 힘을 많이 쓰는 곳이지요.

49) 髀 넓적다리뼈를 가리키는 글자입니다. 股骨(고골)이라고도 합니다.

50) 膝 무릎을 가리키는 글자입니다. 관절 가운데 가장 큰 곳!

51) 膕 오금을 가리키는 글자입니다. 오금이 어디지요? 무릎 뒤쪽 구부러지는 곳! 그 한가운데 委中穴이 있습니다. 委(위)도 구부러진다는 뜻입니다.

곡(膕[51]) : 오금 즉 무릎의 구부리는 안쪽.

천(腨[52]) : 정강이 뒤의 살이 두둑한 부분.

경골(脛[53]骨) : 정강이를 이루는 뼈.

비골(腓骨) : 종아리를 이루는 뼈.

원(踠[54]) : 발목.

과(踝[55]) : 발목부위에 둥글게 내민 복사뼈. 안쪽은 **내과(內踝)**,
　　　　　　바깥쪽은 **외과(外踝)**.

부(跗[56]) : 발등.

근(跟[57]) : 발바닥 뒤쪽과 발목 사이의 볼록한 부분.

지(趾[58]) : 발가락.

족근골(足根骨) : 발목뼈.

중족골(中足骨) : 발몸뼈.

족지골(足趾骨) : 발가락뼈.

척(蹠[59]), 족장(足掌) : 발바닥.

---

51) 膕 장딴지를 가리키는 글자입니다. 무릎의 위를 腿! 아래는 腨! 腓(비)라고도 합니다.

53) 脛 정강이를 가리키는 글자입니다.

54) 踠 발목을 가리키는 글자입니다. 손목은 腕! '足' 이 있으면 모두 발과 관련된 곳입니다.

55) 踝 복사뼈를 가리키는 글자입니다.

56) 跗 발등을 가리키는 글자입니다. 약자로는 '趺' 로도 씁니다.

57) 跟 발뒤꿈치를 가리키는 글자입니다. 동사로는 뒤쫓아간다는 뜻이 있지요.

58) 趾 발가락을 가리키는 글자입니다. 손가락은? 指였지요?

59) 蹠 跖이라고도 씁니다. 발바닥을 가리키는 글자입니다. 손바닥은? 掌이었지요?

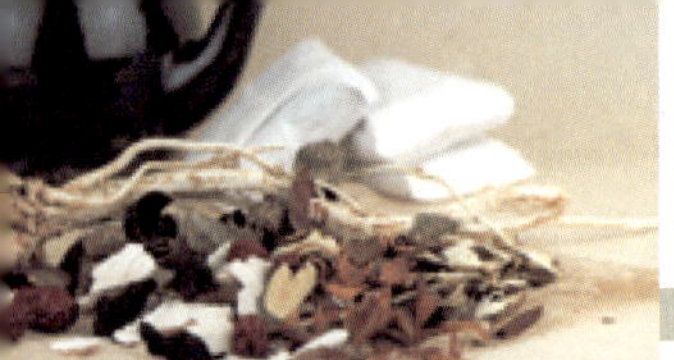

☞ 그림을 보고 뼈 이름과 부위 명칭을 써 보세요.

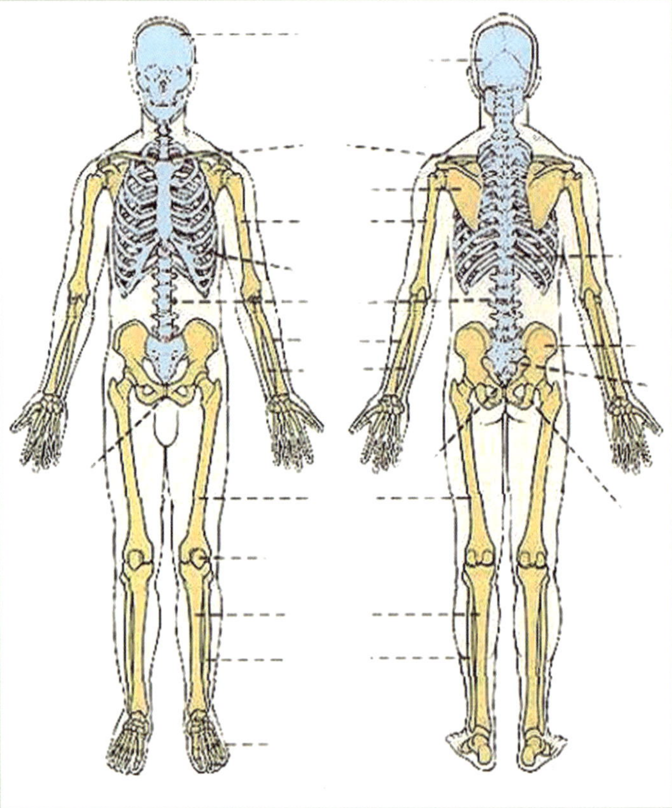

☞ 척주를 구분하고 개수도 넣으세요.

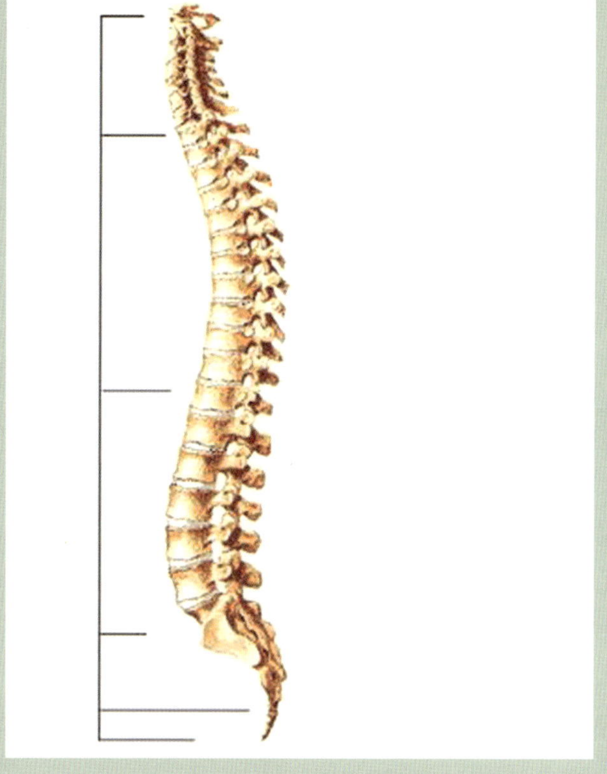

☞ 뼈의 기능은 여러 가지가 있지만, 몸의 상부(上部)와 하부(下部)에서 어떻게 차이가 나는지 살펴봅시다.

7 병인(病因)

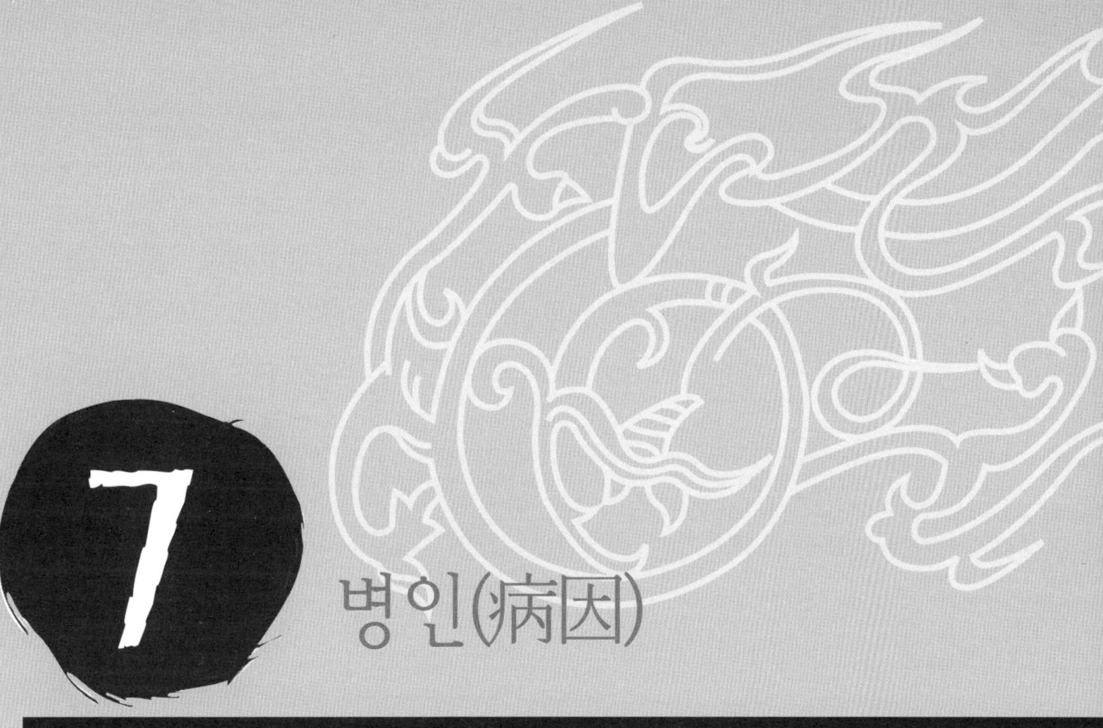

인체에 질병을 일으키는 원인을 **병인(病因)**이라고 한다. 병
인(病因)은 여러 가지 방법으로 분류할 수 있으나, 크게 원발성병
인(原發性病因)과 속발성병인(續發性病因)으로 나누며, 원발성병
인(原發性病因)은 다시 3가지로 나누어진다.

1. 원발성병인(原發性病因)

질병을 일으키는 발병인자.

1) 외감병인(外感[2]病因)

밖으로부터 침입하는 병의 요인으로 외인(外因)이라고도 한다.

(1) 육음(六淫[3])

자연계의 정상적인 기후 변화인 풍(風), 한(寒), 서(暑), 습(濕),
조(燥), 화(火)를 육기(六氣)라고 하는데, 이것이 지나쳐서 병을
일으키는 요인이 된 것을 말한다.

---

1) 因 사방이 갇힌 곳(口)에서 어떤 일을 꾸미고 있는 것을 가리킵니다. 그것을 바탕으로 점차 일
이 커지는(大) 것이지요. 따라서 '~를 바탕으로 하다' 는 뜻이 있습니다. 原因(원인), 由來(유래),
因緣(인연)과 같은 뜻이지요.

2) 感 Feel! feel이 꽂히면 몸에 전해집니다. 그다음엔 感染(감염)되겠지요? 기분이 좋아지면 感
謝(감사)하는 마음도 생깁니다.

3) 淫 원래는 '크다' 는 뜻이었습니다. 모든 것이 부족했던 시대에는 큰 것이 좋았겠지요? 하기야
지금도 큰 차, 큰 집, 큰 키, 하이힐과 뽕브라, 커다란 TV가 여전히 인기가 있지요? 슈마허라는
사람은 큰 것을 좋아하는 인간의 욕심이 삶의 터전인 지구환경을 해치는 가장 큰 요인이라고 말
했습니다. 그는 이런 주장을 했지요. "Small is beautiful" 큰 것을 좋아하는 '지나친' 욕심과 좀
더 즐기고 싶은 마음은 '방탕' 해지기 쉽습니다. 자제를 하지 못하지요. 그 가운데 지나친 육체적
인 쾌락은 인간의 심신을 병들게 합니다. '어지러워' 지는 것이지요. 빠진다는 의미로 왼쪽에
'氵' 가 있습니다. 동의학용어로는 병의 원인이 되는 나쁜 기운 즉 邪氣(사기)를 가리킵니다.

① 풍(風)

- 봄철을 주관하는 기이지만 사계절 어느 때나
  발병 가능.
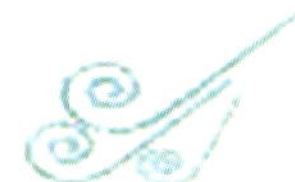
- 육음 중에서 가장 중요한 발병요소.
- 다른 병인(病因)과 결합하여 병을 일으키는 선도가 되므로 육음
  의 우두머리라는 뜻에서 육음지수(六淫之首)라 하며, 백병(百病)
  의 근원이 된다고 하여 **백병지장(百病之長)**이라고도 함.
- 풍한(風寒) : 풍이 한과 합한 것.
  풍열(風熱) : 풍이 열과 합한 것.
  풍습(風濕) : 풍이 습과 합한 것.
  외풍(外風) : 외감풍사(外感風邪)를 뜻함.
  내풍(內風) : 병을 앓는 과정에서 생긴 것으로 경련, 혼미 등이 나
        타남.

② 한(寒)

- 겨울을 주관하는 기.
- 응체(凝滯)와 동통(疼痛)을 주관하여 오한, 발
  열, 두통, 관절통, 경련 등이 나타남.
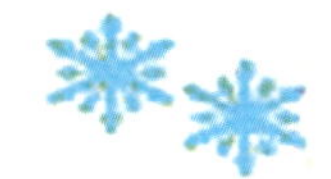
- 외한(外寒) : 외감한사(外感寒邪)를 뜻함.
  내한(內寒) : 인체의 陽氣가 부족하여, 臟腑의 기능이 약해지고
        음한(陰寒)이 성하여 생긴 병증.

③ 서(暑)

- 여름철을 주관하는 氣로 완전한 외사(外邪).
- 병을 발생시킬 때에는 명확한 계절성이 있어 주
  로 하지 이후 입추 이전에 많이 발생함.
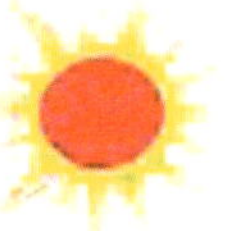
- 인체에 침범하면 고열이나, 얼굴이 붉어지는 등의 증상이 나타나
  고, 증발을 잘 시키므로 氣를 소모하고, 津液을 손상시킴.
- 흔히 습(濕)과 잘 결합함.

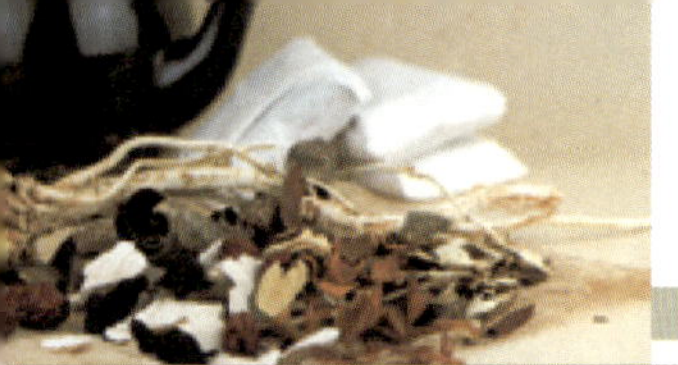

- 상서(傷暑) : 서사(暑邪)로 인한 열병이 경한 경우.

  중서(中暑) : 서사(暑邪)로 인한 열병이 중한 경우.

④ 습(濕)

- 늦여름부터 초가을 사이인 **장하(長夏)**
  철의 중요한 기후.
- 기의 순환을 더디게 하고, 무겁고 탁한
  성질로 인해 몸이 무겁고, 수종이 생기는 등의 증상이 나타남.
- 외습(外濕) : 밖으로부터 침입한 습사(濕邪).

  기후가 습할 때나 습한 곳이나 물속에 오래 있으면
  침범받을 수 있음.
- 내습(內濕) : 주로 脾의 운화기능이 저하되어 수습(水濕)을 운행
  시키지 못하고 한 곳에 몰리는 상태.

⑤ 조(燥)

- 가을철의 주요한 기후로 서늘하고
  건조한 기후.
- 성질이 건조하므로 진액(津液)을 손
  상시켜 피부건조, 대변건조 등의 증상이 나타나며, 폐를 쉽게 손
  상시킴.
- 온조(溫燥) : 조사(燥邪)중에서 열이 우세한 것으로 초가을에 주
  로 나타남.
- 양조(涼燥) : 조사(燥邪)중에서 서늘한 기운이 우세한 것으로 늦
  가을에 주로 나타남.

⑥ 화(火)

- 온(溫)이 점차적으로 발전되면 열(熱)이 되고,
  열(熱)의 극성한 상태를 火라 하며, 火와 열(熱)
  은 명확한 계절성이 없음.
- **온열(溫熱), 서열(暑熱), 풍열(風熱)**등이 火에
  속함.
- 火는 위로 치미는 성질이 있으므로 인체의 상부에 증상이 많이
  나타나고, 氣와 津液을 소모시키므로, 열증(熱證)이 현저하게 나
  타남.

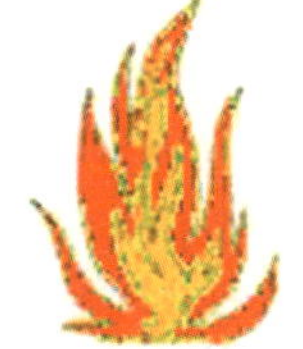

(2) 여기(癘[4]氣)

① 전염성을 일으키는 사기(邪氣)를 통틀어 일컫는 말.
② 발병이 급하고, 병세가 위험하며, 사망률이 높고, 전염성이 강한
  특징이 있음.
③ 기후, 환경, 개인 위생 및 예방, 사회적 요인들이 관련됨.

2) 내상병인(內傷病因) : 내부에서 발생한 발병인자

(1) 칠정(七情)

정상적인 정신활동에 속하는 일곱 가지의 정서상태로 갑자기 정
상적인 생리범위를 초과할 때에는 기혈기능의 혼란이 일어나 발
병요인으로 작용한다.

---

4) 癘 癧 라고도 씁니다. 毒氣(독기)나 雜氣(잡기)를 가리키는 글자이지요. 간단히 말해서 나쁜
기운!

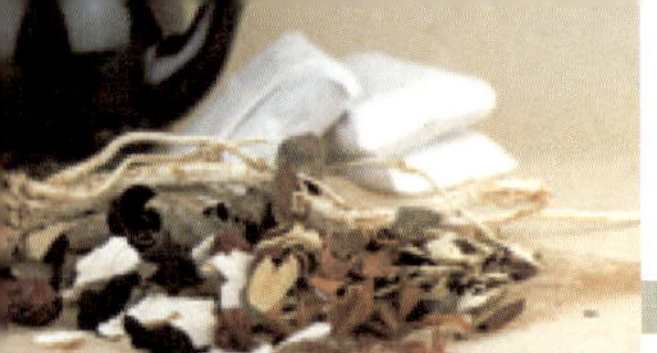

① 희(喜) : 기쁨

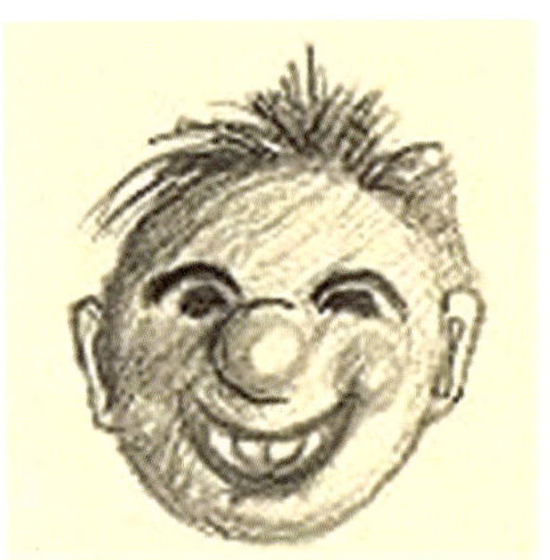

- 과희상심(過[5]喜傷心)
  지나치게 기뻐하면 心을 손상시킨다.

- 희즉기완(喜則氣緩[6])
  지나치게 기쁘면 氣가 흩어진다.

② 노(怒) : 화냄

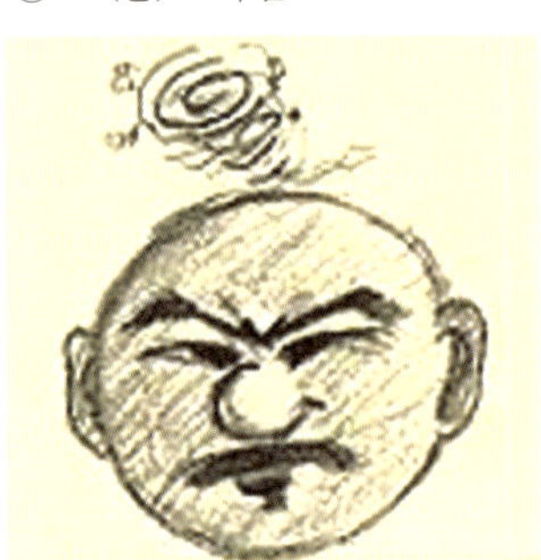

- 폭노상간(暴[7]怒傷肝)
  지나치게 화를 내면 肝을 손상시킨다.

- 노즉기상(怒則氣上)
  지나치게 화를 내면 氣가 위로 치솟는다.

---

5) *過* 지나가다는 뜻입니다. 오른쪽에 있는 咼(과)는 비뚤어졌다는 뜻입니다. 정상을 벗어난 상태를 의미하지요. 經過(경과)는 어떤 일의 지난 자취를 가리킵니다. 모든 것이 지나치면 문제이지요. 過剩(과잉)은 정도를 넘어선 상태를 가리킵니다. 過誤(과오)는 지나쳐서 잘못된 일을 가리킵니다.

6) *緩* 느슨하다는 뜻입니다. 같이 다니는 친구는 急(급)입니다. 緩急(완급)! 말로는 쉬워도 상황에 따라서 그것을 조절한다는 것이 얼마나 어렵습니까?

7) *暴* 원래는 '햇빛에 무엇인가를 말린다' 는 뜻이었습니다. 오랜 장마에 갑자기 해가 나타나면 눅은 것들을 말립니다. 따라서 '갑자기' 라는 뜻을 지니게 되었습니다. 갑자기 나타나는 것은 감당하기가 어려우므로 '사납다' 는 뜻을 지니게 되었습니다, 성질이 사납다는 뜻으로 사용될 경우는 '포' 라고 읽습니다. 暴惡(포악)한 인간! 정도를 넘어서서 갑자기 어떤 일을 저지를지 가늠을 할 수 없는 상태는 '폭' 이라고 읽습니다. 백성을 괴롭히는 임금은 暴君(폭군)! 갑자기 쏟아지는 큰 비는 暴雨(폭우)! 거친 행동은 暴行(폭행)! 갑자기 터져 나오는 것은 暴發(폭발)!

③ 우(憂[8]) : 근심

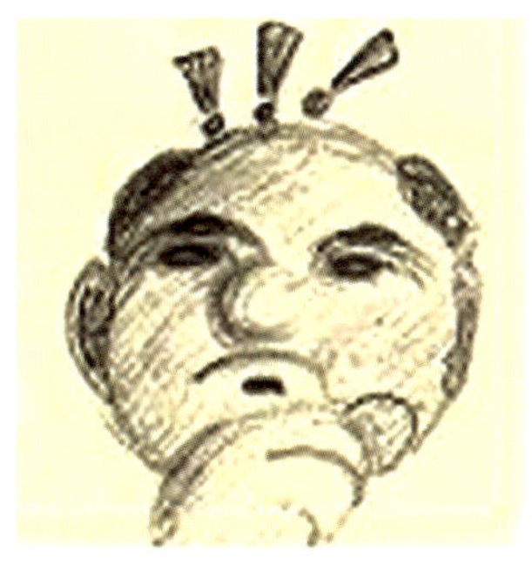

- 과우상폐(過憂傷肺)

  지나치게 근심하면 肺를 손상시킨다.

- 우즉기하(憂則氣下)

  지나치게 근심하면 氣가 아래로 내려
  간다.

④ 사(思) : 생각

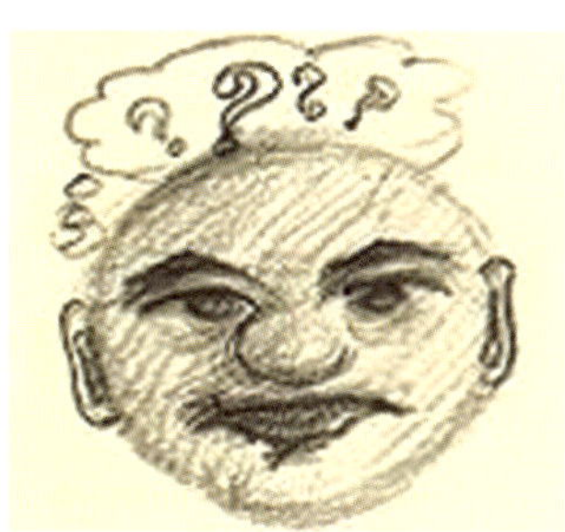

- 과사상비(過思傷脾)

  지나치게 생각하면 脾를 손상시킨다.

- 사즉기결(思則氣結)

  지나치게 생각하면 氣가 울결된다.

⑤ 비(悲) : 슬픔

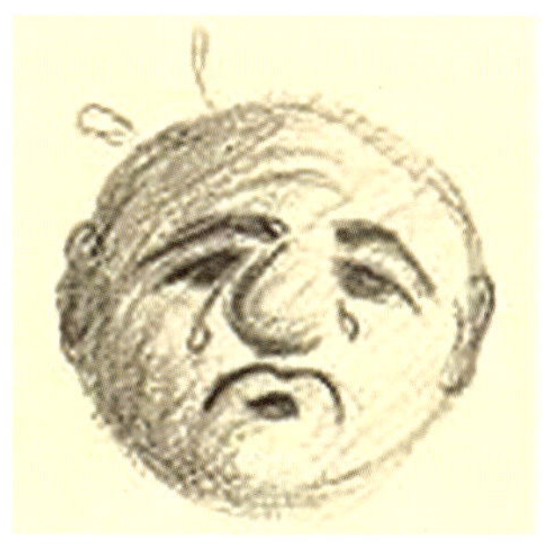

- 과비상폐(過悲傷肺)

  지나치게 슬퍼하면 肺가 손상된다.

- 비즉기소(悲則氣消)

  지나치게 슬퍼하면 氣가 소모된다.

---

8) 憂 애태우는 마음을 가리킵니다. 부모님이 돌아가셨다는 뜻도 있습니다. 가장 큰 걱정이지요.
고통과 질병을 가리키기도 합니다. 거기에 누군가가 와서 자꾸 자극을 하면(扌) 더욱 힘들어 집니
다. 擾(요)! 그러나 잘 극복을 하면 사람들로부터 優秀(우수)하다는 평가를 받습니다.

⑥ 공(恐)

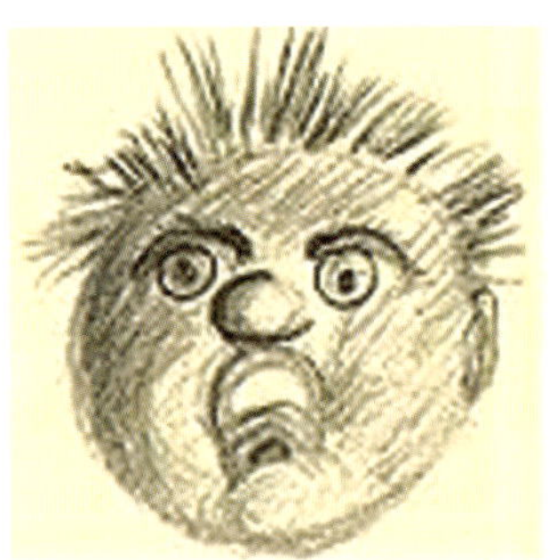

- 과공상신(過恐傷腎)

  지나치게 무서우면 腎이 손상된다.

- 공즉기하(恐則氣下)

  지나치게 무서우면 氣가 무너져 내린다.

⑦ 경(驚)

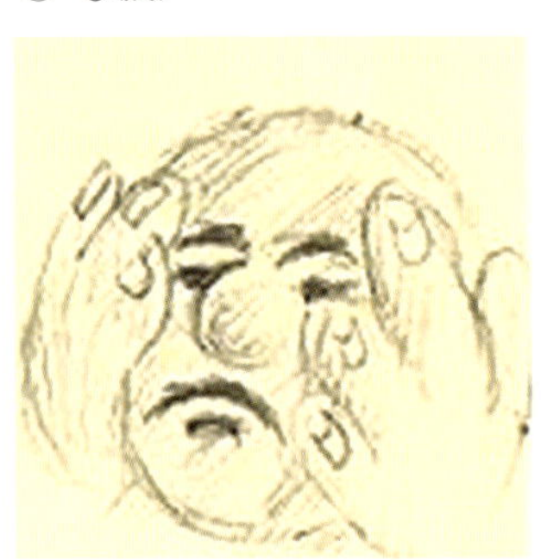

- 과경상신(過驚傷腎)

  지나치게 놀라면 腎이 손상된다.

- 경즉기란(驚則氣亂)

  지나치게 놀라면 氣가 문란해진다.

(2) 음식

음식은 인체의 생명활동을 유지하는 필요한 조건으로 , 음식이 적당하지 못하면 질병을 일으키는 내인(內因)으로 작용한다.

① 식상(食9)傷) : 음식에 의해 脾胃가 상한 병증으로 폭식이나 차거나 상한 음식 등이 원인이 되어 급성소화불량을 나타내기 때문에 식체(食滯10))라고도 한다. 가슴과 배가 답답하고 트림이나 복

---

9) 食 亼은 모인다는 뜻이고 皀(급)은 고소한 냄새가 나는 곡식을 가리킵니다. 따라서 먹을거리의 총칭입니다. 먹을거리 가운데 가장 대표적인 것은 밥이지요. 일반적으로는 식으로 읽지만 먹인다는 뜻일 경우는 '사'로 읽습니다. 특이한 경우지만 사람의 이름에 사용되면 '이'로 읽습니다.

10) 滯 오른쪽에 있는 帶(대)는 허리띠를 가리킵니다. 묶여 있거나 물에 빠져 있으면 움직이지를 못합니다. 꼼짝하지 못하고 오지도 가지도 못하는 상태입니다.

통, 오심, 구토, 설사 등의 증상을 보인다.

② **식복(食復[11])** : 병을 앓은 후에 음식을 무절제하게 섭취함으로써 脾氣가 허약해져 재발한 것.

③ **고량후미(膏[12]粱厚[13]味), 고량진미(膏粱[14]珍味)** : 주로 지방이 많이 함유된 기름진 음식을 말하며 이것을 많이 먹으면 여러 가지 병을 발생시킨다.

④ **오미편기(五味偏嗜[15])** : 五味를 골고루 섭취하지 않고 편식하는 것.

(3) 노권(勞[16]倦[17])

정상적인 노동의 범주에서 벗어난 지나치게 과로하거나 지나치게 나태한 것으로 내인(內因)이 된다.

① 육체적 피로

〈素問〉에 오로(五勞)라 하여 인체에 영향을 미치는 다섯가지 피로를 설명하고 있다.

- 오랫동안 보면 血이 손상된다 : **구시상혈(久視傷血)**

- 오랫동안 누워 있으면 氣가 손상된다 : **구와상기(久臥[18]傷氣)**

---

11) 復 '돌아온다' 는 뜻일 경우는 '복' 으로 읽고 '다시' 라는 뜻일 경우는 '부' 로 읽습니다.

12) 膏 체지방을 가리키는 말입니다. 뚱뚱하다는 뜻이기도 하지요. 찔끔하시는군요. 대부분! 일반적으로 기름이라고 하는 것은 油(유)라고 합니다.

13) 厚 두텁다는 뜻입니다. 넉넉하다는 뜻이기도 하지요. 친구는 얇다 또는 인색하다는 뜻을 지닌 薄(박)입니다. 野薄(야박)한 사람~

14) 粱 기장을 가리키는 말입니다. 기둥을 의미하는 梁(량)과는 다른 글자입니다. 木과 米의 차이이지요.

15) 嗜 특별히 좋아하는 것을 가리키는 말입니다. 嗜好品(기호품)~ 술, 담배 등등~ 잠을 많이 자는 증세는 嗜眠(기면)이라고 합니다.

16) 勞 일하다 또는 힘을 쓰다는 뜻입니다. 같은 일하다는 뜻을 지닌 '努(노)' 가 단순히 힘을 쓴다는 뜻인데 비해 '勞' 정신적 일을 포함하여 수고한다는 뜻이 강합니다.

17) 倦 싫증난다는 뜻입니다. 倦怠期(권태기)~ 오른쪽에 있는 卷은 옛날에 화살 대신에 돌을 쏘았던 커다란 활을 가리킵니다. 얼마나 싫었을까? 비슷한 글자인 券과는 구분해주세요. 券은 문서의 한 쪽을 가리키는 말입니다. 책 한 券!

18) 臥 눕는다는 뜻입니다. 卧 로도 씁니다.

- 오랫동안 앉아 있으면 肉이 손상된다 : **구좌상육(久坐傷肉)**
    - 오랫동안 서 있으면 骨이 손상된다 : **구립상골(久立傷骨)**
    - 오랫동안 걸으면 筋이 손상된다 : **구행상근(久行傷筋)**
  ② 정신적 피로
  ③ 방사과다
  ④ 권태

3) 불내외인(不內外因)

외인(外因)도 내인(內因)도 아닌 기타 병인(病因)을 말한다.

외상(外傷), 충수상(蟲獸傷: 뱀이나 곤충에게 물리거나 쏘인 것) 등이 속한다.

2. 속발성병인(續發性病因)

원발성병인(原發性病因)에 의해 생긴 병리산물로 형성된 병인(病因)을 말한다.

1) 담음(痰飮) : 수액의 대사장애로 진액이 정상적으로 분포되지 못하고 정체되어 생긴 병리적 산물.
   - 음(飮[19]) : 맑고 묽은 것.
   - 담(痰[20]) : 점액질인 것으로 음(飮)이 엉긴 것.

---

19) *飮* 마신다는 뜻입니다. 飮料水(음료수)!

20) *痰* 어떤 질병으로 인해 발생한 물체나 질병의 원인을 가리키는 글자입니다. 脾臟(비장) 또는 肺臟(폐장)과 관련이 있습니다. 비는 담이 발생하는 곳이고 폐는 담을 담는 그릇입니다. 구체적으로는 목구멍에서 생겨나는 이물질 즉 가래를 가리킵니다. 안에 불이 둘이나 있는 것으로 미루어 화기와 관계가 있겠군요.

2) 어혈(瘀[21]血) : 전신의 혈액순환이 순조롭지 못하거나 혈
액순환이 막혀 경맥이나 조직에 체류되거나 혹은 경맥을
떠난 혈액이 흩어지지 않는 것.

---

21) *瘀* 일반적으로는 혈액이 정체된 상태를 가리킵니다. 혈액이 경맥의 외부로 넘쳐서 조직 사이
에 쌓이거나 혈액운행에 장애가 발생하여 경맥 또는 신체기관에 쌓인 상태를 가리킵니다.

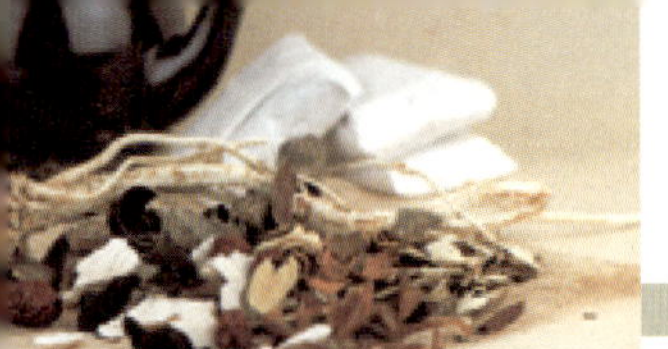

☞ 다음은 병인(病因)을 구분한 표입니다. 정리해 보세요.

```
┌─ 원발성
│        ┌─ 외인 :
│        ├─ 내인 :
│        └─ 불내외인 :
│
└─ 속발성
         ┌─ 담음 :
         │
         └─ 어혈 :
```

☞ 노권상(勞倦傷)에서 지나치게 나태한 것이 어떻게 병을 일으키는지 생
   각해 봅시다.

☞ 칠정으로 인한 내상의 증상과 일상사례들을 들어봅시다.

칠정의 종류	내상증상	사례

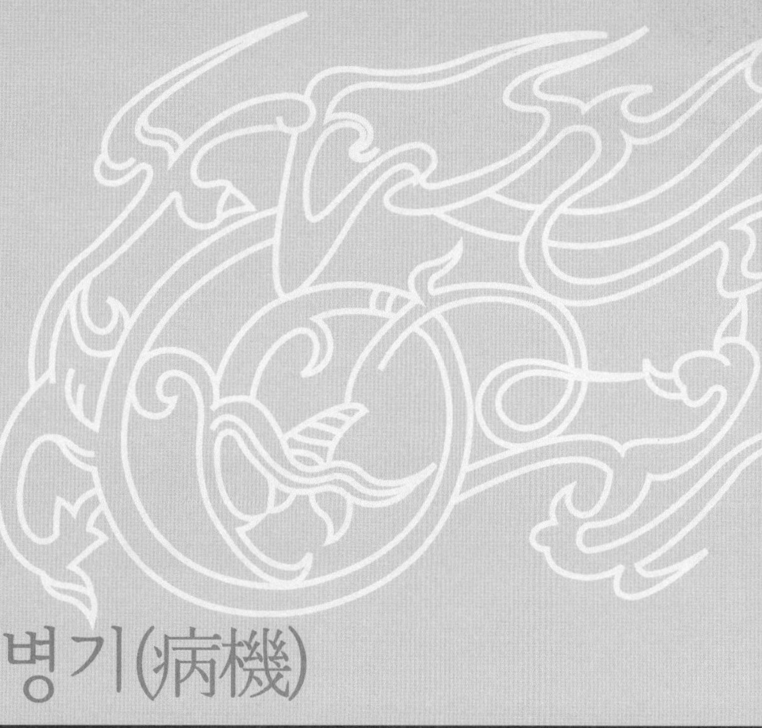

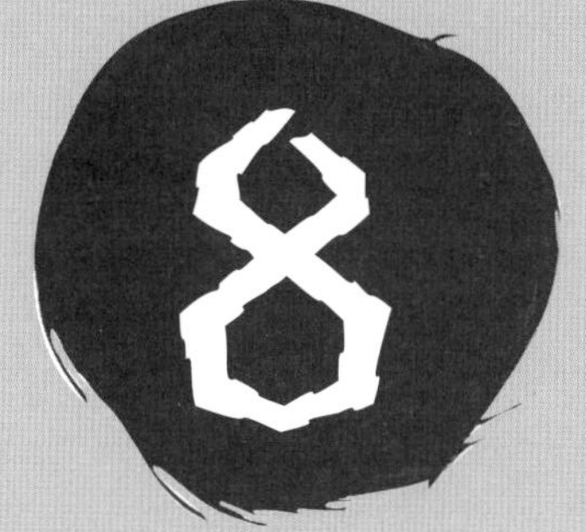

8 병기(病機)

병기(病機[1])란 질병이 발생, 발전, 변화 및 회복하는 기전을 말한다.

1. 발병(發病)

1) 사정성쇠(邪[2]正盛衰)

정기(正氣)와 사기(邪氣) 가운데에서 어느 하나가 약해지거나 왕성해지는 것을 말한다.

- 정기(正氣) : 인체의 기능활동을 정상으로 유지시키는 기운으로 주로 저항력을 의미하며 간략하게 정(正)이라고도 함.
- 사기(邪氣) : 병을 일으키는 각종 인자.
- 병(病) : 정기(正氣)와 사기(邪氣)가 싸우는 과정으로 만약 정기가 왕성하고 사기가 약하면 병이 낫고, 그와 반대로 사기가 왕성하고 정기가 약하면 병이 더 심해짐.

2) 외부환경

① 기후요인

② 지리적 요인

③ 생활 및 근로환경

④ 사회적 환경

---

1) 機 원래는 화살을 쏘는 용수철을 가리키는 글자였습니다. 기계가 없는 시절에는 대단한 기술이었지요. 좋은 기계를 가지면 천하는 얻는 무기가 됩니다. 따라서 기회 또는 조짐이라는 뜻으로 발전했습니다.

2) 邪 간사하다 또는 어긋나다는 뜻을 가지고 있습니다. 늘 같이 다니는 바른 친구는 '正' 입니다. 요사스러운 기운 즉 邪氣(사기)를 가리키는 말이기도 합니다. 관직의 이름이나 땅이름일 경우는 '야' 라고 읽습니다.

3) 내부환경과 발병

① 체질

② 정신정지(精神情志)의 상태

③ 臟腑氣血의 盛衰

2. 질병의 발전과정

1) 사정성쇠(邪正盛衰)와 허실(虛實)변화

① 실(實[3]) : 발병 이후 사기(邪氣)가 성하고, 정기(正氣)가 아직 허약하지 않아서 정기가 사기에 대항할 수 있는 상태로 투쟁이 격렬하게 되어 나타나는 항진되고 지나친 증후.

사기성즉실(邪氣盛則實) : 사기(邪氣)가 왕성하면 실증(實證)이 됨.

② 허(虛) : 인체의 氣血津液과 경락(經絡), 臟腑 등의 생리기능이 허약해지고 저항력이 낮아져 정기(正氣)가 사기(邪氣)에 대항하지 못하는 병리반응. 평소 허약하거나 질병의 후기 및 만성질병에서 흔히 볼 수 있음.

정기탈즉허(精氣奪[4]則虛) : 인체의 정기(正氣)를 지칭하는 정기(精氣)가 지나치게 소모되면 인체의 氣血津液이 손상되어 허증(虛症)이 됨.

③ 정성사퇴(正盛邪退[5]) : 정기(正氣)가 성하면 사기(邪氣)가 물러감.

---

3) 實 만물은 가득 차면 결실을 맺게 됩니다. 그것을 열매라고 하지요. 함께 조화를 이루는 친구는 虛입니다. 비어있다는 뜻이지요. 유가는 실을 중요하게 생각했고 도가는 허를 중요하게 생각했습니다. 실은 약자로 '实'이라고 쓰며, 허는 虛라고 씁니다. 얼른 생각하면 실은 좋지만 허는 좋지 않다고 생각하기가 쉽습니다. 그러나 실해야 할 곳은 실해야 하고, 허해야 할 곳은 허해야 합니다. 동의학에서는 실은 邪氣가 가득 찬 것을 가리키고 허는 正氣가 부족한 것을 가리킵니다.

4) 奪 빼앗기다 또는 없어지다는 뜻입니다. 큰 것이 위에 있으니까 탐이 났나 봅니다.

④ 사성정쇠(邪盛正衰) : 사기(邪氣)가 성하면 정기(正氣)가 쇠약해
　진다.

2) 음양실조(陰陽失調)

陰陽의 상대적 평형이 소실되고 陰陽의 偏盛과 偏衰가 발생하여
陽이 陰을 억제하지 못하거나 陰이 陽을 억제하지 못하는 상태.

① 음성(陰盛) : 陰이 성하고 陽이 아직 허하지 않은 상태로 실한증
　(實寒證) 즉 한(寒) 이 과도하여 기능장애가 나타남.
　　→ 오래되면 양기(陽氣)가 손상되어 인체의 생리 기능이 떨어짐.
　　→ 양병(陽病)발생.
　　• **양기(陽氣)** : 陽의 속성을 가진 氣.

② 양성(陽盛) : 陽이 성하고 陰이 아직 허하지 않은 상태로 **실열증
　(實熱證)** 즉 사기 (邪氣)가 성할 때 나타나는 기능항진 상태
　　→ 오래되면 음액(陰液)을 손상시켜 음정(陰精)이 고갈되므로 음
　병(陰病)발생.
　　• **음액(陰液)** : 精, 血, 津液 등 체액을 통틀어 이르는 말로 체액
　　은 陰에 속한다는 뜻에서 붙인 이름.

③ 음허(陰虛) : 陰이 허(虛)한 것으로 음액(陰液)이 손상되고 이들을
　영양하고 안정시키는 작용이 감퇴한 것 → 음이 양을 억제하지
　못하고 양이 상대적으로 강해지는 **허열증(虛熱證)**이 나타남
　　• **음허내열(陰虛內熱)** : 가슴이 답답하고 손발바닥이 뜨겁고, 여
　　위고, 식은 땀이 나며, 입이 마르고 혀는 붉음.
　　• **음허화왕(陰虛火旺**[6]**)** : 목이 마르면서 아프고 잇몸이 붓고 뺨

---

5) *退* 가다(辶_)가 막히면(艮) 돌아와야 합니다. 앞으로 나아가는 것은 進(진)! 진퇴가 분명해야 합
니다. 물러날 때를 잘 모르면 눈치가 없다는 소리를 듣고, 나아가야 할 때를 잘 모르면 푼수 또는
기회주의자라는 소리를 듣습니다.

6) *旺* 세력이나 기운이 최고조에 달한 상태를 가리킵니다. 하늘에는 태양! 땅에서는 임금님처럼!

이 붉어지고 각혈 또는 가래에 피가 섞이는 증상이 나타남.

- **음허양항(陰虛陽亢[7])** : 양기(陽氣)가 지나치게 위로 떠올라 어지럽고 귀에 소리가 나며 사지가 저리고 근육이 떨리는 증상.

④ 양허(陽虛) : 陽이 허(虛)한 것으로 양기(陽氣)가 허약해져 기능이 감퇴되거나 쇠약해지고 반응이 저하되며 대사활동이 감퇴하고 열량이 부족해지는 상태

→ 양이 음을 억제하지 못하여 허한증(虛寒證)이 나타남. 특히 腎의 陽은 모든 양기(陽氣)의 근본이므로 신양허(腎陽虛)로 나타남.

- **진한가열(眞寒假熱)** : 병의 본질은 한증(寒證)인데 겉으로는 열증(熱證) 비슷한 거짓증상이 나타나는 것. 음한(陰寒)이 극도로 발전되어 양기(陽氣)를 밖으로 내몰아 열이 가상으로 나타나는 것.
- **진열가한(眞熱假寒)** : 병의 본질은 열증(熱證)인데 겉으로는 한증(寒證) 비슷한 거짓증상이 나타나는 것. 열사(熱邪)가 몸속으로 들어가 음을 밖으로 몰아내어 한(寒)이 가상으로 나타나는 것.

⑤ 망양(亡陽) : 양기(陽氣)가 크게 손상되어 생명이 위급한 상태.

⑥ 망음(亡陰) : 음액(陰液)이 크게 손상되어 생명이 위급한 상태.

3) 기혈실조(氣血失調)

氣나 血의 손상과 생리기능의 이상 및 기혈간의 기능이 조화를 잃은 상태.

① 氣의 실조(失調)

- **기허(氣虛)** : 기가 허하거나 부족한 것.

---

7) 亢 목 또는 목구멍을 가리킵니다. 인체의 가장 높은 곳에 있기 때문에 높이 오른다는 뜻도 있습니다.

- **기체(氣滯)** : 기가 돌지 않고 머물러 있는 것.
- **기역(氣逆[8])** : 기가 병적으로 위로 치밀어 오르는 것.
- **기함(氣陷[9])** : 기의 상승작용이 무력한 것.
- **기울(氣鬱[10])** : 기가 울결된 것.
- **기탈(氣脫)** : 기운이 빠진 것으로 元氣가 몹시 쇠약해진 위급한 상태.

② 血의 실조(失調)

- **혈허(血虛)** : 혈이 허하거나 부족한 것.
- **혈어(血瘀), 어혈(瘀血)** : 혈의 흐름이 원활하지 않아 혈이 엉기는 것.
- **혈열(血熱)** : 열이 혈내로 들어간 상태 .

③ 기혈의 상호기능 실조

- **기체혈어(氣滯血瘀)** : 기의 운행이 정체되어 혈액순환장애가 나타나고 그로 인해 혈어가 발생.
- **기불섭혈(氣不攝血)** : 비기(脾氣)가 허해서 혈액을 통솔하지 못하므로 혈이 경맥밖으로 넘쳐 손실이 나타나는 현상.
- **기수혈탈(氣隨[11]血脫[12])** : 큰출혈과 함께 기가 혈액을 따라 유실됨으로써 허탈(虛脫)의 위험한 증후가 발생한 것.
- **기혈양허(氣血兩虛)** : 기허(氣虛)와 양허(陽虛)가 동시에 존재하는 병리상태.

---

8) 逆 모두가 어떤 방향으로 가는데 홀로 다른 방향으로 갑니다. 거스르는 것이지요. 거스름은 때로는 창조나 혁명의 에너지가 되기도 합니다. 친구인 順(순)은 일반적인 도리를 잘 지키지요.

9) 陷 함정에 빠지는 것을 가리킵니다. 함락된다는 뜻도 있지요. 조심해야합니다.

10) 鬱 지금까지 나온 글자 가운데 가장 복잡합니다. 약자로는 欝 이라고 씁니다. 복잡한 획처럼 빽빽하다는 뜻입니다. 쓰기 힘들어도 차근차근 써보세요.

11) 隨 오른쪽에 있는 隋 는 제사를 지내고 남은 고기를 가리킵니다. 서로 받아먹으려고 따라 다닙니다. 그래서 뒤따른다는 뜻이 생겼나요? 가운데에는 간다는 뜻을 가진 辶 이 있습니다. 흔히 책받침이라고 부르는 이 변의 진짜 이름은 쉬엄쉬엄 갈 '착' 입니다.

12) 脫 원래는 껍질을 벗긴다는 뜻이었습니다. 지금은 옷을 벗는다는 뜻이지만! 脫衣室(탈의실)~

4) 진액대사실조

① 진액부족.

② 진액의 수포와 배설장애.

☞ 외부환경이 발병에 미치는 영향들을 조사해 봅시다.

☞ 실증(實證)과 허증(虛證)의 임상증상들을 조사하여 비교해 봅시다.

☞ 기의 실조(失調)의 종류에 따른 증상들을 조사해 봅시다.

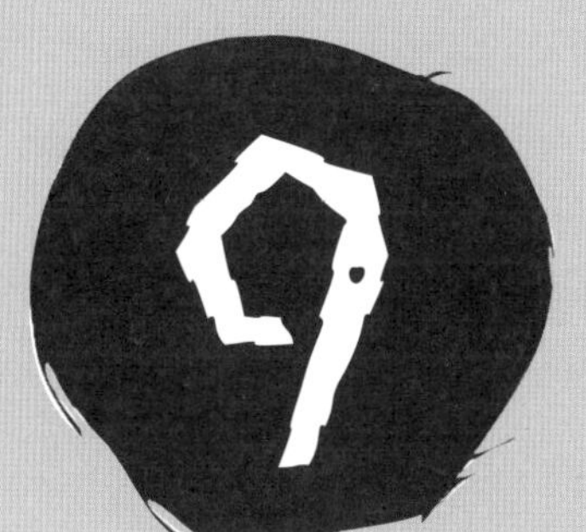

진단법-사진(四診)

東醫學에서 병의 진찰은 주로 망(望)·문(聞)·문(問)·절(切)이라는 네 가지 방법을 이용하기 때문에 사진(四診)이라고 한다. 사진(四診[1])은 증상을 관찰, 수집, 분석하여 치료방법을 선택하는 전제조건이 된다.

1. 망진(望[2]診)

눈으로 환자의 전신과 국부 및 배출물 등을 관찰하여 보는 진찰법으로 신(神)·색(色)·형태 등의 변화를 관찰하는 것이다.

1) 신 (神)

神이란 생명 활동의 외재적 표현으로 정신·의식 활동을 말한다.

① 득신(得神) : 정신 상태가 양호하고 의식이 뚜렷하고 눈에 힘과 빛이 있고, 언어가 분명하고 행동이 자연스러워 正氣가 쇠하지 않은 상태로써 정상인이 해당되며 비록 병이 있어도 경하다는 것을 나타낸다.

② 실신(失[3]神) : 정신 상태가 위축되어 의식이 반쯤 있거나 의식이 없고, 언어가 낮고 힘이 없으며 띄엄띄엄 말을 하게 되고 눈이 흐리고, 빛의 반응이 느리고 자세가 경직되고, 숨이 고르지 못하다. 正氣가 이미 상하고 병세가 중한 것을 나타낸다.

---

1) 診 진찰한다는 뜻입니다. 말로 물어보면 問診(문진), 눈으로 생김새나 기색을 살펴보면 望診(망진), 맥을 짚어보면 脈診(맥진) 또는 觸診(촉진), 목소리를 들어보면 聞診(문진)입니다. 오른쪽에 있는 彡(삼)은 머리카락을 아름답게 꾸민다는 뜻입니다. 따라서 상태가 좋은지를 알아본다는 뜻입니다.

2) 望 멀리 바라본다는 뜻입니다. 오른쪽 위에 하늘 높이 달이 떠있군요. 원래는 외출하고 없는 (亡) 사람을 하늘의 달을 보듯이 간절하게 기다린다는 뜻입니다. 따라서 그리워한다는 뜻도 있습니다. 望夫石(망부석)~ 사랑하는 남편을 기다리다 돌로 굳어진 여인~

③ 가신(假[4]神) : 병이 오래되어 몸이 쇠약하지만 갑자기 정신이 흥
분되고, 음식을 먹고자 하며 면색이 어둡던 것이 갑자기 붉어지
고 화색이 도는 등의 증세. 죽기 직전에 병이 위급하여 아주 중
한 병증 상태이므로 병이 호전되는 것과 구별을 잘 해야 된다.
죽기 직전에 가신이 오지 않는 수도 있지만 약간씩 오는 경우도
있다. 가신 상태가 오면 생명은 얼마 남지 않아 사망으로 가게
된다.

2) 색(望)

면부와 안색의 광택을 관찰한다. 자주 보이는 병색(病色)으로
는 靑, 赤, 黃, 白, 黑의 五色이 있는데 五色의 변화는 얼굴에서
가장 잘 나타나므로 얼굴색을 관찰하여 臟腑氣血의 盛衰와 병변
을 알아낸다.

五色으로 병증(病症)의 성질을 가려보는 것을 **오색주병(五色主
病)**이라 한다.

① 청색(靑色) : 한(寒), 통(痛), 어혈(瘀血), 경풍(驚風: 갑자기 의식
을 잃고 경련이 이는 병증)을 나타낸다.

② 적색(赤色) : 열(熱)을 나타냄. 얼굴 전체가 붉은 것은 實熱이며

---

3) 得失 '得' 은 얻는다는 뜻이고 '失' 은 잃는다는 뜻입니다. 인간관계에서는 득실을 따지지 말아
야 합니다. 사람의 미래는 어떻게 될지 모르기 때문입니다. 그것도 득실을 따지는 생각이군요. 사
실은 걸어가서(彳) 빛나는 보물(且)을 손으로 잡는다는 뜻입니다. 이익을 따지는 세상에서는 이득
이라는 뜻으로 생각합니다. 여러분! 한자공부해서 득이 있나요? 무엇인가를 얻으려면 아무튼 움
직여야(彳) 합니다. 특히 건강은 남에게 의존해서는 얻을 수가 없습니다. '失' 은 커다란 물체(大)
가 기울어진 모습입니다. 아니면 사람이 어떤 물건을 빼앗기는 모습이기도 하군요. 그렇게 보입
니까? 잘못한다는 뜻도 있습니다. 失手(실수)!

4) 假 오른쪽에 있는 '叚(가)' 는 물건을 빌리는 모습입니다. 빌린 것은 자기 것이 아니므로 거짓
또는 임시라는 뜻이 있습니다. 틈 또는 짬을 의미하는 暇(가)는 시간을 빌린다는 뜻이지요. 시간
좀 내주실래요? 거짓이라는 뜻을 가진 다른 글자로는 僞(위)가 있습니다. 행동으로 속이는 것을
가리킵니다. 이 두 친구와 잘 어울려 다니는 眞(진)은 신선이 변화(匕)하여 사람들의 눈에(目) 띄
지 않는 것을 가리키는 글자입니다. 어떤 사람에게 이 글자를 물었더니 소주 진이라고 주장하더
군요. 진로소주! 아무리 신선이 있다고 말해도 눈으로 확인하지 않은 사람들은 믿지 않습니다. 그
러나 진짜입니다.

虛熱은 단지 오후에 광대뼈 주위가 붉다.

③ 황색(黃色) : 허증(虛證), 습(濕), 황달(黃疸)을 나타낸다.

　　얼굴, 눈, 피부가 모두 황색이면 황달(黃疸)이고, 黃色이 선명하
　　면 濕熱, 어두우면 寒濕이다.

④ 백색(白色) : 허증(虛證), 한(寒), 기혈허(氣血虛), 기탈(氣脫), 혈
　　탈(血脫)을 나타낸다.

⑤ 흑색(黑色) : 신허(腎虛), 어혈(瘀血)을 나타낸다.

3) 형태(形態)

　형(形)은 형체이고, 태(態)는 동태(動態)로 형태란 움직임과 자
세 및 건장하거나 약하거나, 비만하거나 마른 것이 질병과 관계
되는 체위변화를 나타내는 것으로 병리 변화의 외적표현이다.

① 강(强) : 뼈대가 굵고 가슴이 넓으며 근육이 충실하고 피부에 윤
　　택이 있다.

　　→ 내장이 튼튼하고 기혈이 왕성함을 나타냄.

② 약(弱) : 뼈대가 약하고 가슴이 좁으며 근육이 수척하고 피부가
　　마름.

　　→ 내장이 허약하고 기혈이 부족함을 나타냄.

③ 비만(肥滿)이나 기허(氣虛) : 형체는 비만이나 피부가 희고 혈색
　　이 없다.

　　→ 正氣가 없고 맥이 약하며 숨차함.

　　→ 陽氣부족시 습(濕)과 담(痰)이 많음.

④ 여위고 음허(陰虛) : 형체가 여위고 가슴이 좁고 얼굴이 누렇고
　　피부가 건조하다.

　　→ 음혈(陰血)이 부족하여 체내에 허열(虛熱)이 있음.

⑤ 심하게 수척 : 뼈만 앙상하고 누워 일어나지 못하며 움직이기 곤란하다.

　→ 오랜 병이나 중병으로 장부의 정기가 쇠퇴한 위중한 상태.

⑥ 움직이기 좋아하고 이불을 차버리며 옷을 얇게 입음.

　→ 양(陽), 열(熱), 실증(實證).

⑦ 몸이 무겁고 움직이기 싫어하며 옷과 이불을 많이 입고 덮음.

　→ 음(陰), 한(寒), 허증(虛證)

4) 오관(五官)

① 눈(眼) : 肝의 규(竅)이며 오장육부의 정기(精氣)가 모두 눈으로 나타나므로 이상 변화는 간에 관계될 뿐만 아니라 기타 장부의 병변(病變)에도 반영된다. 안신(眼神), 외형, 안색, 동태 등의 변화를 관찰한다.

② 코(鼻) : 폐(肺)의 규(竅)이며 외형과 내분비물을 관찰한다.

③ 귀(耳) : 신(腎)의 규(竅)이며 색택(色澤)과 귀안의 상태를 관찰한다.

④ 구순(口脣) : 비(脾)의 규(竅)이며 입술의 정상색은 연분홍이고 윤기가 있다. 구순의 색 및 습윤을 관찰한다.

⑤ 치(齒) : 치아는 뼈의 연장이며 신(腎)의 영향 아래 있다.

5) 손톱

창백하면 혈허(血虛)이고 자색이면 혈체(血滯)로써 간의 어혈을 뜻하고, 황색이면 습열 황달이고, 청색이면 한(寒)이며, 붉고 건조하고 깨지는 것은 간경(肝經)의 열이다.

6) 혀(舌)

(1) 설질(舌[5]質)

- 혀의 몸체와 맥락조직을 말한다.
- 혀의 일정한 부위에 그와 연관된 장부들의 상태가 나타난다고 보는데 혀끝에서는 心·肺, 혀의 양옆에서는 肝·膽, 혀의 뿌리 부분에서는 腎의 기능을 판단한다.
- 臟腑의 虛實과 질병의 경중(輕重), 예후 등을 판단한다.

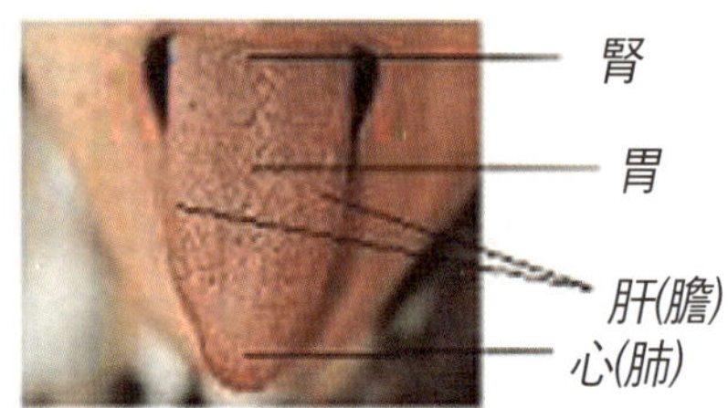

(2) 설태(舌苔[6])

혀 위에 이끼처럼 끼는 얇은 층의 물질로 전반적으로 위(胃)의 상태를 나타낸다.

① 색(色)

- 백태(白苔) : 질병의 초기나 가벼운 질병에서 나타나며, 허(虛), 한(寒), 습(濕)을 나타낸다.
- 황태(黃苔) : 내장에 열이 축적되었을 때, 급성 열병이 있을 때, 위장이나 십이지장에 궤양이 있을 때 많이 나타난다.
- 회색태(灰色苔) : 열이 극성하여 체액을 고갈시켰을 때 나타난다.
- 흑태(黑苔) : 만성 질환이나 위독한 열성 질환에서 나타난다.

---

5) 舌 혀를 가리키는 글자입니다. 위에 있는 千은 혀를 날름거리는 모습입니다. 혀! 조심해야합니다. 밑에는 입이 있군요. 생긴 모양이 심장과 같아서 심장을 상징합니다.

6) 苔 이끼를 가리킵니다. 혀에 낀 이끼!

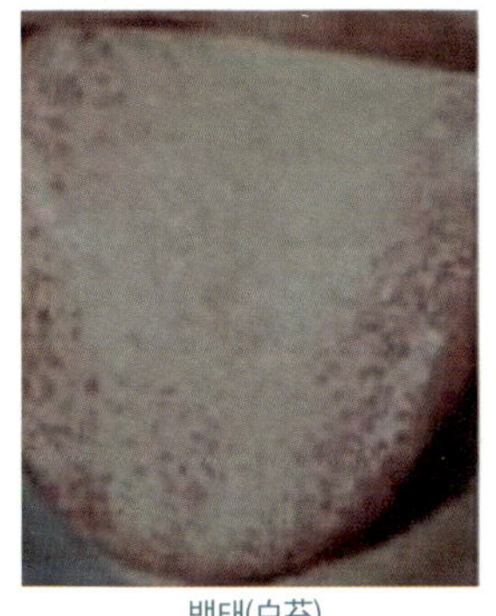

백태(白苔)

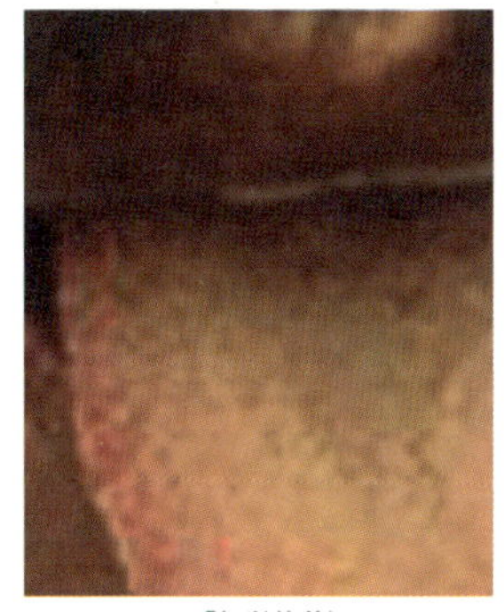

황태(黃苔)

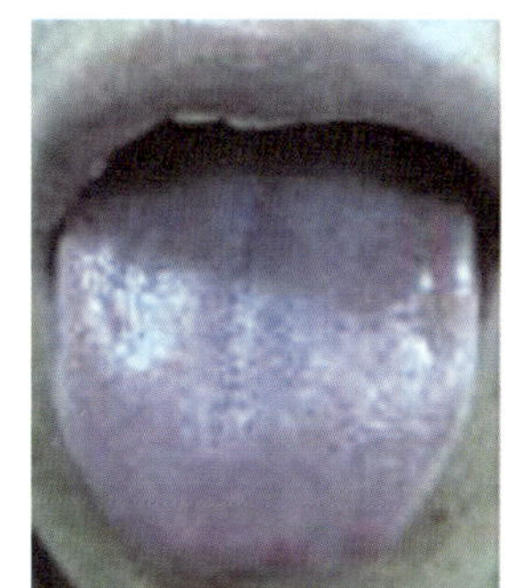

자암태(紫暗苔)

② 두께

- 박태(薄苔) : 설태가 얇은 것으로 정상적인 설태다.

  병이 있지만 아직 正氣가 손상받지 않았고, 邪氣가 심하지 않
  은 상태.

- 후태(厚苔) : 설태가 두꺼운 것.

  邪氣가 심하거나 체내에 담음(痰飮), 습탁(濕濁), 식체(食滯)등
  이 있는 상태.

③ 습윤(濕潤)

- 윤태(潤苔) : 설태의 표면이 윤택한 것으로 진액이 손상되지
  않은 것이다.

- 활태(滑苔) : 침이 많이 흘러나올 정도로 습(濕), 한(寒)을 나타
  낸다.

- 조태(燥苔) : 설태의 표면이 건조한 것으로 열이 진액을 손상
  시킨 것이다.

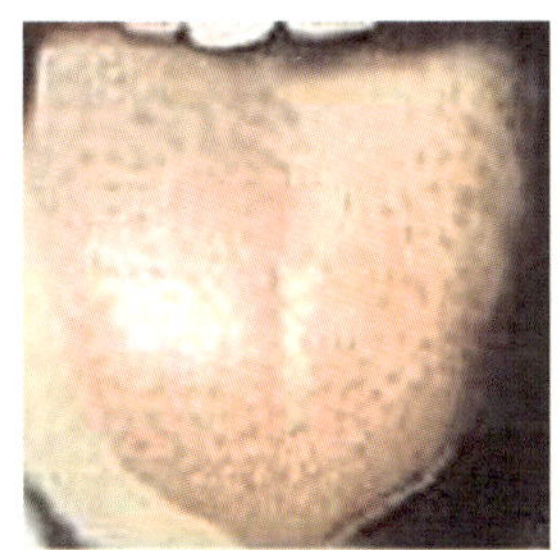

박백태(薄白苔)

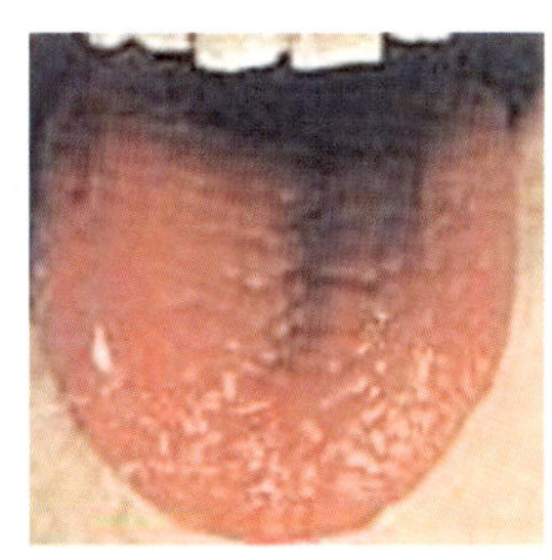

심홍설무태(深紅舌無苔)

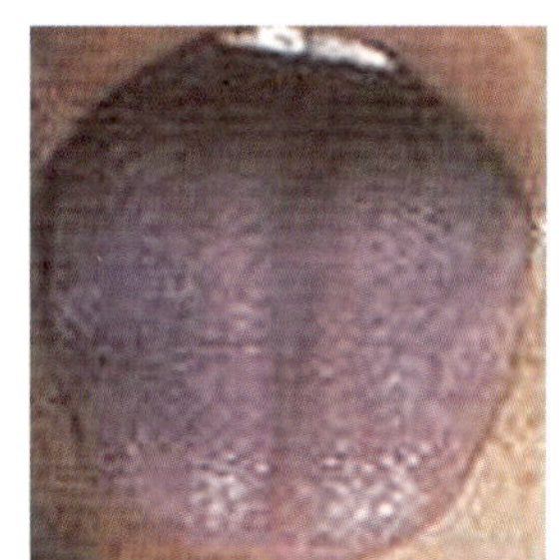

자설박백활태(紫舌薄白滑苔)

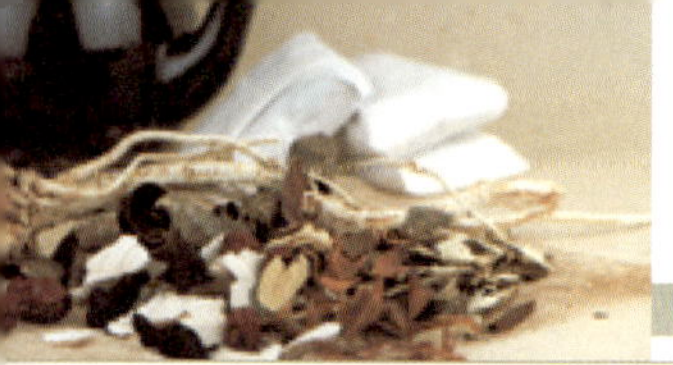

(3) 주의점

- 부드러운 자연광이 적합하다.
- 혀를 자연스럽게 내민 상태에서 15~20초정도 혀끝에서 혀뿌리 방향으로 관찰한다.
- 착색된 음식이나 매운 음식, 기타 색깔 있는 음식을 먹었거나 심한 흡연자는 그로 인해 설태가 물들어진 **염태(染苔)**가 될 수 있으므로 어느 정도 시간이 경과된 후 설진을 하도록 한다.

7) 배설물

① 담(痰)

폐와 호흡기도에서 배출되는 점액으로 탁하고 끈끈한 부분을 담(痰)이라 하고, 맑고 묽은 부분은 음(飮)이라 한다.

- 황색, 끈끈 : **열담(熱痰)**.
- 백색, 맑고 묽음 : **한담(寒痰)**으로 습이 정체된 상태.
- 맑고 묽으며 거품 : **풍담(風痰)**.
- 희고 양이 많으면서 쉽게 뱉어지는 것 : **습담(濕痰)**.
- 양이 적으면서 쉽게 뱉어지지 않는 것 : **조담(燥痰)**.
- 선홍색의 피가 섞이고 비린내가 나며 농이 섞인 것 : **폐옹(肺癰)**.

② 침

- 맑은 것이 입으로 흘러나오는 것 : 비냉(脾冷)으로 비양허(脾陽虛).
- 입안에 침이 많이 모이는 것 : 비위허한(脾胃虛寒).
- 침이 끈적이는 것 : 비위습열(脾胃濕熱)로 당뇨병에 속함.
- 병적인 것으로 퉤퉤 뱉는 것 : 腎에 관계.

③ 구토물(嘔吐物)

- 맑고 묽으며 냄새가 없는 것 : 위한(胃寒).

- 탁하고 시큼한 냄새 : 위열(胃熱).

- 소화되지 않은 음식을 토하고 냄새가 시큼 : 식체(食滯).

- 황록색물 : 간담습열(肝膽濕熱).

④ 대변(大便)

- 맑고 물과 같은 변 : 한습설사(寒濕泄瀉), 외감한습(外感寒濕).

- 끈적하고 소화되지 않은 음식물 : 비허(脾虛), 신허(腎虛) 설사.

- 끈적하고 **농혈(膿**[7]**血)** : 이질로 대장에 습열(濕熱)이 적체된 경우.

- **회백당(灰白溏)** : 회백색의 가늘고 묽은 대변으로 황달인 경우.

- **변혈(便血)** : 근혈(近血)은 대장의 혈락(血絡) 손상으로 치질일 때 나타나며, 원혈(遠血)은 간위(肝胃)의 어체(瘀滯).

⑤ 소변(小便)

- 맑고 양이 많음 : 허한(虛寒).

- 누렇고 양이 적음 : 열증(熱證).

- 피가 섞여 나오는 경우 : **혈림(血淋**[8]**)**으로써 방광습열(膀胱濕熱).

- 탁한 것 : **고림(膏淋)**으로 비신허(脾腎虛) 및 습열이 아래로 내려가 기화불리(氣化不利) 된 것.

---

7) 膿 고름을 가리키는 글자입니다. 오른쪽에 있는 農(농)은 약자로 '农'이라고 씁니다. 위에는 기나긴 밭고랑이 있고 아래에는 새벽별을 가리키는 辰(진)이 있습니다. 아침 일찍 일어나 부지런히 일해야 한다는 뜻입니다. 고름은 인체가 게으름을 피워서 생긴 것일까요?

8) 淋 원래는 숲에 물을 뿌린다는 뜻입니다. 나뭇잎에 송글송글 맺힌 물방울이 떨어집니다. 그런데 왜 의학에서는 이 글자를 임질이라는 고약한 성병의 이름으로 쓸까요? 원래 임질을 가리키는 글자는 痳(임)입니다.

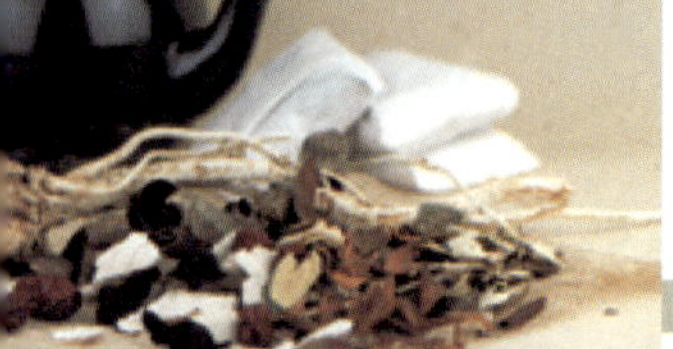

2. 문진(聞診)

환자의 음성을 청취하고 환자의 기미(氣味) 변화를 냄새 맡는 진찰법이다.

1) 소리

① 음성

- 음성이 맑고 높고 기운이 있으며 말이 많다. : 실증(實證), 열증(熱證).
- 음성이 낮고 가늘고 약하며 말하기 싫어한다. : 허증(虛證), 한증(寒證).

② 언어

- 섬어(譫[9]語) ; 의식이 흐리고 헛소리를 하며 말소리가 높고 힘이 있는 것.

  → 열이 심신(心神)을 혼란시키는 실증(實證).

- 정성(鄭[10]聲) : 의식이 흐리며 말소리가 낮고 한 말을 되풀이하거나 제대로 잇지 못함.

  → 心의 氣가 크게 손상받고 正氣가 흩어진 허증(虛證).

---

9) 譫 오른쪽에 있는 詹(첨)은 수다스럽다는 뜻입니다. 사람을 두고 떠드는 것은 그래도 병은 아닙니다. 아무도 없는 곳에서 중얼거리는 것이 병입니다. 말을 의미하는 言이 양쪽에 모두 있습니다.

10) 鄭 원래는 나라 이름이나 성씨를 가리키는 글자입니다. 겹친다는 뜻도 있습니다. 방금 했던 말을 자꾸 반복하는 것을 정성이라 하지요. 술에 잔뜩 취하면 대개 이렇게 됩니다. 잔소리가 심한 사람도 그렇지요? 이 성을 가진 분들을 놀릴 때는 당나귀 정씨라고 합니다. 오른쪽에 있는 변을 당나귀 귀에 비유한 말입니다. 丁씨는 곰배라고 놀리지요. 곰배가 뭔지 아세요?

11) 獨 오른쪽에 있는 글자는 중국의 四川省(사천성) 부근을 가리키는 말입니다. '촉' 이라고 읽지요. 하늘을 찌를 듯한 높은 산으로 둘러싸인 곳입니다. 蜀道(촉도)라고 하면 험난한 길을 가리키지요. 유명한 이태백의 시 가운데에는 '蜀道難(촉도난)' 이 있습니다. 험난한 길을 가면서 느낀 여러 가지 감상을 쓴 것입니다. 높은 산이 많아서 아침에 해가 뜨는 듯하다가 금방 서산으로 넘어갑니다. 해를 보기가 어렵겠지요. 손바닥 하나로 가려질 만큼 밖에 되지 않는 그곳에 사는 개는 태양을 보기만 하면 짖는답니다. 이상한 것이 하늘에 나타났다는 것이지요. 그것을 '蜀犬吠日(촉견폐일)' 이라고 합니다. 너무도 흔한 일이지만 잘 모르면 이상한 노릇이라는 고사성어입니다. 자기 혼자 생각한 것을 판단의 기준으로 삼는 어리석음! 왼쪽에 있는 犭는 개를 가리키는 犬(견)과 같은 뜻입니다. 촉나라의 개처럼 홀로! 라는 뜻입니다. 약자로는 独이라고 씁니다.

- 독어(獨[11]語) : 혼자 중얼거리고 사람을 만나면 말하지 않고 말
  의 앞뒤가 맞지 않는다.
  → 심기가 허해 정(精)이 신(神)을 자양하지 못해 생긴 허증(虛
    證).
- 착어(錯[12]語) : 말을 조리없이 헛갈려 하는 것.
  → 심기가 허하거나 정신이 쇠약할 때. 음증(陰證).
- 광언(狂[13]言) : 미친소리를 하고 욕을 하며 앞뒤가 안맞고 높은
  곳에 올라가 소리 지르며 옷을 벗고 뛰어다닌다.
  → 담화(痰火)에 의해 정신이 교란된 양증(陽證).

③ 호흡

- 호흡이 거세다. : 실증(實證)
- 호흡이 미약하다. : 허증(虛證)
- 효(哮) : 발작적으로 목안에서 가래 끓는 소리가 나면서 숨이
  찬 것.
  肺, 脾, 腎의 기능장애로 痰飮이 몰려 기도를 진동시킴.
- 천(喘[14]) : 가래 끓는 소리 없이 숨찬 것을 주증으로 하는 병증.
  → 발작이 급하고 밖으로 호흡을 크게 할 때 편안해지면 실증
    (實證).
  → 발병이 완만하고 숨찬 소리가 나고 약하며, 움직이면 숨찬 것
    이 심해지고 한숨을 쉴 때 편해지면 허증(虛證).

---

12) 錯 두 가지로 읽는 대표적인 글자입니다. 어지럽게 '섞여있다' 는 뜻으로 사용될 때는 '착' 錯
覺(착각)하지 마세요! '~에 둔다' 는 뜻으로 사용될 때는 '조'! 오른쪽에 있는 '昔(석)' 은 먹다가
남은 고기를 햇볕에 말린다는 뜻입니다. 오래된 고기라는 뜻에서 옛날이라는 의미가 파생되었습
니다. 햇볕이 잘 드는 곳에 놓아두어야겠지요. 말린 고기는 잘 보관해두어야 다른 것과 섞이지를
않습니다.

13) 狂 오로지 한 가지 생각에만 골똘한 사람~ 자기가 임금(왕)인 것처럼 착각하는 사람~ 공주
병! 왕자병! 제정신이 아닙니다. 대체로 熱邪(열사)가 心包(심포)를 침투하면 이런 증상이 발생합
니다. 친구도 모르고 가족도 몰라보면서 몽둥이나 칼을 들고 높은 곳에 올라가 소리를 버럭버럭
지릅니다. 평소보다 힘이 2배로 세지니까 조심해야 합니다.

14) 哮와 喘 목구멍에서 가래가 끓는 것과 같은 소리가 들리는 것을 가리킵니다. 호랑이가 으르렁
거리는 것을 咆哮(포효)라고 하지요! 喘 은 입을 열었을 때 많은 기가 밖으로 나오는 것을 가리
키며 효는 씨근거리는 소리만 납니다. 잘 구분하시겠습니까?

④ 기침

    • 해(咳) : 가래는 나오지 않으면서 기침소리만 나는 것.

     소(嗽[15]) : 기침소리는 나지 않으면서 가래만 나오는 것.

     → 현재는 구별하지 않고 해소 또는 해수로 쓴다.

    • 기침소리가 무겁고 힘이 있는 것 : 실증(實證).

    • 기침소리가 미약하고 힘이 없는 것 : 허증(虛證).

⑤ 구토

    • 구(嘔) : 소리만 나고 내용물이 나오지 않는 것.

     토(吐[16]) : 소리 없이 내용물만 나오는 것,

     현재는 구별하지 않고 구토라고 쓴다.

    • 소리가 미약하고 맑은 물 같은 구토물 : 허한증(虛寒證).

    • 소리가 거세고 누렇고 끈끈한 구토물 : 실열증(實熱證).

⑥ 태식(太[17]息[18]) : 숨을 길게 내쉬는 한숨.

    → 정서가 억제되고 간기가 울결(鬱結)됨.

⑦ 흘역(吃逆) 또는 애역(呃[19]疫[20]) : 딸꾹질.

    • 소리가 높지도 낮지도 않고 지속시간이 짧으며 다른 증상이 없
     음 : 급한 식사, 풍한(風寒)을 접촉하여 생긴 것.

---

15) 咳와 嗽 기침을 할 때 소리만 나고 가래는 없는 것은 咳! 가래가 없어서가 아니라 잘 나오지 않는 상태랍니다. 嗽는 소리는 나지 않고 가래만 끓는 상태를 가리킵니다. 咳는 肺氣(폐기)의 손상! 嗽는 脾氣(비기)의 손상! 그러나 실재로는 2가지 증상이 함께 오는 경우가 대부분입니다. 옛날에는 이 두 가지 증상을 구분하지 않았답니다.

16) 嘔와 吐 밥통에 있던 것들이 아래로 내려가지 않고 도로 입으로 넘어오는 것을 가리키는 말입니다. 소리가 나면서 넘어오면 嘔! 소리가 나지 않고 넘어오면 吐입니다.

17) 太 큰 것은 大, 그것보다 더 큰 것은 太, 최고로 큰 것은 泰!

18) 息 息은 숨을 쉰다는 뜻입니다. 휴식이라고 할 때는 그냥 쉰다는 뜻도 있습니다. ^-^ 숨을 잘 쉬면 생명체가 잘 자랍니다. 따라서 번식한다는 뜻도 있습니다. 돈을 빌려주고 나중에 돌려받을 때 붙여먹는 것! 利子(이자) 또는 利息(이식)이라고 합니다. 太息은 嘆氣(탄기)라고도 합니다. 흔히 낼숨을 가리키며 한숨쉰다고 하지요.

19) 吃과 呃 吃은 원래 말을 어눌하게 한다는 뜻입니다. 현대 중국어에서는 먹고 마신다는 뜻으로 사용되기도 합니다. '츠으~'라고 읽어요. 둘 다 딸꾹질을 한다는 뜻입니다. 위기가 위로 치받아서 웩웩거리는 소리를 내는 것을 가리킵니다. 소리가 짧고 급하면 딸꾹질! 길고 가라앉으면 트림!

20) 疫 보통은 전염병을 가리킵니다. 그러나 일반적인 병의 증상을 가리키기도 합니다.

• 소리가 높고 짧으며 우렁차고 힘이 있음 : 실열(實熱).

• 소리가 낮고 길며 힘이 없는 것 : 허한(虛寒).

⑧ 애기(噯[21]氣) : 트림.

• 트림을 띄엄띄엄하고 멀건 물을 게움 : 비위허약.

• 썩은 냄새나는 트림을 자주함 : 식체.

2) 냄새

몸에서 발산되는 기미(氣味) 및 각종 분비물, 배설물의 비린내,
시큼한 냄새, 썩은 냄새로 기타의 병증(病證)과 한열허실(寒熱虛
實)을 판별한다.

3. 문진(問診)

질병의 발생과 발전의 경과, 현재의 증상 및 기타 질병과 유관
한 정황에 대해서 묻는 진찰법이다.

1) 한열(寒熱)

① • 오한(惡寒) : 추위를 느끼고 찬 것을 싫어함, 사기(邪氣)가 성
　　　　　　　　(盛)할 때 일어남.

• 발열(發熱) : 체온이 정상보다 높은 것으로 정기(正氣)가 성
　　　　　　　　(盛)할 때 일어남.

② • 한열왕래(寒熱往來) : 오한과 발열이 반복 교체되어 나타나는 것.

• 조열(潮[22]熱) : 일정한 시간에 열이 심해지는 것.

• 장열(壯熱) : 고열이 지속되는 것.

---

21) *噯* 트림~ 꺼어어억~

22) *潮* 조는 모인다는 뜻입니다. 朝會(조회)는 아침에 회의를 한다는 뜻이 아니라 원래 임금을 모
시고 회의를 한다는 뜻입니다. 여러 개의 강물이 바다로 모이는 것을 가리킵니다. 또 밀려왔다 나
가는 바닷물의 흐름을 가리키기도 하지요. 밀물과 썰물!

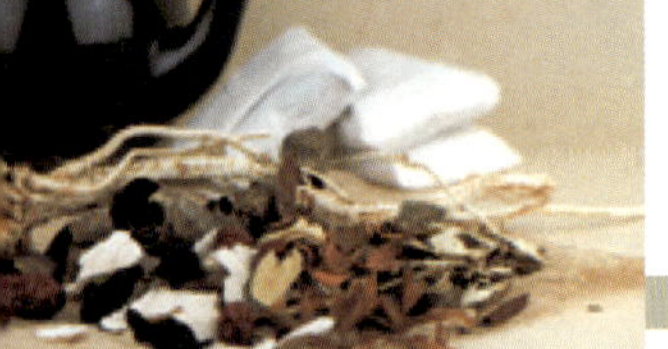

2) 한(汗) : 땀

- 자한(自汗) : 깨어있을 때 저절로 나는 땀으로 조금만 움직여도 심해짐.
  - → 기허(氣虛)나 양허(陽虛).
- 도한(盜[23]汗) : 잠잘 때에 땀이 나다가 깨어나면 멎는 땀.
  - → 음허(陰虛)나 혈허(血虛).
- 절한(絶汗) : 병이 위중할 때 갑자기 구슬 같은 땀이 나면서 흘러 내리지 않는 것.

3) 두신(頭身)

머리와 몸, 즉 온몸의 통증에 관해 묻는다.

- **두통부위**

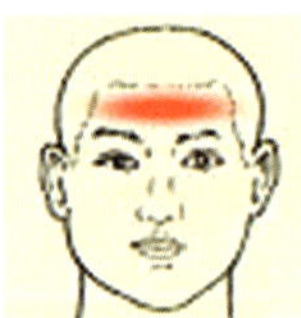
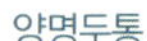
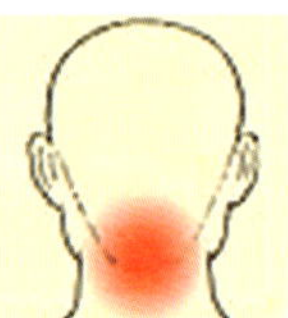
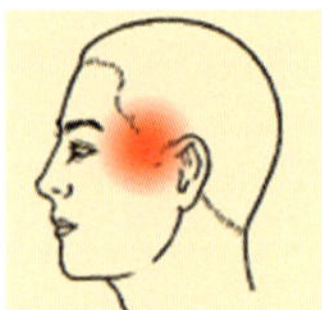
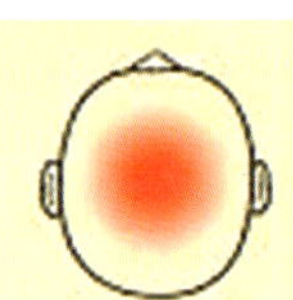

양명두통	태양두통	소양두통	궐음두통

4) 대소변

- **열비(熱秘)** : 열이 장이나 위에 모여서 생긴 변비.
- **기비(氣秘)** : 기가 몰리거나 허해서 생긴 변비.
- **허비(虛秘)** : 허증(虛證)으로 인해 생긴 변비.
- 소변이 붉고 양이 적으며 혼탁 : 열(熱).
- 소변이 맑고 양이 많으며 맑으면 : 한(寒).

---

23) 盜 위에 있는 '次'는 앞에서 배운 침을 흘린다는 뜻을 가진 '涎(연)'이라는 글자의 원래 모습입니다. 아래에 있는 皿(명)은 그릇을 가리키지요. 그릇에 있는 음식을 보고 침을 흘리며 몰래 훔친다는 뜻입니다. 근데 왜 남자를 보고 도둑놈이라고 할까요?

5) 음식(飮食)

식욕, 식사량, 갈증 정도, 입맛 등을 질문한다.

6) 수면상태

- **실면(失眠)** : 잠이 쉽게 들지 못하고 쉽게 깨어남.
- **기수(嗜睡)** : 잠을 많이 자는 것으로, 정기가 없고 피로해 하며 통제가 잘 안됨.

7) 월경과 대하

- **대하(帶下)** : 정상적인 여성분비물이 너무 많거나 멎지 않는 것.

4. 절진(切²⁴⁾診)

맥박을 맥진(脈診)하거나 환자의 피부, 배, 수족 및 기타 피부를 손으로 눌러 느낌으로써 병의 상태를 파악하는 안진(按診)의 두 방법이 있다.

1) 맥진(脈診)

맥박의 성질과 상태를 살피는 진찰법으로 맥진의 방법에는 여러 가지가 있으나 촌관척(寸關尺)법이 일반적이다.

① 촌관척맥법 (寸關尺脈法)

진찰자의 집게 손가락, 가운데 손가락, 약 손가락 끝을 대상자 손목의 안쪽에서 엄지쪽의 요골 동맥 박동부에 차례로 대고 진찰한다.

---

24) **切** 왼쪽에 있는 '七' 이나 오른쪽에 있는 '刀' 나 뒤집으면 같은 모양이지요? 절단한다는 뜻입니다. 또 다른 뜻으로는 '모두' 라고 합니다. 옛날에는 선술집에 '안주일체' 라는 말이 있었습니다. '모두' 라는 뜻일 경우는 '체' 라고 읽습니다.

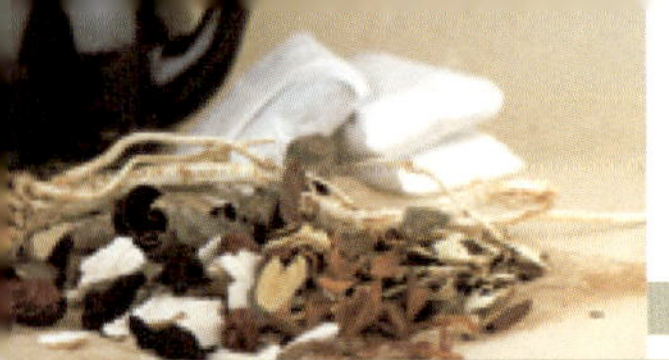

요골 경상돌기 부위를 관(關)이라 하고, 그 전후 부위를 각각 촌(寸)·척(尺)이라고 하는데, 이들 촌·관·척의 세 부위에서 위치별로 그 하나하나에 닿는 맥박의 성질과 상태를 관찰하되, 깊은 손가락에 힘을 조금씩 가감하면서 살펴 나간다.

부위로는 촌(寸)·관(關)·척(尺)으로 구분하여 우수(右手)는 폐(肺)·비(脾)·신(腎), 즉 명문(命門)이며 좌수(左手)는 심(心)·간(肝)·신(腎)이 해당된다. 촌부(寸部)는 상초(上焦), 관부(關部)는 중초(中焦), 척부(尺部)는 하초(下焦)를 알 수 있다.

② 주의 사항

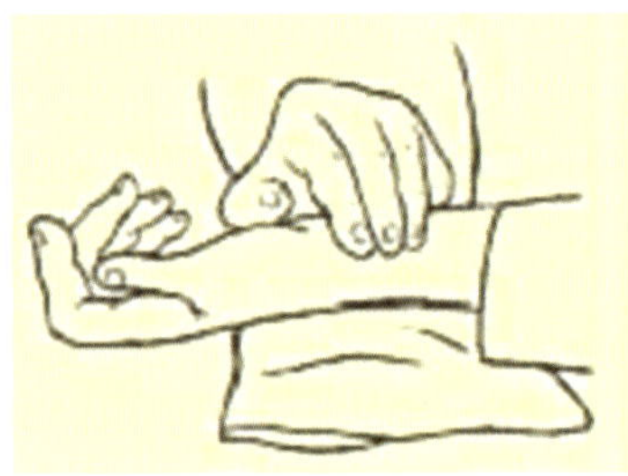 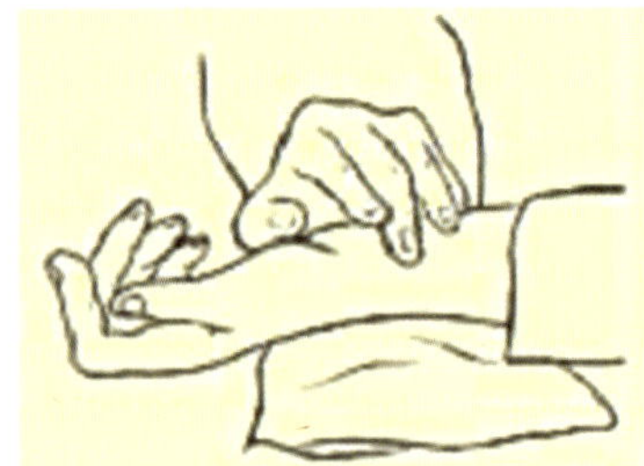

- 환자의 팔을 심장과 수평한 위치로 해야 한다.
- 계절에 따라서 맥이 약간씩 달라지는 것은 정상이다.
- 비만한 사람은 침맥(沈脈) 일 수 있다.
- 환자를 휴식시켜 기혈(氣血)의 평정 상태가 되게 한 후 측정한다.

③ 맥(脈)의 종류

맥		성질	진단
평맥 (平脈) : 완맥 (緩脈)	——皮下—— ——骨——	한 호흡에 4번정도 고르게 뛰는 맥. (1분에 70~80번)	정상맥

2) 안진(按診)

맥		성질	진단
부맥 (浮[25]脈)		손을 놓기만 해도 잡히지만 힘을 주면 잡히지 않는 맥.	표증(表證)
침맥 (沈[26]脈)		약간 누르면 잡히지 않고 힘주어 눌러야 잡히는 맥.	이증(裏證)
허맥 (虛脈)		허공을 누르는 듯 연하고 힘이 없는 맥.	허증(虛證)
실맥 (實脈)		힘이 있는 맥.	실증(實證)
지맥 (遲[27]脈)		한 번 호흡에 세 번 뛰는 느린 맥. (1분에 60회 이하)	한증(寒證)
삭맥 (數[28]脈)		한 번 호흡에 다섯 번 이상 뛰는 빠른 맥. (1분에 90회 이상)	열증(熱證)
활맥 (滑脈)		순조롭고 구슬이 구르는 것처럼 원활한 맥.	담음(痰飮), 식체(食滯), 임신맥

맥		성질	진단
삽맥 (澁[29]脈)	皮下 骨	순조롭지 못하고 껄끄러운 맥.	기체혈어 (氣滯血瘀), 精손상시
세맥 (細[30]脈)	皮下 骨	실처럼 가늘지만 똑똑하게 잡히는 맥.	기혈양허 (氣血兩虛), 습증(濕證)
홍맥 (洪[31]脈)	皮下 骨	파도와 같이 큰 맥으로 오는 맥이 크고 가는 맥이 약하다.	양열항성 (陽熱亢盛)
현맥 (弦[32]脈)		맥이 길고 현(弦)을 누르는 듯한 긴장된 맥.	간담병 (肝膽病), 통증, 담음(痰飮)
긴맥 (緊[33]脈)		맥이 팽팽하고 꼬인 줄을 누르는 듯한 맥.	한증(寒證), 통증
결맥 (結[34]脈)		맥이 느리면서 한 번씩 멎는데 일정한 규율이 없는 맥.	한체(寒滯), 어혈(瘀血), 담(痰)

25) *浮* 둥실둥실 물위에 뜬다는 뜻입니다. 둥둥 떠다니다보면 세상이 덧없다는 것을 느끼게 되겠지요? 따라서 덧없음 또는 진실이 없음을 의미하기도 합니다. 당연히 가볍다는 뜻도 있겠지요?

26) *沈* 가라앉는다는 뜻입니다. 사람의 성을 가리킬 때는 '심' 이라고 읽습니다. 가라앉는 곳은 물 속 깊은 곳입니다. 따라서 깊다는 뜻도 있습니다. 깊다는 뜻을 가진 다른 글자는 深(심)!

27) *遲* 느림보~ 느리다는 뜻입니다. 오른쪽에는 느릿느릿 걷는 소(牛)가 한 마리 있습니다. 무소를 의미하는 犀(서)라는 글자이지요. 약자로는 '迟' 라고 쓴답니다.

대상자의 피부, 팔다리, 흉복부 등을 만지거나 눌러보아 국소 부위의 비정상적인 변화를 진찰하는 방법.

① 피부
- 화끈거리듯 뜨거운 것 : 대부분 실증(實證)이나 열증(熱證).
- 피부가 차고 땀이 많은 것 : 허증(虛證).

② 수족
- 수족심(手足心)에 열이 나는 것 : 음허(陰虛).
- 수족(手足)이 냉(冷) 한 것 : 양허(陽虛).

③ 흉복부
- 심하(心下)를 눌러서 단단하고 통증이 있는 것 : 대개 실증(實證).
- 누르는 것을 좋아하는 것 : 허증(虛證).

④ 등
- 척추진이나 등의 경혈을 이용하여 臟腑의 상태 파악.

---

28) 數 number! 숫자를 '헤아린다' 는 뜻이 있습니다. 약자로는 '?' 라고 씁니다. 數學(수학)! '자주' 라는 뜻으로 사용될 때는 '数' 이라고 읽습니다.

29) 澁 맛을 가리킬 때는 떫은 맛~ 새파란 땡감처럼! 그 외에도 거칠다는 뜻이 있습니다. 매끄럽다는 뜻을 가진 滑(활)과는 반대!

30) 細 가늘다 또는 잘다는 뜻입니다. 명주실을 가리키는 紬(주)와는 다른 글자이므로 주의! 風前細柳(풍전세류)! 바람에 나부끼는 버들가지~ 줏대 없는 사람!

31) 洪 넓다는 뜻입니다. 큰 물! 洪水(홍수)!

32) 弦 시위를 가리키는 글자입니다. 왼쪽에는 활(弓)이 있군요. 거문고나 기타의 줄~

33) 緊 단단하게 얽혀있는 모양을 가리키는 글자입니다. 緊密(긴밀)한 인간관계! 비밀을 간직할 수 있는 든든한 사이! 오그라진다는 뜻도 있습니다. 단단히 잡아당기면 팽팽해지겠지요?

34) 結 매듭을 짓는다는 뜻입니다. 열매를 맺듯이! 結合(결합)!

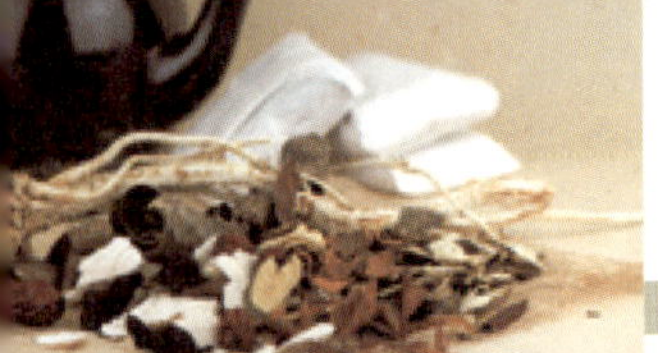

☞ 동의학에서 망진(望診)을 할 때 색은 각각 어떤 의미를 갖는지 정리하여 봅시다.

靑	
赤	
黃	
白	
黑	

☞ 다음은 혀의 그림입니다. 각 부위에 맞는 장부를 써보세요.
  그리고 대상자를 정해 설진을 하여 기록해 보세요.

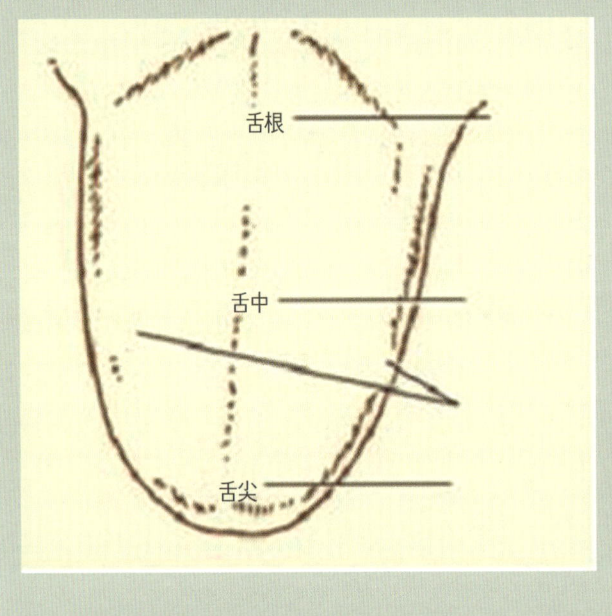

☞ 다음 그림에 촌·관·척을 표시하고 각기 해당되는 장부를 써봅시다.
대상자의 맥을 짚어 속도나 강약 등을 기록하여 봅시다.

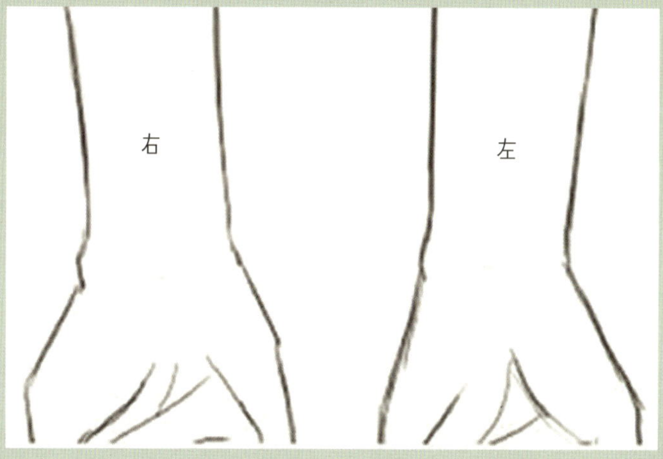

☞ 대상자에게 문진(問診)할 항목을 기록하고, 실제로 시행하여 봅시다.두
항(頭項)이 강직되고 몸통이 활모양으로 뒤쪽으로 젖혀지는 것.

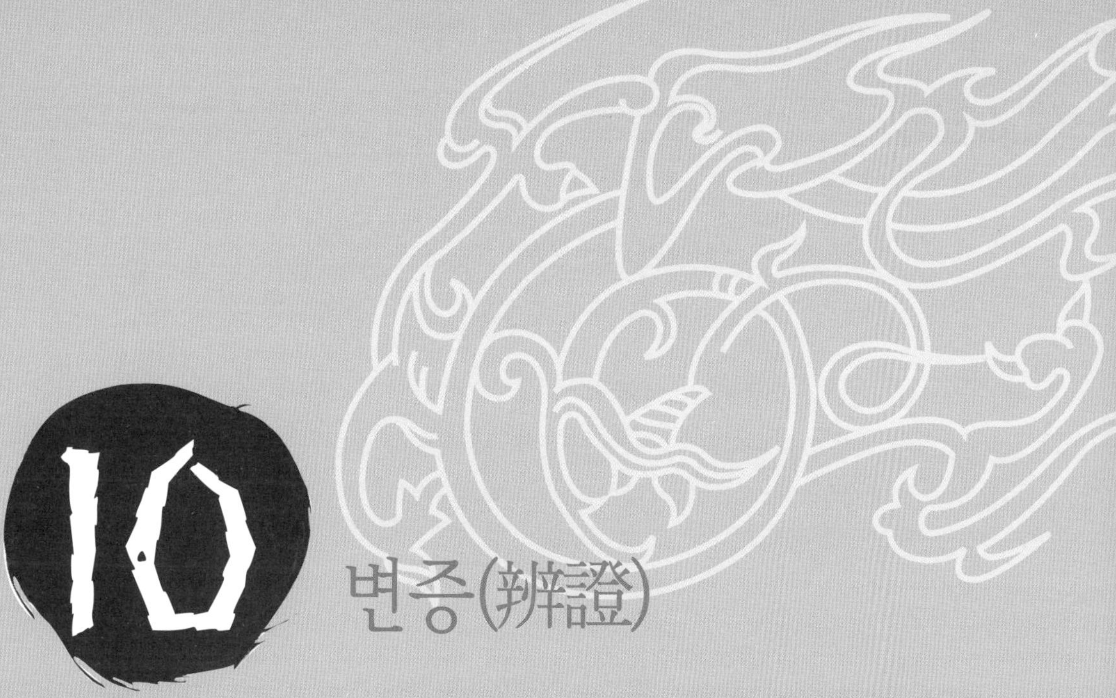

10 변증(辨證)

증(症)
증(證)
증(証)
병(病)
변증(辨證)
변증시치(辨證施治)
변증논치(辨證論治)
수증시치(隨證施治)
팔강(八綱)
표(表)
리(裏)
한(寒)
열(熱)
허(虛)
실(實)
음(陰)
양(陽)
팔강변증(八綱辨證)
장부변증(臟腑辨證)
간계변증(肝系辨證)
간혈허증(肝血虛證)
간음허증(肝陰虛證)
간기울결증(肝氣鬱結證)
간화상염증(肝火上炎證)
간양상항증(肝陽上亢證)
간풍내동증(肝風內動證)
간양화풍증(肝陽化風證)
열극생풍증(熱極生風證)
음허동풍증(陰虛動風證)

혈허생풍증(血虛生風證)
한체간맥증(寒滯肝脈證)
담기허증(膽氣虛證)
담열증(膽熱證)
담울담요증(膽鬱痰擾證)
간담습열증(肝膽濕熱證)
심계변증(心系辨證)
심기허증(心氣虛證)
심양허증(心陽虛證)
심양폭탈(心陽暴脫)
심혈허증(心血虛證)
심음허증(心陰虛證)
심화항성증(心火亢盛證)
담미심규증(痰迷心竅證)
담화요심증(痰火擾心證)
소장실열증(小腸實熱證)
비계변증(脾系辨證)
비기허증(脾氣虛證)
비기하함증(脾氣下陷證)
비불통혈증(脾不統血證)
비양허증(脾陽虛證)
비음허증(脾陰虛證)
비허습곤증(脾虛濕困證)
습열온비증(濕熱蘊脾證)
위기허증(胃氣虛證)
위음허증(胃陰虛證)
위한증(胃寒證)
위열증(胃熱證)
식체위완증(食滯胃脘證)

폐계변증(肺系辨證)
폐기허증(肺氣虛證)
폐음허증(肺陰虛證)
풍한범폐증(風寒犯肺證)
풍열옹폐증(風熱壅肺證)
조사범폐(燥邪犯肺)
담습조폐(痰濕阻肺)
대장습열증(大腸濕熱證)
대장열결증(大腸熱結證)
대장허한증(大腸虛寒證)
신계변증(腎系辨證)
신양허증(腎陽虛證)
신음허증(腎陰虛證)
신기불고증(腎氣不固證)
신불납기증(腎不納氣證)
신정부족증(腎精不足證)
신양허수범증(腎陽虛水泛證)
방광습열증(膀胱濕熱證)

<u>*1.변증의 개념*</u>

1) 증(症), 증(證), 증(証)

- **증(症)**

  질병시 나타나는 개별적 증상을 말하는 것으로 예를 들면 두통, 오한, 발열등이다.

- **증(證) 또는 증(証)**

  여러 가지 증상들을 종합 분석하여 얻어지는 결과로 예를 들어 표증(表證), 한증(寒證)등을 말한다.

  ⇒ 증(證)으로 보면 증(症)은 일정한 조건하에서의 인체의 부위나 기능방면에 대한 부분적인 표현으로, 증(證)이 본질이라면 증(症)은 현상이라고 할 수 있다.

- **병(病)**

  구체적인 질병으로 병(病)은 증(證)을 포함한다.

2) 변증(辨證)

변(辨)은 변별한다, 분별한다의 의미이므로 사진(四診)을 통해 얻은 각종 자료들을 종합하고 분석하고 판단하여 질병을 인식하고 진단하는 방법으로, 환자에게 나타나는 증(症)을 종합분석하여 증(證)이라는 단위로 분류하는 방법이다. 이에 따라 치료 방법이 정해져 치료하는 과정을 시치(施治)라 하며 이를 합쳐서 **변증시치(辨證施[1]治), 변증논치(辨證論治), 수증시치(隨證施治)**라 한다.

---

1) 施 베푼다 또는 널리 행한다는 뜻이 있습니다. 사방(方)에 은혜가 골고루 미치게! 方(방)은 두 척의 나룻배를 나란히 묶어 놓은 모습입니다. 따라서 나란히 세울 때는 모가 반듯해야 합니다. 따라서 모(角)가 난 모양을 의미하기도 합니다. 나룻배를 나란히 묶으려면 상당한 기술이 필요합니다. 어떤 '방법'을 알아야겠지요? 약을 조합하여 '처방을 내린다' 는 뜻도 거기에서 유래되었습니다. 배를 묶어둔 곳을 잘 기억해야 하기 때문에 어떤 특정한 장소를 가리키기도 합니다. 각 지방에서 오신 여러분~ 마음의 나룻배를 어디에 두셨나요?

2. 변증의 종류

1) 팔강변증(八綱辨證)

팔강(八綱[2])이란 표(表), 리(裏), 한(寒), 열(熱), 허(虛), 실(實), 음(陰), 양(陽)의 8가지 항목으로 **팔강변증(八綱辨[3]證)**은 사진을 통하여 수집한 자료에 근거하여 병변의 대체적인 유형, 부위, 성질, 정사 및 성쇠 등을 개괄하여 8가지 증후로 귀납한다. 질병이나 분류별로 하면 음양(陰陽)으로 분류되고, 부위로 하면 표리(表裏)로, 질병의 성질은 한열(寒熱)로, 정사(正邪)의 성쇠(盛衰)는 허실(虛實)로 구분되므로 질병의 임상표현이 복잡해도 기본적으로 모두 팔강으로 귀납할 수 있다.

陽	表	熱	實
陰	裏	寒	虛
질병의 유형	질병의 부위	질병의 성질	정사의 성쇠

(1) 음양(陰陽)

음양은 질병의 유형을 구별하는 대표적인 것으로 팔강(八綱)의 총강이라 할 수 있으며 기타 세 쌍의 강령을 개괄할 수 있다. 즉 표, 열, 실은 양에 속하고, 이, 한, 허는 음에 속한다. 모든 병증

---

2) 綱 벼리를 의미합니다. 벼리란 그물의 위쪽 코를 꿰어 오므렸다 폈다할 때 잡아당기는 동아줄을 가리킵니다. 벼리를 잡아당기면 그물에 가득한 물고기가 딸려 나오지요. 따라서 일이나 글의 뼈대가 되는 줄거리를 의미합니다. 보통 일을 대충 처리하라는 뜻으로 대강해라는 말을 합니다만 그것을 잘못된 말입니다. 대강이란 아주 큰 줄거리란 뜻이지요. 대충하라는 뜻이 아니라 큰 줄기를 잃지 말아라는 뜻입니다. 그물을 가리키는 網(망)과는 비슷하지만 다른 글자입니다.

3) 辨 여러 가지의 정황을 감안하여 제대로 판단한다는 뜻입니다. 양쪽에 맵다는 뜻을 지닌 辛이 있습니다. 판단을 내릴 때는 냉정하게 혹독하게~ 비슷한 글자에 대해 공부해봅시다. 가운데 힘(力)이 들어가면 어떤 일을 잘 판단해서 열심히 일을 한다는 뜻을 지닌 辦(판)! 가운데 실이 들어가면 머리를 곱게 땋는다는 辮(변), 가운데 말(언)이 들어가면 말을 잘한다는 辯(변)! 辯護士(변호사)는 말을 잘하는 사람!

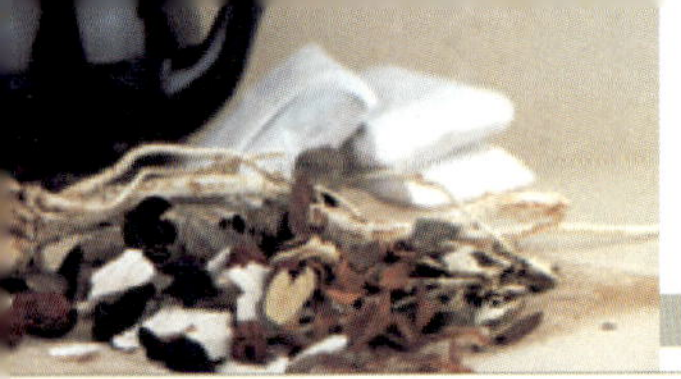

은 비록 끊임없이 변화하지만, 총괄하여 보면 음증과 양증으로 대별된다.

구분	안색	음성	호흡	혀	사지	대소변	맥
음증 (陰證)	창백하고 윤기가 없다.	낮다.	미약, 숨이 차다.	희고 연하며 설태는 윤활.	발이 싸늘하다.	대변은 묽고, 소변은 맑고 많다.	침(沈), 세(細) 삽(澁) 지(遲), 무기력하다.
양증 (陽證)	약간 붉거나 벌겋다.	높다.	숨결이 거칠고 숨이 차다.	혀가 붉고 설태가 누렇고 마르며 검다.	발이 뜨겁다.	대변은 굳거나 변비이며 소변은 붉고 적다.	부(浮), 홍(洪), 삭(數), 대(大), 활(滑), 실(實) 유력하다.

(2) 한열(寒熱)

질병의 성질을 구별하는 근거로 음양의 편성편쇠(偏性偏衰)를 반영하여 양이 성하면 熱하고 음이 성하면 寒하다. 또한 양이 허하면 외한(外寒)하고 음이 허하면 내열 (內熱)하다.

	한열	구갈	안색	사지	대변	소변	혀	맥
한증 (寒證)	오한, 찬 것을 싫어함.	목이 마르지 않음.	창백하다.	차다.	묽다.	맑고 많다.	설색:희다. 설태:희고 습윤.	지(遲)
열증 (熱證)	발열, 찬 것을 좋아함.	목이 마르고 찬 것을 즐김.	붉다.	따뜻하다.	굳다.	적고 붉다.	설색:붉다. 설태:누렇고 건조.	삭(數)

(3) 허실(虛實)

사기와 정기의 성쇠를 판별하는 근거이다. 허(虛)는 주로 정기가 부족한 상황에서, 실(實)은 주로 사기가 성하여 나타난다.

구분	병력	체질	형태	동통	대소변	혀	맥
허증 (虛證)	오랜 병	허약	정신혼미, 몸이 피로, 무력, 숨결이 약하고 말을 잘 안함.	은통(隱痛), 누르면 시원하다.	대변은 묽으며 소변은 맑고 많다.	설질, 연하고 설태가 적다.	가늘고 약하다.
실증 (實證)	새병	건장	정신이 흥분상태, 목소리가 높고 숨결은 거칠다.	통증 누르면 싫어한다.	대변은 굳고 소변은 적고 붉다.	설태가 두껍고 끈적끈적하다.	충실하고 힘이 있다.

(4) 표리(表裏)

질병의 위치를 판단하는 근거로 대개 표증은 질병의 초기이며
병위가 얕고 경하고, 이 증은 중하며 표사(表邪)가 체내를 침범하
여 병사가 깊이 들어간 것으로 병이 심해지지만, 이사(裏邪)가 밖
으로 제거되면 병은 경해진다.

구분	형태	동통	혀	맥
표증(表證)	오한, 발열.	전신통증.	설태가 엷고 흼.	부맥(浮脈).
이증(裏證)	오한 없음.	다양한 장부의 증후를 보임.	다양한 변화.	부(浮)하지 않음.

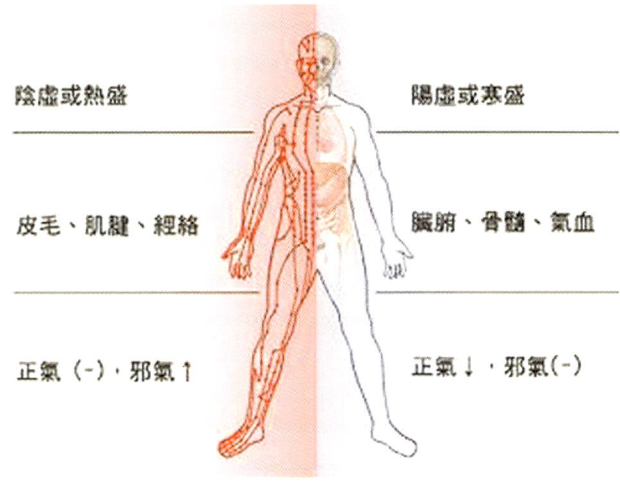

3. 장부변증(臟腑辨證)

장부의 생리적 기능과 병리적 표현에 근거하여 질병의 증상을
귀납하는 것으로 일반적으로 내상병(內傷病)을 분류하는 데 응용
하는 변증방법이다.

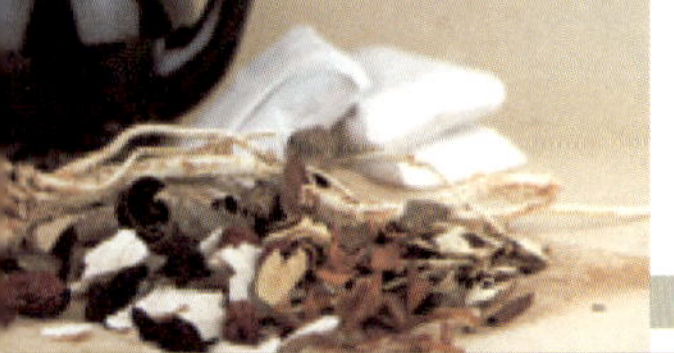

1) 간계변증(肝系辨證)

간혈허증 (肝血虛證)	간혈(肝血)이 부족한 증으로 근맥(筋脈)이나 조갑(爪甲), 두 눈에 혈이 충분히 공급되지 못하고 전신혈허증이 동시에 나타나는 것이 변증의 요점.
간음허증 (肝陰虛證)	간의 음혈(陰血)이 부족한 것으로 간혈이나 신음(腎陰)이 부족하여 허열(虛熱)이 생기는 일련의 증상이 나타남. 간병증상(현훈, 두통, 흉협통 등)과 음허내열이 동시에 나타나는 것이 변증의 요점.
간기울결증 (肝氣鬱結證)	간의 소설(疏泄)기능이 장애가 생겨 울체된 것으로 억울한 정서가 나타나거나 간경(肝經)이 지나가는 부위가 뻐근하며 아프거나 월경이상 등이 나타남.
간화상염증 (肝火上炎證)	간기울결이 火로 변한 것으로 火氣가 위로 치솟아 나타나는 증상이 나타남 간경이 지나가는 부위(머리, 눈, 귀, 脇)에 실화(實火)증이 있다.
간양상항증 (肝陽上亢證)	간의 음양실조를 나타내는 것으로 간음(肝陰)이 부족하여 간양(肝陽)을 제어하지 못하거나 간기가 위로 몰려 일어난다. 肝陽이 위로 항성되고 간신음(肝腎陰)이 부족한 증상이 같이 나타난다.
간풍내동증 (肝風內動證)	여러 가지 이유로 병이 경과하는 과정에서 몸이 떨리고 어지러우며 경련이 이는 등의 증상이 나타난다.
간양화풍증 (肝陽化風證)	간양(肝陽)이 몹시 성하여 생긴 풍증으로 간풍내동증의 하나.
열극생풍증 (熱極[4]生風證)	열이 몹시 왕성해서 생긴 풍증으로 간풍내동증의 하나.
음허동풍증 (陰虛動風證)	열로 인해 陰이 상하여 생긴 풍증으로 간풍내동증의 하나.
혈허생풍증 (血虛生風證)	간혈(肝血)이 부족하여 생긴 풍증으로 간풍내동증의 하나.
한체간맥증 (寒滯肝脈證)	한사(寒邪)가 간경에 침입하여 생긴 것으로 소설기능이 상실되고 기혈의 응체(凝滯)가 나타난나.
담기허증 (膽氣虛證)	담기(膽氣)가 허해서 생기는 병증.
담열증 (膽熱證)	담기(膽氣)가 울체되어 熱로 변한 병증.
담울담요증 (膽鬱痰擾證)	담기(膽氣)가 울체되어 담(痰)이 생겨 장애가 생긴 병증.
간담습열증 (肝膽濕熱證)	습열(濕熱)이 간담에 몰려서 생긴 병증.

---

4) 極 오른쪽에 있는 亟(극)은 하늘과 땅 사이에서 입과 손을 놀리며 재빨리 일을 처리한다는 뜻입니다. 손도 있고 입도 있습니다. 부지런하고 재능이 있는 사람은 일을 남기지 않습니다. 따라서 極은 남아 있는 것이 아무 것도 없다는 뜻입니다. 한계! Limit~ 가장 높은 최고의 경지! 太極(태극)은 너무 커서 그 한계를 알 수 없는 상태!

2) 심계변증(心系辨證)

심기허증 (心氣虛證)	심의 기능이 부족하여 기혈의 운행이 지체되는 등의 증상이 나타나는 것.
심양허증 (心陽虛證)	심의 양기(陽氣)가 부족하여 기혈이 따뜻하게 운행되는 기운이 실조된 것.
심양폭탈 (心陽暴脫)	심의 양기가 매우 부족하여 종기(宗氣)가 크게 손상되고 양기가 끊어지려는 매우 위급한 병증.
심혈허증 (心血虛證)	심혈(心血)이 부족하여 심신(心神)불안 등의 증상이 나타나는 것.
심음허증 (心陰虛證)	심음(心陰)이 손상되고 진액이 소모되어 음허내열(陰虛內熱)이 나타난 것.
심화항성증 (心火亢盛證)	심화가 왕성한 것으로 내상(內傷)이나 외인(外因)으로 인해 사기(邪氣)가 안으로 몰려서 생긴다.
담미심규증 (痰迷[5]心竅證)	습담(濕痰)이 심규(心竅)를 장애하여 의식이 장애된 증.
담화요심증 (痰火擾心證)	담화(痰火)가 위로 치밀어서 심신(心神)을 장애하여 생긴 증.
소장실열증 (小腸實熱證)	심화(心火)가 아래로 이동하여 소장에 모여서 생긴 병증.

3) 비계변증(脾系辨證)

비기허증 (脾氣虛證)	비기(脾氣)가 허하여 원기부족이 나타나는 병증.
비기하함증 (脾氣下陷證)	비기가 허하여 장부들이 아래로 처지는 병증.
비불통혈증 (脾不統血證)	비기가 손상되어 혈을 통솔하지 못하므로 출혈등이 나타나는 병증.
비양허증 (脾陽虛證)	비(脾)의 양기가 부족하여 허한(虛寒)이 발생하는 병증.
비음허증 (脾陰虛證)	비의 음액(陰液)이 부족하고 운화기능에 장애가 생긴 병증.
비허습곤증 (脾虛濕困證)	비허(脾虛)로 몸속에 있는 습(濕)이 한 곳에 몰린 것.
습열온비증 (濕熱蘊脾證)	비의 운화기능의 장애로 비의 습이 오랫동안 머물러 있다가 열로 된 것.

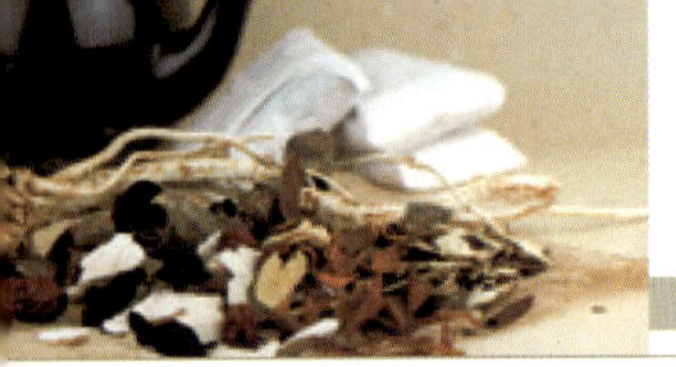

위기허증 (胃氣虛證)	위기(胃氣)가 허하여 수곡의 수납부숙 기능과 하강 기능이 실조된 것.
위음허증 (胃陰虛證)	위의 음액(陰液)이 부족하여 생기는 병증.
위한증 (胃寒證)	위양(胃陽)이 부족하거나 한사(寒邪)가 과도하여 생기는 병증.
위열증 (胃熱證)	위에 열사(熱邪)가 침범하거나 더운 음식을 먹어 생긴 병증.
식체위완증 (食滯胃脘證)	위속에 음식물이 과도하게 정체되어 비위가 상한 증.

4) 폐계변증(肺系辨證)

폐기허증 (肺氣虛證)	폐기(肺氣)가 부족하거나 약하여 생긴 병증.
폐음허증 (肺陰虛證)	폐음(肺陰)이 부족하여 생긴 병증으로 열이 생김.
풍한범폐증 (風寒犯[6]肺證)	풍한사(風寒邪)가 침범하여 폐의 기능에 장애가 생긴 병증.
풍열옹폐증 (風熱壅[7]肺證)	풍열사(風熱邪)나 풍한사(風寒邪)가 울체되어 열로 된 것이 폐에 침법하여 숙강기능이 장애된 것.
조사범폐 (燥邪犯肺)	조열사(燥熱邪)가 폐에 침범하여 생긴 병증.
담습조폐 (痰濕阻[8]肺)	폐에 습담(濕痰)이 몰려서 폐기기 잘 피지지 못하는 병증.
대장습열증 (大腸濕熱證)	음식이나 습열이 대장에 침범해서 생긴 병증.
대장열결증 (大腸熱結證)	열사(熱邪)가 대장에 몰려서 생기는 병증.
대장허한증 (大腸虛寒證)	배를 차게 하거나 날것과 찬 음식을 지나치게 먹어 설사로 생긴 병증.

---

5) 迷 조건을 따를 것인가? 사랑을 따를 것인가? 여러 가지(米) 길(辶) 가운데 어느 것을 골라서 가야 할까요? 판단을 하지 못하고 주저하는 모습입니다. 迷惑(미혹)! 혹시나 이것이 옳을까 우연에 기대는 나약한 마음!

6) 犯 짐승(?)처럼 남의 사정은 아랑곳하지 않고 제 마음대로 어떤 행동을 저지르는 것!

7) 壅 흙을 북돋우어서 담장으로 가로 막는 것!

8) 阻 가로 막힌 곳(?)은 '험난한' 곳입니다. 그곳을 통과하자면 심한 '고생을 감수해야' 합니다.

5) 신계변증(腎系辨證)

신양허증 (腎陽虛證)	신양(腎陽)이 허하여 한수(寒水)가 성한 증상.
신음허증 (腎陰虛證)	신음(腎陰)이 허하거나 부족한 증상.
신기불고증 (腎氣不固證)	신기가 허약해져서 정(精)을 간직하고 소변을 통솔하는 기능이 장애된 것.
신불납기증 (腎不納氣證)	신기가 허하여 폐기를 받아들이지 못하는 것을 이르는 증상.
신정부족증 (腎精不足證)	신정(腎精)이 부족한 병증.
신양허수범증 (腎陽虛水泛證)	신양부족으로 수액대사가 장애되어 부종이 생기는 것.
방광습열증 (膀胱濕熱證)	방광에 습열이 모여서 생긴 병증.

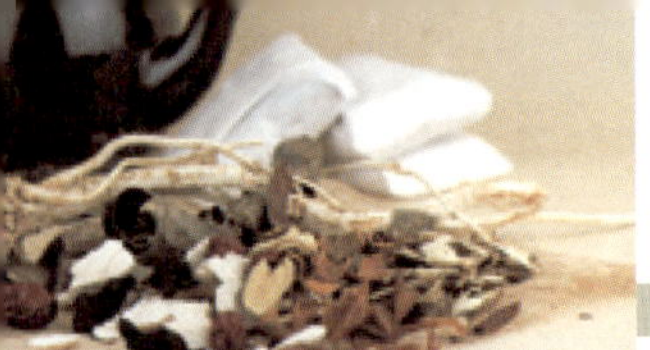

☞ 팔강변증(八綱辨證)의 항목을 정리하고 그 증상을 정리하여 보세요.

팔강(八綱)	증 상

☞ 간계변증(肝系辨證)에서 풍(風)을 일으키는 원인이 여러 가지임을 알 수 있다.

원인에 따라 증상을 조사하고 비교하여 보세요.

좀더 생각해 볼까요?

☞ 장부변증에서 기혈음양에 대한 부분을 중심으로 그 증상을 조사하여 비교하며 보세요.

구분	氣虛	陽虛	血虛	陰虛
肝				
心				
脾				
肺				
腎				

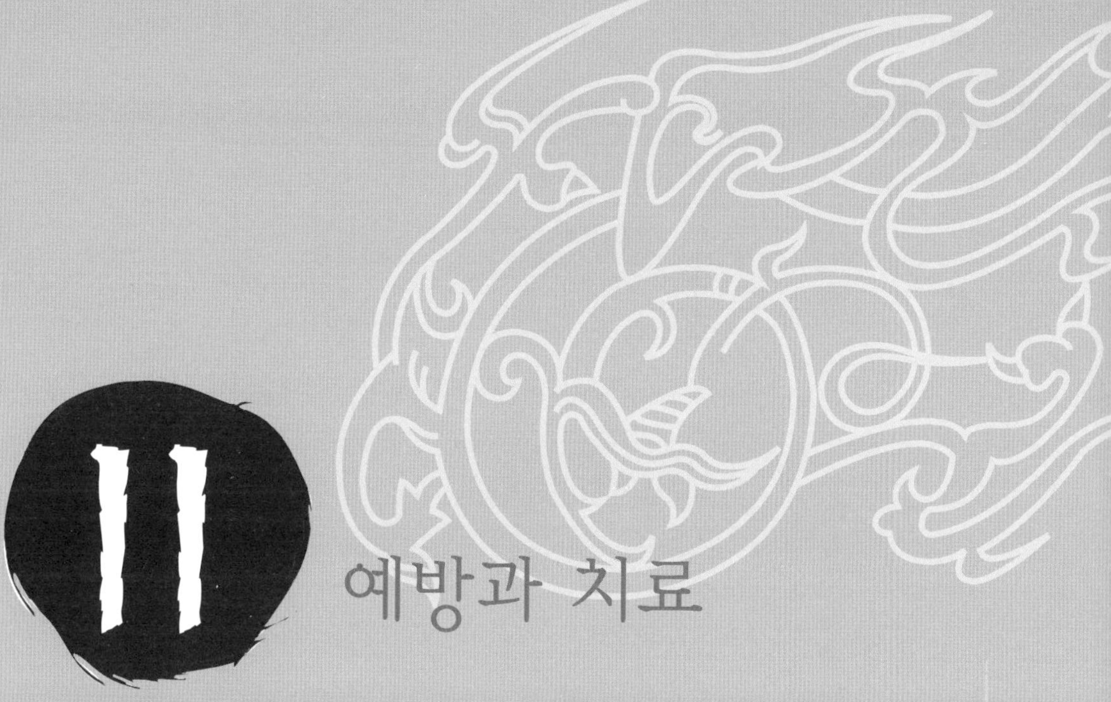

11

예방과 치료

<u>*1. 예방(豫[1]防[2])*</u>

일정한 조치를 취하여 질병의 발생과 발전을 방지하는 것으로 동의학에서는 치미병(治未[3]病)이라 하여 중시하였다.

1) 미병선방(未病先防)

질병이 아직 발생하지 않았을 때 예방조치를 잘 하는 것.

- 과도한 정신적 자극을 피하고 편안한 마음 유지하기.
- 음식조절.
- 신체단련.
- 외사(外邪)의 침습을 피함.
- 병인의 침범에 주의.

2) 기병방변(旣[4]病防變)

이미 발병된 후에 더 이상 발전되지 않도록 하는 것.

즉 병이 퍼지는 전변(傳變)을 방지하는 것.

---

1) 豫 '미리' 라는 뜻이 있습니다. 모든 일은 항상 사전에 준비를 해야겠지요? 그 다음에 일이 닥치면 다른 사람들은 쩔쩔 매지만 준비했던 사람은 기분이 좋습니다. 일을 '즐기며' 슬슬하면 되지요.

2) 防 중요한 곳(方)은 잘 막아(阝) 두어야 합니다. 미리미리~

3) 未 나무에 가지가 많이 있습니다. 잎이 무성하여 건너편을 볼 수가 없네요. 따라서 부정의 의미로 사용됩니다. 不, 弗, 非는 모두 '~이 아니다' 라는 뜻입니다. 지금은 아니지만 앞으로 다가올 나날은 행복할거야~ '다가올 미래' 를 의미하기도 합니다. 주의! 끝을 의미하는 '末' 과는 잘 구별하세요. 하나는 위가 짧고 다른 하나는 아래가 짧습니다.

4) 旣 이미 지난 과거의 일이야~ 너무 따지지 말아요. '未' 가 다가올 앞날 이라면 '旣' 는 지난날입니다. 세상은 항상 旣得權(기득권)을 포기하지 않으려는 사람들 때문에 시끄럽습니다.

2. 치료

1) 치칙(治則)

질병을 치료하는 총원칙으로 정체관(整體觀)과 변증시치(辨證施治)를 기본으로 치법(治法)을 지도하는 주요 강령이다.

(1) 예방위주

정기(正氣)보양 중시.

(2) 치병구본(治病救[5]本)

질병을 치료할 때 질병의 근본적인 원인을 연구하고 찾아내어 치료를 진행한다.

- 표본(標[6]本) : 표(標)와 본(本)은 상대적인 말로 본질적인 것과 비본질적인 것이 라는 뜻 외에도 여러 가지 의미를 가진다. 예를 들어 병의 원인은 본(本)에, 증상은 표(標)에 속하며, 정기(正氣)는 본(本)에, 사기(邪氣)는 표(標)에 속한다.

(3) 정치반치(正治反治)

① 정치법(正治法)

병증의 성질이나 사기(邪氣)의 성질과 반대되는 성질의 약물이나 방법으로 치료하는 것. 반대의 방법을 쓴다고 해서 역치법(逆治法)이라고도 하며 임상에서 가장 많이 사용하는 방법이다.

---

5) 救 험난함에 빠진 사람을 건진다는 뜻입니다. 질병의 고통에서 시달리는 사람들을 고친다는 뜻도 있겠지요.

6) 標 높은 나뭇가지를 가리키는 글자입니다. 멀리서도 잘 보이겠군요(示). 모두에게 알려야 할 가장 중요한 근본! 標本(표본)~ 오른쪽에 있는 票(표)는 원래 흔들리는 모습입니다. 지금은 Ticket이라는 뜻으로 사용됩니다만! 예나 지금이나 티켓들고 흔드는 사람이 많았나요?

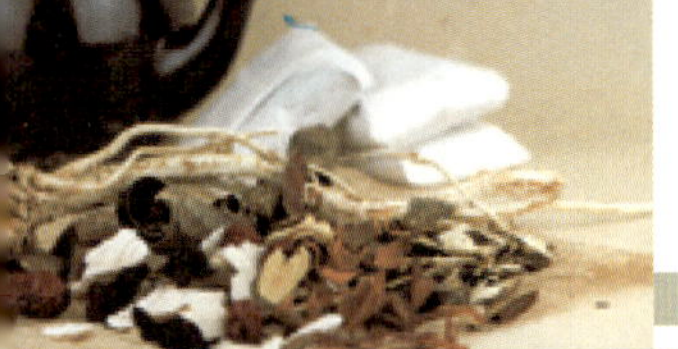

- **한자열지(寒者熱之)** : 질병의 증후와 성질이 한(寒)에 속하면 온열(溫熱)한 방법으로 치료하는 것.

- **열자한지(熱者寒之)** : 질병의 증후와 성질이 열(熱)에 속하면 한량(寒涼)한 방법으로 치료하는 것.

- **실즉사지(實則瀉[7]之)** : 질병의 증후와 성질이 실(實)하면 사법 (瀉法)으로 치료하는 것.

- **허즉보지(虛則補[8]之)** : 질병의 증후와 성질이 허(虛)하면 보법 (補法)으로 치료하는 것.

② 반치법(反治法)

정치법(正治法)과 반대되는 방법이라는 의미이며, 질병의 임상표현이나 본질이 일치하지 않고 약간의 가상(假像)이 나타났을 때 그 증상에 따라서 치료하는 방법으로 종치법(從[9]治法)이라고도 한다.

- **열인열용(熱因熱用)** : 열로써 열을 치료하는 것으로 가열(假熱)증상이 있을 때 열성(熱性)약물을 쓴다.

- **한인한용(寒因寒用)** : 한으로써 한을 치료하는 것으로 가한(假寒)증상이 있을 때 한성(寒性)약물을 쓴다.

- **색인색용(塞因塞用)** : 일반적으로 막혀서 통하지 않는 증상이 나타날 때는 통하게 하는 치료법을 쓰나 진허가실(眞虛假實)로 막힌 증상이 나타날 때에는 보법(補法)을 쓴다.

- **통인통용(通因通用)** : 통하는 병증을 통하게 하는 약으로 치료하는 방법.

---

7) 瀉 쏟아낸다는 뜻입니다. 오른쪽에 있는 寫는 베낀다는 뜻입니다. 원본은 감추고 사본만 남겨두기 때문에 없앤다는 뜻을 지니고 있습니다. 복잡하니까 약자로는 '泻'로 씁니다.

8) 補 원래는 옷을 깁는다는 뜻입니다. 부족한 부분을 보태면 좀 더 크게(甫)되겠지요.

9) 從 뒤따라간다는 뜻입니다. 順從(순종)! 자기 마음대로 하지 않고 어떤 지침에 따라서 그대로 실행하면 착오는 없겠지요? 사람 두 명이 앞서거니 뒤서거니 가는 것이 보입니까?

(4) 표본완급(標本緩急)

- **급즉치기표(急則治其標)** : 병의 증상이 급하면 표(標)를 먼저 치료한다.
- **완즉치기본(緩則治其本)** : 급하지 않은 병은 근본부터 치료한다.
- **표본겸치(標本兼治) 또는 표본동치(標本同治)** : 표와 본이 다 중한 병증일 때는 표와 본을 동시에 치료하는 방법을 쓴다.

(5) 부정거사(扶[10]正祛[11]邪)

정기(正氣)를 강하게 하여 사기(邪氣)를 몰아낸다는 의미이다.

- **선거사후부정(先祛邪後扶正)** : 사기가 성할 때 먼저 사기를 몰아내고 정기를 보하는 방법.
- **선부정후거사(先扶正後祛邪)** : 정기가 허할 때 먼저 정기를 보하여 사기를 몰아내도록 하는 방법.

(6) 동병이치(同病異治), 이병동치(異病同治)

- **동병이치(同病異治)** : 같은 병이라도 병의 원인, 개체의 특성, 계절, 지역적 특성에 따라 병의 경과와 증상이 다르기 때문에 그에 맞게 치료해야 한다는 것. 즉 하나의 병에 여러 가지 치료방법이 있다는 일병다방(一病多方)이다.
- **이병동치(異病同治)** : 서로 다른 병이라도 발병 기전이 같으면 같은 방법으로 치료하는 원칙. 즉 다병일방(多病一方)이다.

---

10) *扶* 멋진 사나이(夫)~ 보디가드와 같은 모습입니다. 항상 남을 '도와서' 그 사람이 잘 되게 하는 사람~ 자기보다는 남을 먼저 '떠받들어서' 칭찬을 받게 하는 사람~ 어디 있어요?

11) *祛* 나쁜 짓을 보면 모른 체 하지 않고 기필코 '물리치는' 정의의 사도! 신(示)의 이름으로 반드시 심판을 내리는 사람!

(7) 삼인제의(三因制[12]宜[13])

치료는 서로 다른 시간, 지역, 사람에 맞게 치료가 이루어져야
한다.

- **인시제의(因時制宜)** : 기후변화가 사람에게 영향을 주므로
  계절의 기후변화에 맞게 치료하는 것을 말한다.
- **인지제의(因地制宜)** : 지역이나 환경에 따라 적당한 치료방
  법을 적용하는 것.
- **인인제의(因人制宜)** : 환자의 체질, 성별, 연령, 생활습관,
  병력에 따라 치료법을 달리하는 원칙.

2) 치법(治法)

질병을 치료하는 구체적인 방법.

치법은 기본치법과 구체적인 치법이 있는데 구체적인 치법의
공통성을 개괄하므로 임상에서도 보편적인 의미가 있는 한(汗),
토(吐), 하(下), 온(溫), 청(淸), 소(消), 보(補)의 **팔법(八法)**에 대해
알아본다.

(1) 한법(汗法)

- 땀을 내는 작용을 하는 방법을 써서 땀과 함께 표(表)에 있
  는 사기를 밖으로 나가게 하는 방법이다.
- 외감질병의 초기, 종양이나 궤양의 초기에 쓴다.
- 땀을 지나치게 내면 진액을 소모하고 정기를 손상시킬 수

---

12) **制** '규격에 맞추어 마름질 한다'는 뜻입니다. 옆에 칼이 있군요. 불필요한 것은 잘라냅니다.
반발이 따르지만 그것을 '억누르고' 강력한 추진력으로 일을 처리합니다.

13) **宜** 집안에 많은 것을 쌓아두고 있는 모습입니다. 그래야 안심이 되나요? 예! 라고 대답하는
사람은 그것이 '당연하다'는 생각이겠지요? 어떤 조건에 어울리게 딱 맞는 것을 가리킵니다.

있으므로 주의한다.

(2) 토법(吐法)

- 토하게 하여 사기나 유독물질을 없애는 방법.
- 병세가 급하고, 체하였을 때 씀.
- 임신부와 허약자에게는 쓰지 않는다.

(3) 하법(下法)

- 설사약과 같이 아래로 통하게 하는 방법을 이용하여 대변을 나가게 하여 실열(實熱)이나 적체를 없애는 방법이다.
- 위장의 실열로 대변이 굳어졌거나 습(濕)이 정체되어 있거나 할 때 쓴다.
- 임신부와 허약자에게는 주의한다.

(4) 화법(和[14]法)

- 화해시키고 소설작용이 있는 방법을 이용하여 치료하는 방법이다.
- 일반적으로 사기가 반표반리에 있어 한법(汗法), 토법(吐法), 하법(下法)을 쓸 수 없을 때 쓴다.
- 사기가 표(表)에 있거나 리(裏)에 들어갔을 때 쓰지 않도록 주의한다.

(5) 온법(溫法)

- 성질이 온열한 약으로 치료하는 방법이다.

---

14) 和 양식(禾)이 풍족하면 모두 기분이 느긋해집니다. 인심도 좋아지고 어지간한 일에는 타협을 잘 하지요. 기분이 좋으니까 누가 물어도 대답도 잘 합니다. 和睦(화목)한 사회가 되는 것이지요.

- 한증(寒證)에 쓴다.

(6) 청법(淸法)

- 성질이 차거나 서늘한 약으로 치료하는 방법으로 **청열법
  (淸熱法)**이라고도 한다.
- 열성질병과 일반 열증에 쓴다.
- 오래 쓰면 비위의 양기(陽氣)를 손상시키므로 주의한다.

(7) 소법(消法)

- 소화시켜 치료하는 방법으로 **소도법(消導法)** 또는 **소산법
  (消散法)**이라고도 한다.
- 식체나 기혈이 몰려서 생긴 비만에 쓴다.

(8) 보법(補法)

- 보양작용이 있는 약으로 치료하는 방법으로 **보익법(補益
  法)** 이라고도 한다.
- 허증(虛證)에 쓴다.

  기허(氣虛) ← **보기(補氣), 익기(益氣)**

  혈허(血虛) ← **보혈(補血), 양혈(養血)**

  음허(陰虛) ← **보음(補陰), 자음(滋[15]陰), 양음(養陰)**

  양허(陽虛) ← **보양(補陽), 조양(助陽)**

---

15) *滋* 물을 부어 생명체를 길러주는 것을 의미합니다. 滋養分(자양분)~

☞ 삼인제의(三因制宜)를 나열하고 예를 들어 보세요.

☞ 팔강변증(八綱辨證)에서 배운 팔강(八綱)의 항목과 내용을 나열하고, 그에 맞는 치료법을 팔법(八法)과 관련지어 보세요.

팔강(八綱)	내용	팔법(八法)

12 경락(經絡)

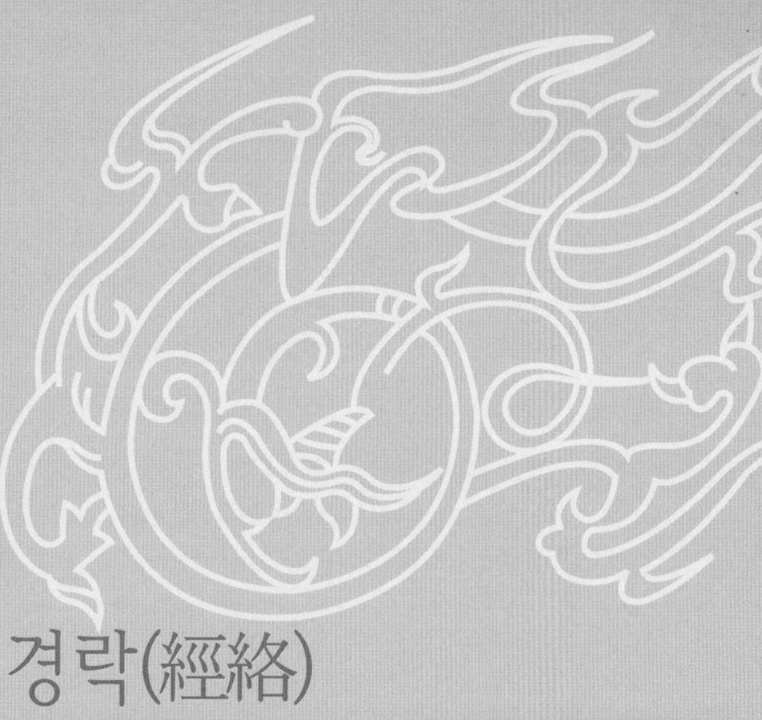

1. 경락(經絡)의 정의

- **경(經)**은 **경맥(經脈)**이라 부르고 통로라는 뜻이다.

  경맥은 세로로 뻗은 간선이고 대부분 인체의 깊은 부위를 순행한다.

- **락(絡)**은 **락맥(絡脈)**이라 부르고 **망락(網絡)** 즉 그물과 같은 뜻이다.

  락맥(絡脈)은 경맥의 지선이고 비교적 얕은 부위를 순행하며 인체의 표면에 나타나는 것도 있다.

- **경락(經絡)**은 경맥(經脈)과 락맥(洛脈)을 합친 말이며 기혈을 운행시키는 통로다.

  경락은 온몸에 기혈을 공급하여 몸을 영양하며, 인체의 오장육부 및 모든 조직기관은 경락으로 긴밀하게 연결되어 하나의 유기적인 정체를 이루어서 생명활동을 유지한다.

2. 경락의 기능

1) 생리적 기능

① 인체의 표리 상하를 개통시키고 장부 조직을 연결한다.

② 기혈을 운행시키고 장부 조직을 자양한다.

③ 감각반응을 전달한다.

④ 생리기능의 평형을 조절한다.

2) 병리적 기능

① 병사(病邪)를 전파하는 통로가 된다.

② 병변을 반영한다.

3) 진단적 기능

① 증상이 나타나는 부위를 순행하는 경락의 소속장부의 이상을 판별한다.
② 수혈(腧穴)로 장부의 이상을 판별한다.

4) 치료적 기능

① 경락에 근거하여 침구(鍼灸)치료할 혈(穴)을 취한다.
② 경락에 근거하여 약물치료를 한다.

3. 경락의 종류

1) 경맥(經脈)

① 십이경맥(十二經脈).
② 기경팔맥(奇經八脈) : 십이경맥에서 분출된 비교적 큰 지맥.
③ 십이경별(十二經別) : 십이경맥에서 분출된 종행하는 지맥.

2) 락맥(絡脈)

① 십오별락(十五別絡) : 락맥의 주체가 되는 것.
② 부락(浮絡) : 락맥가운데 인체 표면으로 떠오른 것.
③ 손락(孫[1]絡) : 락맥에서 분출된 세소한 지맥.

3) 경락의 내속(內屬[2])

경맥은 전신의 조직기관과 연계가 있다.

가장 주요한 작용을 하는 것이 십이경맥(十二經脈)으로 각 경

---

1) 孫 아들이 낳은 자식! 손자를 가리킵니다. 아주 어린 아이라는 뜻도 있지요.
2) 屬 '~에 속한다' 는 뜻입니다. '잇는다' 는 뜻일 경우는 '촉' 으로 읽지요. 약자로는 属 이라고 씁니다.

맥은 하나의 장(臟) 또는 부(腑)와 연속되어 있다는 의미다.

4) 경락의 외연(外連)

경락과 체표조직과의 관계.

① **십이경근(十二經筋)** : 십이경맥과 그 락맥속의 기혈이 자양하는 근육조직.
② **십이피부(十二皮膚)** : 십이경맥과 그 락맥이 분포된 피부의 부위이며 피부상의 경락분포영역.

4. 십이경맥(十二經脈)

1) 명칭

수(手) 족(足) **삼음경(三陰經)**과 수(手) 족(足) **삼양경(三陽經)**을 합하여 부르는 말로 **정경(正經)**이라고도 한다. 기혈을 운행시키는 주요한 통로이며, 시작점과 끝나는 점이 있고, 순행하는 부위와 교섭하는 순서가 있고, 인체 내의 분포와 순환 경로에도 규율이 있으며 장부와 직접 연결되어 소속 관계를 이루고 있다.

(1) 의미

내용	의미
手, 足	수경(手經)은 상지(上肢)를 순행한다.
	족경(足經)은 하지(下肢)를 순행한다.
陰, 陽	음경(陰經)은 사지(四肢)의 내측을 순행한다.
	양경(陽經)은 사지(四肢)의 외측을 순행한다.
臟, 腑	음경(陰經)은 장(臟)에 속한다.
	양경(陽經)은 부(腑)에 속한다.

(2) 명칭분류

수족삼음경 (手足三陰經)	십이경맥(十二經脈)의 명칭		수족삼양경 (手足三陽經)
수삼음경(手三陰經)	수태음폐경 (手太陰肺經)	수양명대장경 (手陽明大腸經)	수삼양경(手三陽經)
	수궐음심포경 (手厥陰心包經)	수소양삼초경 (手少陽三焦經)	
	수소음심경 (手少陰心經)	수태양소장경 (手太陽小腸經)	
족삼음경(足三陰經)	족태음비경 (足太陰脾經)	족양명위경 (足陽明胃經)	족삼양경(足三陽經)
	족궐음간경 (足厥陰肝經)	족소양담경 (足少陽膽經)	
	족소음신경 (足少陰腎經)	족태양방광경 (足太陽膀胱經)	

(3) 음양(陰陽)의 의미

- **태음(太陰)** : 음기(陰氣)가 왕성해지기 시작.
- **소음(少陰)** : 음기가 적다는 말로 태음과 궐음의 중간.
- **궐음(厥[3]陰)** : 음기가 끝나는 마지막 단계에 이르렀다는 말.
- **태양(太陽)** : 양기(陽氣)가 왕성해지기 시작.
- **소양(少陽)** : 양기가 적은 것을 말하며 태양과 양명의 중간
  에 있다.
- **양명(陽明)** : 양기가 가장 왕성하다는 말로 태양과 소양이
  합쳐짐.

---

3) **厥** 지시대명사로 '그'라는 뜻이 있습니다. 어떤 상태가 다했다는 뜻도 있지요. 여기에서는 다
했다는 뜻입니다. 음이 다했다! 그러면? 양이 엄청 많아졌겠군요.

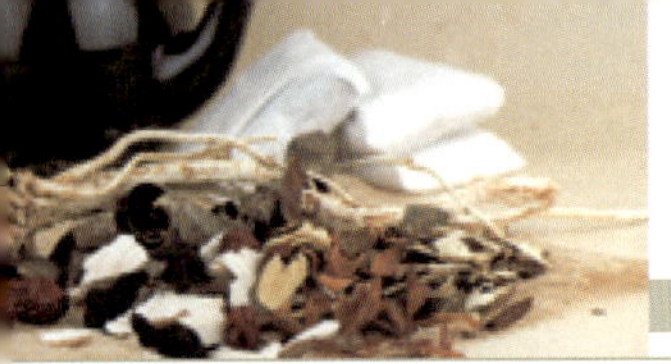

2) 순행방향과 접속

- 음경(陰經)은 아래에서 위로 순행.
- 양경(陽經)은 위에서 아래로 순행.
- 음경과 양경은 사지에서 서로 만남.
- 삼양경은 머리에서 이어짐.
- 삼음경은 흉복부에서 이어짐.

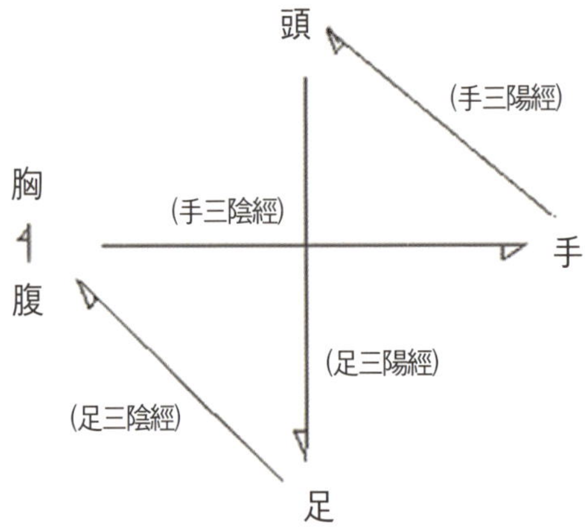

3) 분포

(1) 머리

- 머리는 모든 양이 모인 곳으로 수·족 삼양경은 모두 머리에 모이게 된다.
- 수·족 소양경은 머리의 양쪽을 순행하고,
- 수·족 양명경은 얼굴을 순행하며,
- 족태양경은 뒷머리와 목뒤를 순행하고,
- 수태양경은 뺨을 순행한다.

(2) 몸통

- 수·족 삼음경은 흉복부(胸腹部)를 순행하고,
- 수·족 삼양경은 요배부(腰背部)를 순행한다.
- 족양명위경만은 몸의 앞면을 순행한다.

(3) 사지

- 음경은 사지의 안쪽을 순행하고, 양경은 사지의 바깥쪽을 순행한다.
- 상지의 안쪽 앞은 태음, 가운데는 궐음, 뒤는 소음이다.
- 상지의 바깥쪽 앞은 양명, 가운데는 소양, 뒤는 태양이 순행한다.
- 하지의 안쪽에 복사뼈 위로 8촌 되는 곳 아래에는 앞에 궐음, 가운데 태음, 뒤에 소음이 순행하고,
- 8촌 이상에는 앞에 태음, 가운데 궐음, 뒤에 소음이 순행한다.

4) 표리

수·족 삼음경과 삼양경은 십이경별을 통하여 별락과 서로 통하게 되어 6쌍의 표리 관계가 이루어진다. 표리 관계를 이루는 경맥은 사지 안팎 양쪽으로 상대되는 위치로 순행하며 손과 발에서 접속된다.

- 수태양소장경은 수소음심경,
- 수소양삼초경은 수궐음심포경,
- 수양명대장경은 수태음폐경,
- 족태양방광경은 족소음신경,
- 족소양담경은 족궐음간경,
- 족양명위경은 족태음비경과 서로 표리 관계를 이룬다.

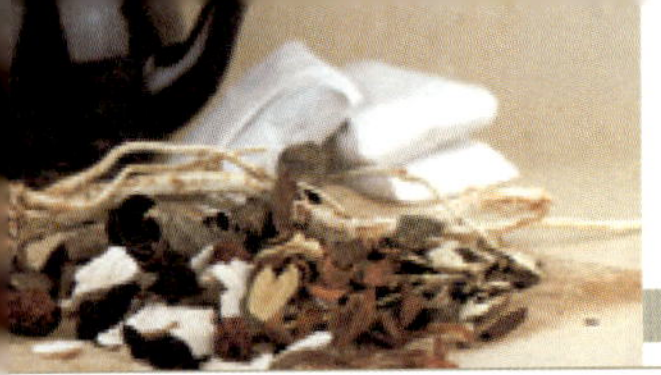

5) 유주(流注) 순서

유주는 십이경맥의 흐름을 말한다.

12경맥은 수태음폐경으로부터 시작하여 수양명대장경→ 족양명위경→ 족태음비경→수소음심경→ 수태양소장경→ 족태양방광경→ 족소음신경→ 수궐음심포경→ 수소양삼초경→ 족소양담경→ 족궐음간경의 순서로 유주하고 다시 수태음폐경으로 순환된다.

6) 경맥의 주요병증

경맥의 순행부위와 소속장부의 기능과 관련.

(1) 수태음폐경(手太陰肺經)

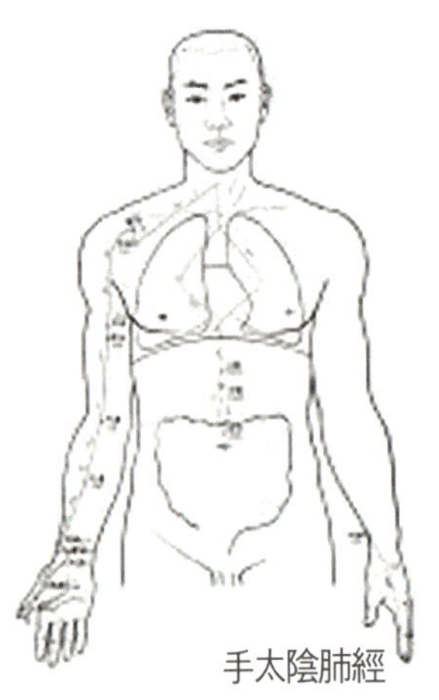

가슴이 답답하고 쇄골 부위가 아프고 기침이 나며 숨이 차고 천식이 생기며 목이 마르고 팔, 어깨가 아프고 인후가 붓고 아프다.

(2) 수양명대장경(手陽明大腸經)

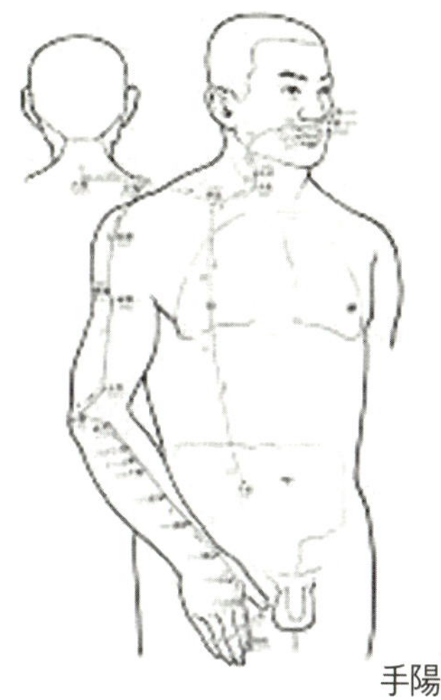

手陽明大腸經

아래 이가 아프고 인후종통 코피가 나고 목이 마르며, 목이 붓고 팔 앞쪽과 어깨가 아프거나 운동장애가 나타난다.

(3) 족양명위경(足陽明胃經)

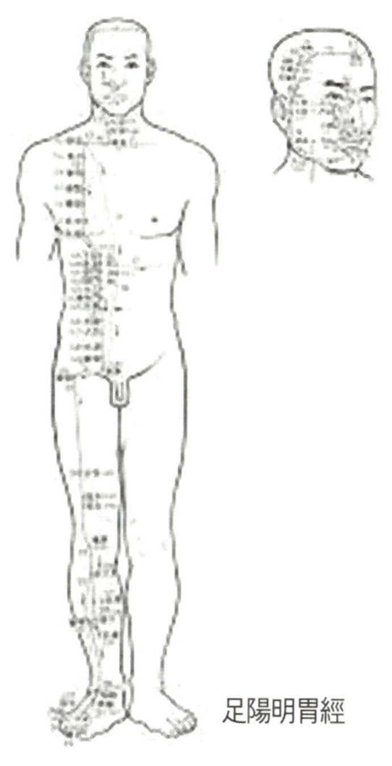

足陽明胃經

높은 열이 나고 땀이 나며 코피가 나고 입술에 부스럼이 생기며, 입이 비뚤어지고 머리가 아프며, 인후가 붓고 아프며 놀라고 무서워하며, 광증이 생기고 완복부가 답답하고 장명음이 크고 복수가 생기며 서혜부, 하지의 앞면 바깥쪽, 발등, 세 번째 발가락이 아프거나 운동장애가 나타난다.

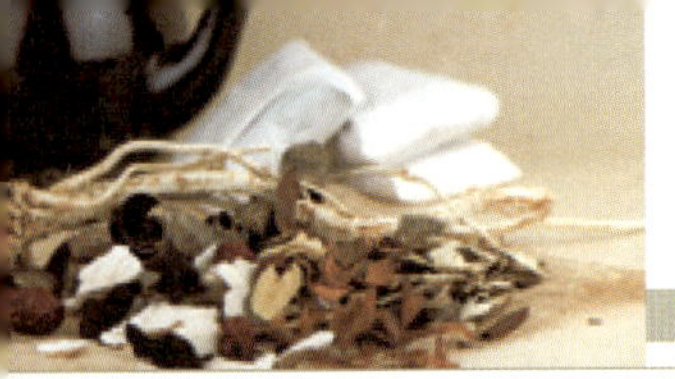

(4) 족태음비경(足太陰脾經)

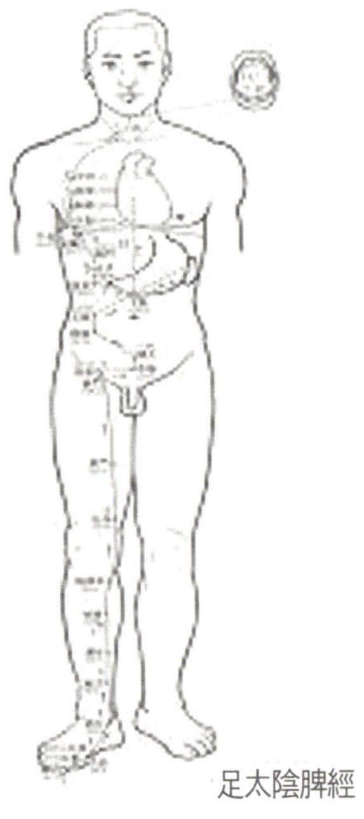

足太陰脾經

혀가 뻣뻣해지고 음식을 먹으면 메스껍고
토하며, 맥이 없고 몸이 무직하며 완복부
가 답답하고 아프고 설사가 나며, 하지의
안쪽이 붓거나 아프고 싸늘해지고 엄지발
가락의 운동장애가 나타난다.

(5) 수소음심경(手少陰心經)

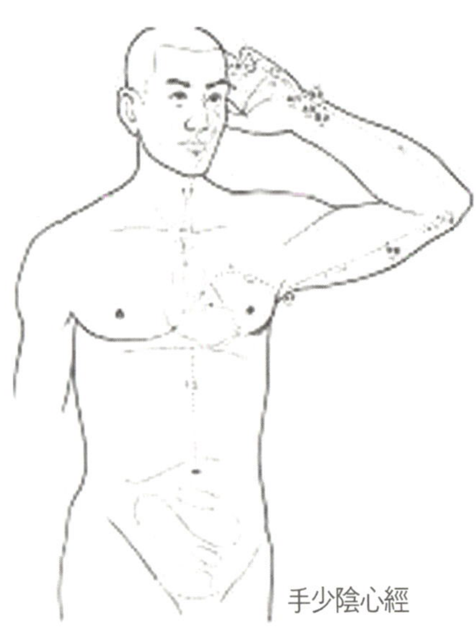

手少陰心經

가슴이 아프고 특히 심장의 앞
부위가 심하며 목이 마르고, 팔
을 구부릴 때에는 팔 뒤쪽 가장
자리가 아프고 팔이 싸늘해지
고 손바닥이 뜨겁다.

(6) 수태양소장경(手太陽小腸經)

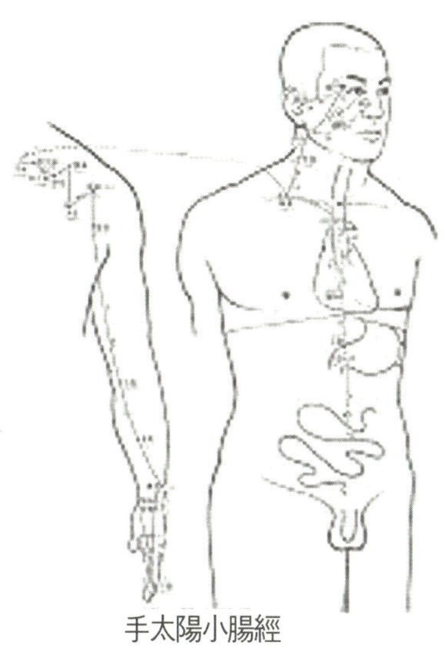

手太陽小腸經

귀가 멀고 눈에 황달이 생기며 인후가 아프고, 아래턱과 목 부위가 붓고 아파 움직이지 못하며 어깨, 팔이 아프고 펴면 팔의 뒤쪽 가장자리가 아프다.

(7) 족태양방광경(足太陽膀胱經)

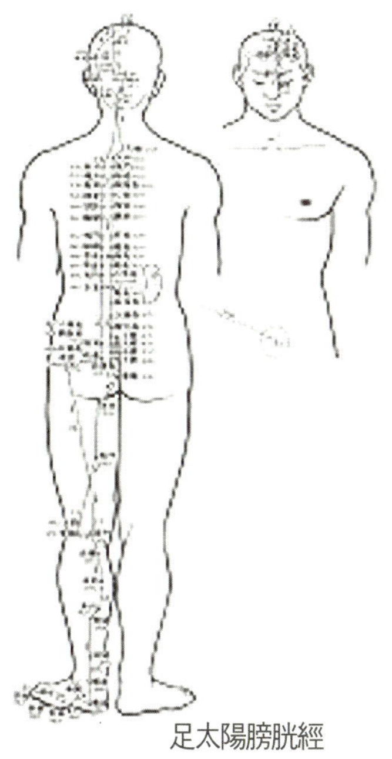

足太陽膀胱經

머리가 아프고 뒷목이 뻣뻣하며 허리가 아프고, 눈이 붓는 것처럼 아프고 코피가 나며 정신 상태가 착란 되고 반신불수가 일어나며 오금, 다리, 발가락들이 아프고 움직이기 곤란하다.

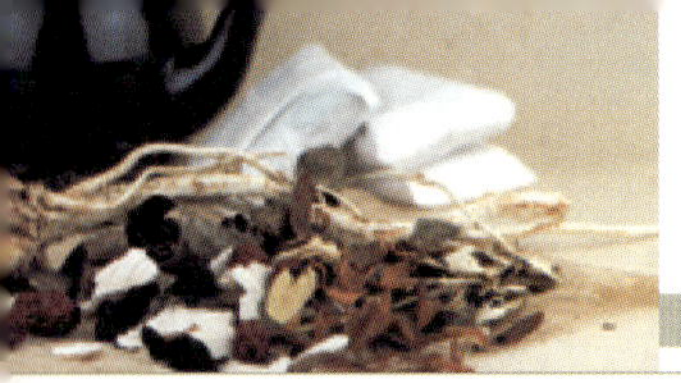

(8) 족소음신경(足少陰腎經)

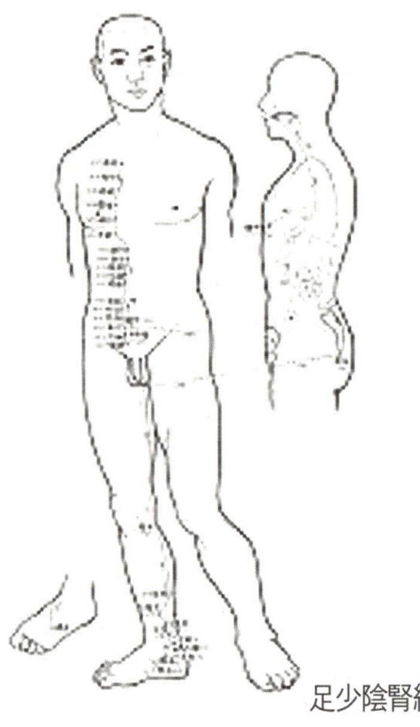

足少陰腎經

숨이 차고 천식, 기침, 각혈이 나타나며 머리가 어지럽고 잘 놀라고 무서워하며, 입과 혀가 마르고 붓고 아프며 가슴이 답답하고 아프며, 설사가 나고 허리, 척추 뼈 등이 아프고 하지가 힘이 없고 싸늘하거나 발바닥에서 열이 난다.

(9) 수궐음심포경(手厥陰心包經)

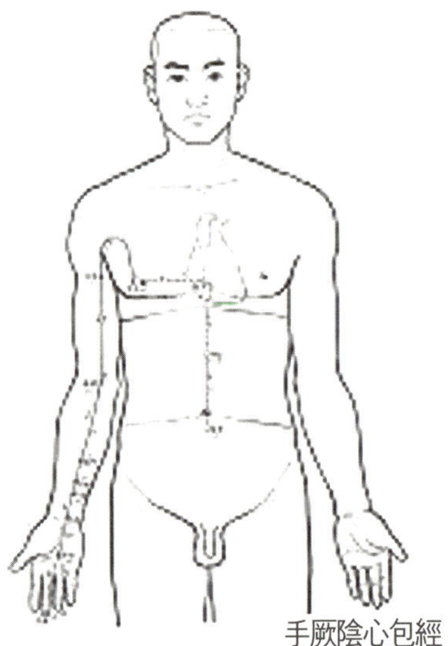

手厥陰心包經

가슴이 두근거리고 답답하며 옆구리가 답답하고, 심장의 앞 부위가 아프고 정신 의식이 정상이 아니거나 팔에 경련을 일으키거나 손바닥이 뜨거워진다.

(10) 수소양삼초경(手少陽三焦經)

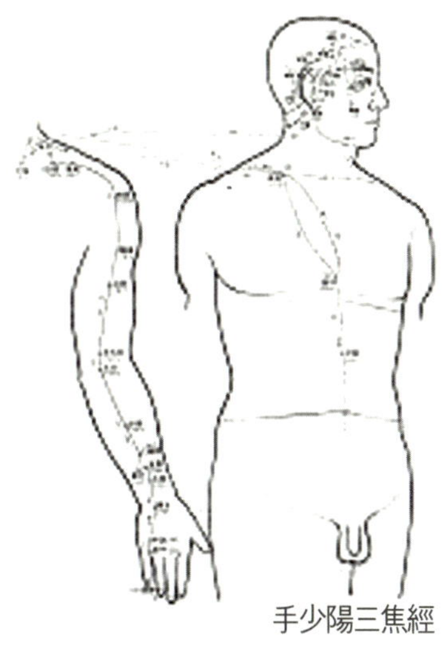

手少陽三焦經

귀가 멀고 인후종통이 생기며 볼, 귀 뒤, 어깨, 팔 등이 아프거나 새끼손가락 또는 넷째 손가락을 잘 움직이지 못한다.

(11) 족소양담경(足少陽膽經)

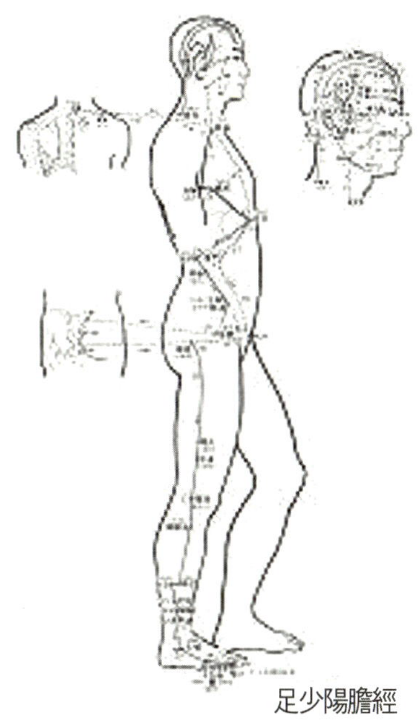

足少陽膽經

한열이 오락가락하고 입이 쓰고 한숨을 자주 쉬며, 옆구리가 아프고 편두통이 나타나며 허벅지, 무릎, 정강이의 바깥쪽, 넷째 발가락 부위가 아프고 움직이기 힘들다.

(12) 족궐음간경(足厥陰肝經)

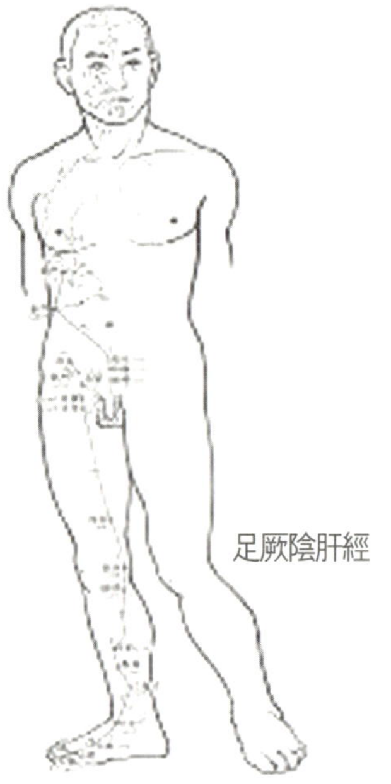

옆구리가 답답하고 아프며 가슴이 답답하
고, 구토와 설사가 일어나고 장산통과 소
변 불통이 나타나며, 여자에게는 아랫배
와 허리가 아픈 증상이 나타난다.

5.기경팔맥(奇經八脈)

1) 십이경맥과 달리 장부(臟腑)와의 연계가 없고, 일부 기항지부
   (奇恒之腑)와 연계되어 있는 여덟 경맥으로 이중에서 독맥(督
   脈)과 임맥(任脈)은 십이경맥처럼 자신의 경혈을 가지고 있어
   이 두 경맥을 합하여 **십사경맥(十四經脈)**이라 한다.

2) 십이경맥의 작용을 보충해주고 몸의 영위기혈(營衛氣血)을 조
   절하는 작용을 한다.

3) 종류

(1) **독맥(督[4]脈)**

---

4) **督** 이상이 있나 없나를 살펴본다(目)는 뜻입니다. 監督(감독)! 나라의 일을 맡아서 처음부터 끝
까지 마무리하는 사람을 提督(제독)이라 합니다. 海軍(해군)의 提督(제독)! 책임자!

① 자궁부위에서 시작하여 회음으로 내려온 후 척추를 따라 상행하여 뇌로 들어 가고, 동시에 두부 정중선을 따라 코, 입까지 간다.

② 병증 : 허리와 등 부위가 아프고 풍에 의해 허리, 등 부위에 경련이 일어나며 비뇨계통과 생식계통(주로 남성)의 질병이 생기고, 정신 상태에 이상이 생기고 아이들은 잘 놀란다.

(2) 임맥(任[5]脈)

① 흉중에서 시작하여 회음으로 내려온 후 복부, 흉부의 정중선을 따라 상행하여 인후와 하악부에 이른다. 한 가지는 흉부에서 충맥과 함께 척추내부로 간다.

② 병증 : 월경곤란, 폐경, 백대하, 유산, 불임증, 아랫배 종괴 등이 나타난다.

(3) 충맥(衝[6]脈)

(4) 대맥(帶脈)

(5) 음교맥(陰蹻[7]脈)

(6) 양교맥(陽蹻脈)

(7) 음유맥(陰維[8]脈)

(8) 양유맥(陽維脈)

---

5) 任 여러분은 일을 맡으면 어떻게 합니까? 자기 마음대로? 任意(임의)로?

6) 衝 길거리에서 자동차가 충돌을 했네요! 부딪친다는 뜻입니다. 소용돌이가 치겠지요?

7) 蹻 담장 너머에 무엇이 있을까요? 까치발을 하고 구경을 합니다. 그러한 모습을 가리키는 말입니다. 몸을 위에서 잡고 들면 그런 모습도 되겠군요.

8) 維 밧줄로 묶는다는 뜻입니다. 온 몸을 밧줄로 묶듯이 휘감고 도는 경맥!

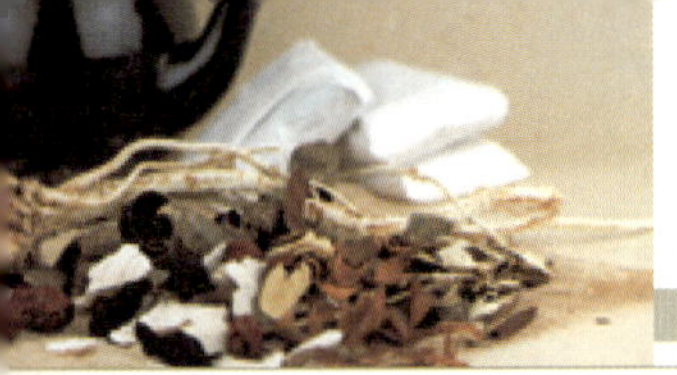

<u>6. 수혈(腧穴)</u>

1) 정의

수혈(腧穴)이란 인체의 모든 혈(穴)을 통틀어 부르는 말로 장부의 기가 체표 부위에 모이고, 흐르고, 머무는 곳으로 체표, 경락, 장부가 상통하는 점이다.

2) 종류

(1) 경혈(經穴)

경혈은 모두 십사경맥에 분포되어 있는데 십이경맥의 유혈은 좌우로 상대되는 쌍혈이고, 임맥과 독맥의 유혈은 하나인 단혈이다.

(2) 기혈(奇穴)

십사경맥에 속하지 않고 흩어져 있어 경외기혈이라 부른다.
기혈은 대다수가 특수한 치료 효과가 있다.

(3) 아시혈(阿是穴)

고정된 부위가 없어 **부정혈(不定穴), 천응혈(天應穴)**이라 부른다.
누르면 통증이나 쾌감, 또는 특수한 감각이 있는 곳이 아시혈이다.

3) 기능

(1) 기혈이 흘러들고 나가는 곳이다.
(2) 질병의 반응이 나타나는 곳이다.
(3) 질병을 예방하고 다스리는 곳이다.

☞ 다음은 인체를 三陰三陽으로 구분한 것이다. 알맞게 써 넣으세요.

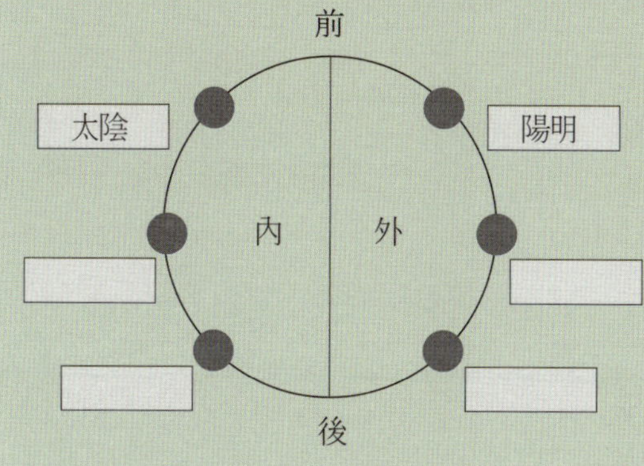

☞ 십이경맥의 유주순서를 써보세요.

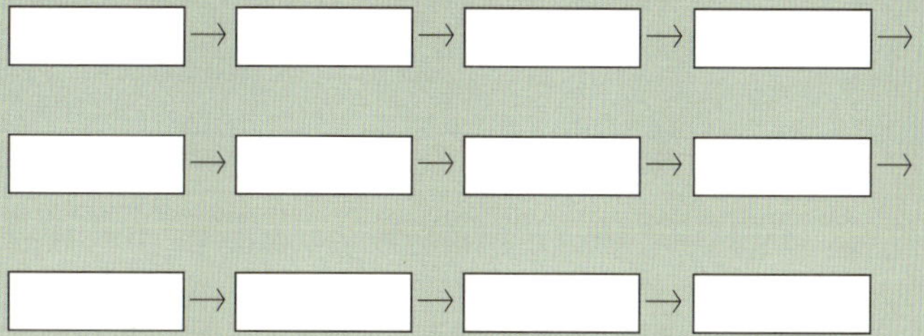

☞ 십이경맥의 양경(陽經)과 음경(陰經)은 각기 상하(上下)의 순행방향이
어떻게 될까요? 또 그 이유는 무엇인가요?

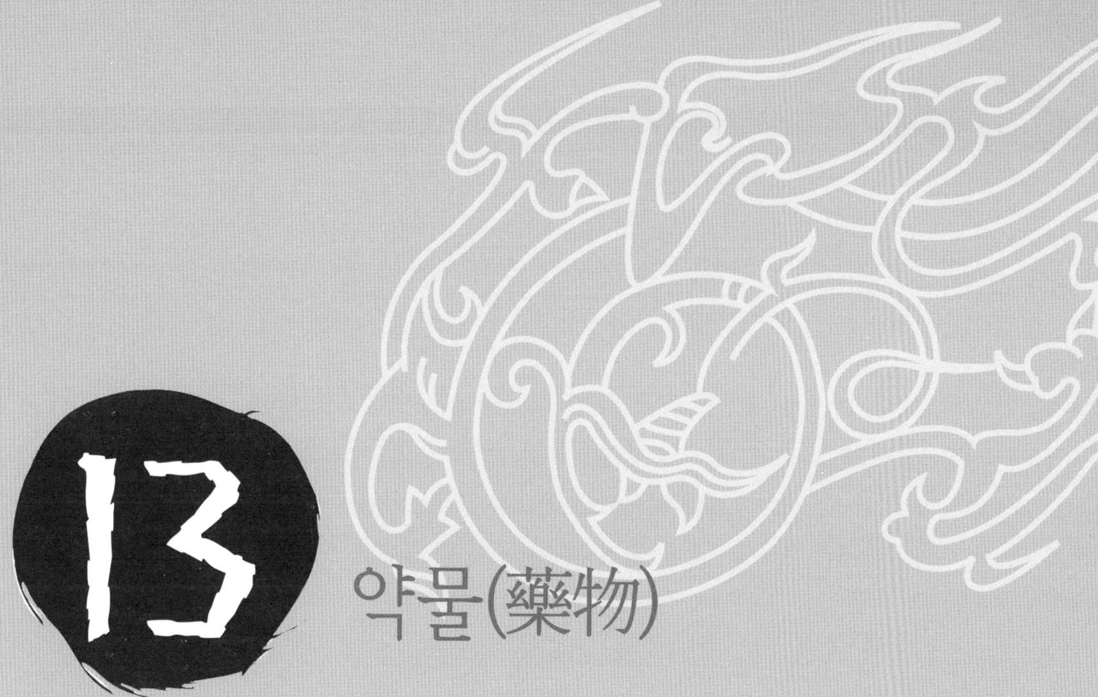

13 약물(藥物)

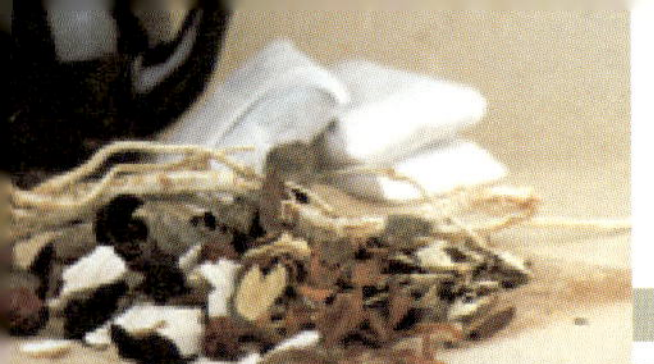

1. 정의

동의학에서 **약(藥)**은 치료수단의 하나로 병을 예방과 치료, 건강증진을 위해 천연물을 있는 그대로 또는 가공하여 만든 것을 말한다. 식물, 동물, 광물의 자연물질을 포함하나 식물이 대부분을 차지하므로 약재를 **본초(本草)**라 하고 본초(本草)를 연구하는 학문을 **본초학(本草學)**이라고 한다.

2. 사기(四氣)

1) 약물들이 가지는 네 가지 성질 : 한(寒 : 찬 성질), 열(熱 : 더운 성질), 온(溫 : 따뜻한 성질), 량(凉 : 서늘한 성질)을 사기(四氣)라 한다.

2) 간혹 사기(四氣)에 속하지 않는 **평(平)**한 성질의 약도 있다.

3) 약물이 인체에 작용하여 발생되는 반응을 설명한다.

4) 온(溫)과 열(熱), 량(凉)과 한(寒)은 성질은 같으나 정도의 차이가 있는 것으로 열(熱)은 온(溫)이 심한 것이고, 한(寒)은 량(凉)이 심한 것이다.

5) 온열(溫熱)한 약은 한증(寒證)을 치료하는 데 쓰며, 한량(寒凉)한 약은 열증(熱證)을 치료하는 데 쓴다.

3. 오미(五味)

1) 맛을 미(味)라 하고, 약의 맛은 산(酸), 고(苦), 감(甘), 신(辛), 함

(鹹)의 다섯 가지로 오미(五味)라 한다. 그 외에 **담미(淡[1]味 : 싱거운 맛)**와 **삽미(澁味 : 떫은 맛)**가 있으나 구분이 명확치 않다.

2) 작용

산미(酸味) : 신맛	수렴고삽(收斂[2]固澁) : 거두어들이고 오므라들게 함.	오미자, 산수유
고미(苦味) : 쓴맛	설(泄), 조(燥), 강(降), 견(堅) :습기를 없애고 열을 내리게 함.	황련, 고삼
감미(甘味) : 단맛	보(補), 화(和), 완(緩) : 보하고 자양하고 완화작용.	감초, 대추
신미(辛味) : 매운맛	산(散), 행(行) : 땀을 나게 하고 기혈이 잘돌게 함.	생강, 총백(파뿌리)
함미(鹹味) : 짠맛	하(下), 연(軟) : 아래로 내리고 부드럽게 함.	해조류

3) 약의 성질인 기(氣)와 약의 맛인 미(味)를 합하여 **기미(氣味)**라 한다.

4. 승강부침(昇降浮沈)

1) 약물이 인체에 작용하는 방향성을 말한다.

2) **승(昇)** : 위로 올라가는 작용.

 강(降) : 아래로 내려가는 작용.

 부(浮) : 위와 밖으로 떠오르는 작용.

 침(沈) : 아래와 안으로 가라앉는 작용.

---

1) *淡* 담백하다는 뜻입니다. 물에 물 탄 것처럼~
2) *斂* 긁어모은다는 뜻입니다. 남김없이!

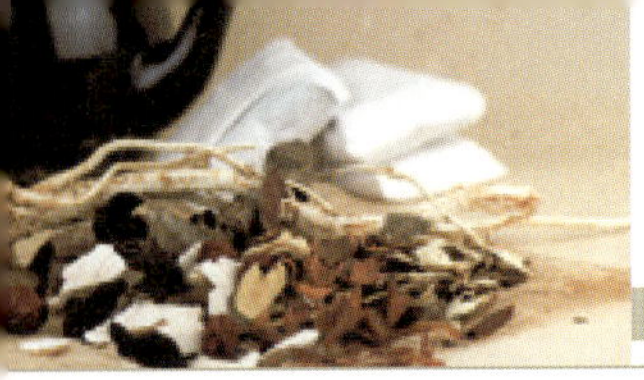

3) 약의 기미(氣味)와 관련이 있다.

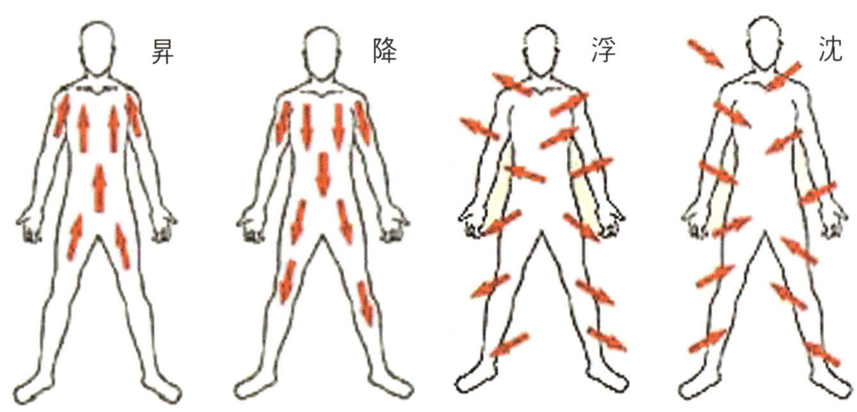

온열(溫熱)한 약	승부(昇浮)
신미(辛味), 감미(甘味)	
한량(寒凉)한 약	강침(降沈)
산미(酸味), 고미(苦味), 함미(鹹味)	

5. 귀경(歸經)

1) 어떤 약물이 어떤 경맥(經脈) 혹은 어떤 경맥의 병변에 대하여 뚜렷하게 작용하거나 혹은 특수한 선택작용이 일어나는 것이며, 또한 다른 경맥에 대해서는 작용이 비교적 적거나 혹은 작용이 없는 것을 말한다.

2) 귀경은 맛과 일정한 관계가 있다.

산미(酸味)	간경(肝經), 담경(膽經), 심포경(心包經), 삼초경(三焦經)
고미(苦味)	심경(心經), 소장경(小腸經), 심포경(心包經), 삼초경(三焦經)
감미(甘味)	비경(脾經), 위경(胃經)
신미(辛味)	폐경(肺經), 대장경(大腸經)
함미(鹹味)	신경(腎經), 방광경(膀胱經)

6. 약의 보사(補瀉)

1) 보약(補藥)

정기(正氣)를 보하여 몸의 전반적 기능을 잘 조절하고 도와주며 저항성을 높여 건강을 보호하는 약이다.

보기약(補氣藥)	기허증(氣虛證)	인삼, 황기, 감초, 대추
보혈약(補血藥)	혈허증(血虛證)	당귀, 숙지황, 작약
보양약(補陽藥)	양허증(陽虛證)	녹용, 두충, 음양곽
보음약(補陰藥)	음허증(陰虛證)	사삼, 천문동, 맥문동

2) 사약(瀉藥)

왕성한 병사(病邪)를 없애고, 이상 항진된 기능을 내리는 약으로 파두, 피마자, 대극 등이 있다.

7. 약의 배합

1) 방제(方劑)

약물을 배합원칙과 치료경험에 근거하여 배합하는 것.

2) 군신좌사(君臣佐[3]使)의 법칙 : 방제의 원칙

① **군약(君藥)** : 주작용을 나타내는 기본 약으로 주증(主症) 또는 주병(主病)을 치료하는 약으로 흔히 한두 가지 약물의 용량을 비교적 많이 쓴다

② **신약(臣藥)** : 군약(君藥)을 도와서 주증을 치료하는 약물로 흔히 군약의 용량보다 비교적 적은 양을 쓴다.

---

3) 佐 어떤 사람들 돕는다는 뜻입니다. 돕는 사람은 항상 왼쪽(左)에 있어야 합니다. 상대보다 앞서가면 돕는 것이 아니지요?

③ **좌약(佐藥)** : 겸해서 나타나는 증상을 치료하는 약으로 군약으로 해결할 수 없는 합병증이나 부차적인 증상을 해결하는 약으로 비교적 소량을 쓴다.

④ **사약(使藥)** : 보조약으로 군약의 부작용을 덜어주고 약 맛을 좋게 하며 여러 가지 부작용이 나타나지 않게 하거나 **인경작용(引經作用** : 일정한 장부와 경맥에 대하여 치료효과를 나타내도록 하는 작용)을 하는 약으로 흔히 용량을 최소량으로 한다.

3) 약의 칠정(七情)

약물을 배합하면 상호간에 영향을 주게 되어 약리작용의 변화가 일어나게 되는데, 이렇게 약성이 변하는 일곱 가지의 경우를 말한다.

① **단행(單行), 단미(單味)** : 한 가지 약만 쓰는 경우.

② **상수(相須)** : 작용이 비슷한 두 가지 이상의 약재가 서로 협력하여 좋은 효과를 나타내는 경우.

③ **상사(相使)** : 주약과 다른 보조약을 섞어 주약의 약효가 세어지는 경우.

④ **상오(相惡)** : 한 약물이 다른 약물의 약효를 제한하여 약해지는 경우.

⑤ **상외(相畏)** : 한 약물이 다른 약물의 억제를 받아 극한 성질이나 독성이 강해지거나 없어지는 경우.

⑥ **상쇄(相殺[4])** : 한 약물이 다른 약물의 중독작용을 없애는 경우.

⑦ **상반(相反)** : 함께 쓰면 독성이 세어지거나 심한 부작용이 나타나는 경우.

---

4) 殺 왼쪽에는 사람을 죽여서 나무에 매달아 놓은 모습이군요. 죽인다는 뜻일 경우에는 '살'이라고 읽지만, 덜어낸다는 뜻일 경우는 '쇄'라고 읽습니다.

8. 약제형(藥劑型) : 약의 형태

1) 내복약

(1) 탕제(湯劑), 전제(煎[5]劑) : 달이는 약

① 가장 널리 사용되는 방법.

② 장점

- 약의 유효한 성분이 물에 녹아 흡수가 잘되기 때문에 치료효과
  가 빠르다.
- 병증변화에 따라 약재의 가감으로 처방변경이 쉽다.
- 급만성질환에 모두 쓰인다.

③ 단점 : 약의 휴대와 복용이 불편하다.

(2) 산제(散劑) : 가루약

휴대나 복용이 편리하며 흡수력도 좋고, 쉽게 변질되지 않는다.

(3) 환제(丸劑) : 알약

- 가루약에 꿀 등을 넣어 일정한 크기로 뭉쳐 둥글게 만든 것
  이다.
- 휴대, 보관, 복용이 간편하다.

(4) 고제(膏劑) : 상온에서 고체, 반고체, 반유동체

- 약재를 오랫동안 달여 찌꺼기는 버리고 농축하여 만듦.
- 쉽게 변질되지 않아 장기보관이 가능하다.

(5) 주제(酒劑) : 약술

- 약재를 술에 담가 유효성분이 술에 우러나게 한 것.

---

5) 煎 달인다는 뜻입니다. 밑에 불(灬)이 잘 타고 있습니다.

• 장기보관이 가능하고 복용이 간편하다.

(6) 고형과립제(固型顆粒劑 : Extract)

• 약재의 유효성분을 전출한 약액을 농축시켜 고형제로 모아 과립으로 만든 약을 말한다.

2) 외용약

(1) 고약(膏藥)

• 약재를 잘게 썰거나 가루로 만들어 기름이나 식초를 사용하여 달여서 만든다.
• **경고(硬膏)**와 **연고(軟膏)**가 있다.

(2) 산제(散劑) : 뿌리는 약

(3) 약침액제(藥鍼液劑[6]), 주사제(注射劑)

• 약재의 유효성분을 추출하여 멸균용액으로 만든 약이다.
• 경혈에 주입하는 주사약이다.

(4) 좌제(坐劑)

• 환(丸)이나 **정제(錠劑** : 약제를 가루형테로 만들이 걸합제를 섞어 일정한 틀에 넣고 압착하여 만든 약)형태.
• 항문이나 질 내에 삽입할 수 있도록 만든 제재.
• 내복약에 비해 사용이 간편하고 환부 깊숙한 곳까지 약 성분이 도달하여 치료 효과가 좋다.

(5) 도포제(塗布[7]劑) : 바르는 약

• 약초의 즙을 상처에 바르는 것이다.

---

6) *劑* 가지런히(齊) 잘라서(刂) 약제를 만든다는 뜻입니다.

• **병제(餠[8]劑** : 떡으로 만들어 피부에 붙일 수 있도록 한 것)와
  습포제(濕布劑 : 환부나 피부에 붙여 사용하기에 편리하도록
  만든 것)가 있다.

(6) 세제(洗劑), 욕제(浴劑) : 약재를 달인 물로 환부를 씻거나 목욕
  하는 데 쓰이는 제재

(7) 훈제(薰[9]劑) : 약재를 태우거나 쪄서 연기나 증기를 쪼이게 함.

9. 처방 가감 단어

거(去)	약재를 본 처방에서 뺀다.
가(加)	약재를 본 처방에 더한다.
입(入)	약재를 처방에 넣는다 (달일때 넣고 달인다).
합(合)	처방을 합한다.
배(倍)	처방을 두 배로 늘린다.
소허(少許)	적은 양을 넣어도 좋음.
각 등분(各 等分)	처방의 모든 약재의 양을 똑같이 한다.

10. 복용법

1) 탕제(湯劑)

① **이분복(二分服)** : 한 첩을 두 번에 나누어 마심.

② **삼분복(三分服)** : 한 첩을 세 번에 나누어 마심.

③ **식전복(食前服)** : 식사 전에 마심.

④ **식후복(食後服)** : 식사 후에 마심.

⑤ **수시복(數時服)** : 아무 때나 자주 마심.

---

7) *塗* 진흙으로 바른다는 뜻입니다.
8) *餠* 얇게 구운 떡을 가리키는 글자입니다. 피자와 같은 것~
9) *薰* 연기로 그을려서 약제를 만든다는 뜻입니다.

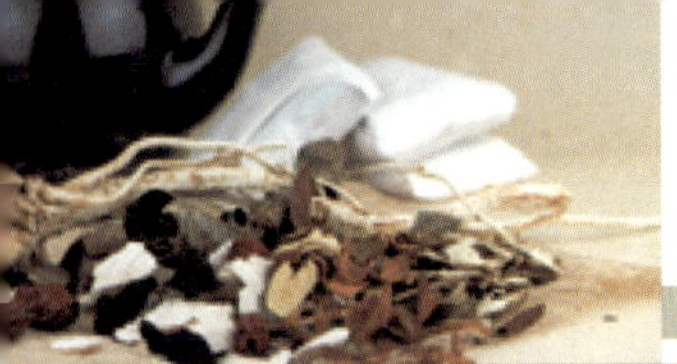

⑥ 공심복(空心服) : 빈 속에 마심.

⑦ 식원복(食遠服), 식간복(食間服) : 식사 사이에 마심.

⑧ 연복(連服) : 이어서 마심.

⑨ 서서복(徐[10]徐服) : 천천히 마심.

⑩ 냉복(冷服) : 차게 마심.

⑪ 온복(溫服) : 따뜻하게 마심.

2) 환제(丸劑)나 산제(散劑)

① 조복(調服) : 섞어 먹음.

② 동복(同服) : 같이 먹음.

③ 탄하(呑下) : 삼킴.

④ 합복(呷服) : 빨아 먹음.

⑤ 작하(嚼[11]下) : 씹어 먹음.

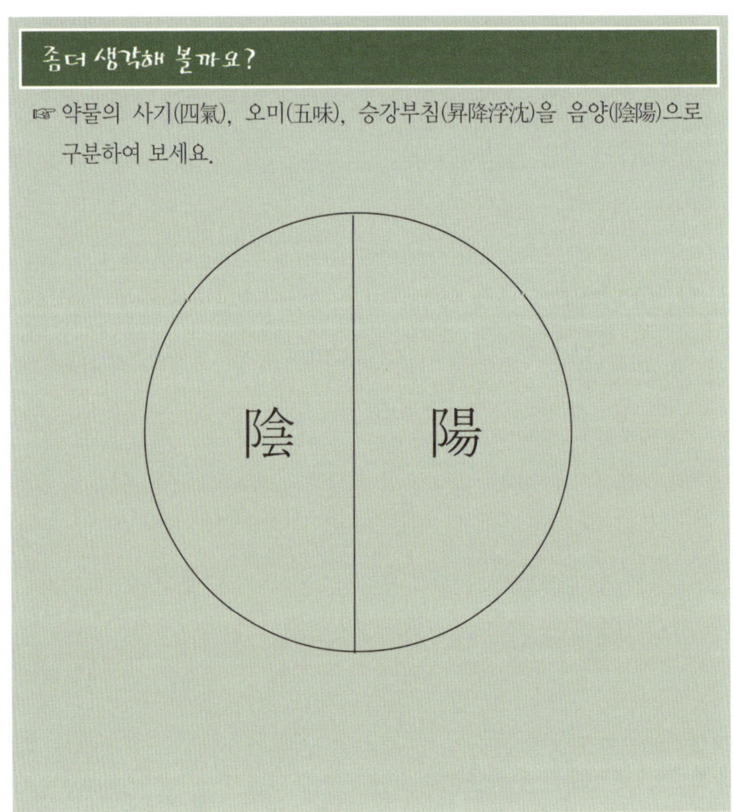

☞ 약물의 사기(四氣), 오미(五味), 승강부침(昇降浮沈), 귀경(歸經), 색(色)
을 오행에 적용시켜 보세요.

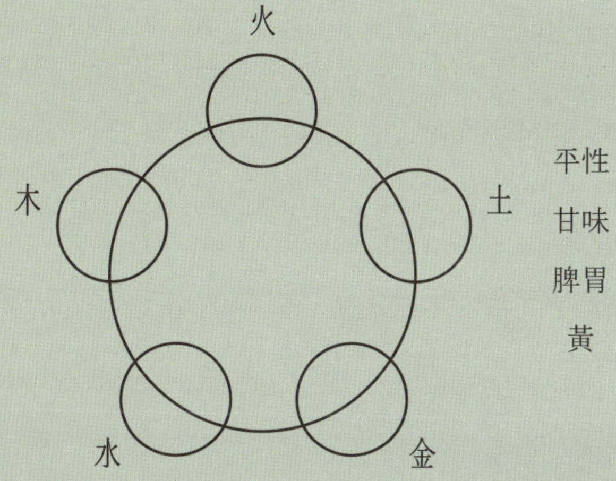

☞ 다음 약재의 기미(氣味), 귀경(歸經), 효과 및 효능을 조사하여 보세요.

약재	기(氣)	미(味)	귀경(歸經)	효능 및 효과
황기(黃芪)				
감초(甘草)				
치자(梔子)				

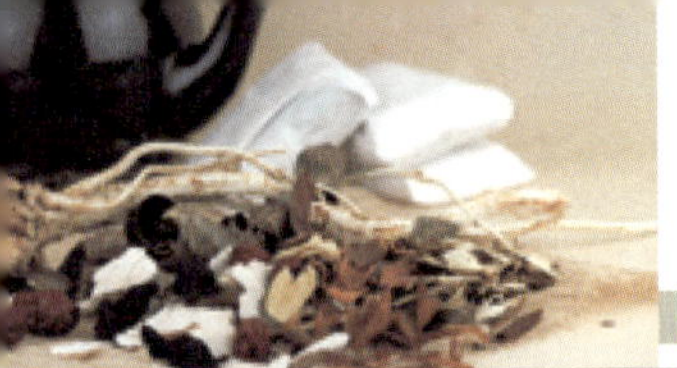

약재	기(氣)	미(味)	귀경(歸經)	효능 및 효과
숙지황(熟地黃)				
당귀(當歸)				
어성초(魚腥草)				
오미자(五味子)				
진피(陳皮)				
갈근(葛根)				

약재	기(氣)	미(味)	귀경(歸經)	효능 및 효과
곽향(藿香)				
대조(大棗)				
백복령(白茯笭)				
반하(半夏)				

---

10) *徐* 천천히라는 뜻입니다. 무엇이든 천천히 행동을 하면 무리가 없습니다. 따라서 평안하다는 뜻도 있습니다.

11) *嚼* 조금씩 씹어서 먹는다는 뜻입니다.

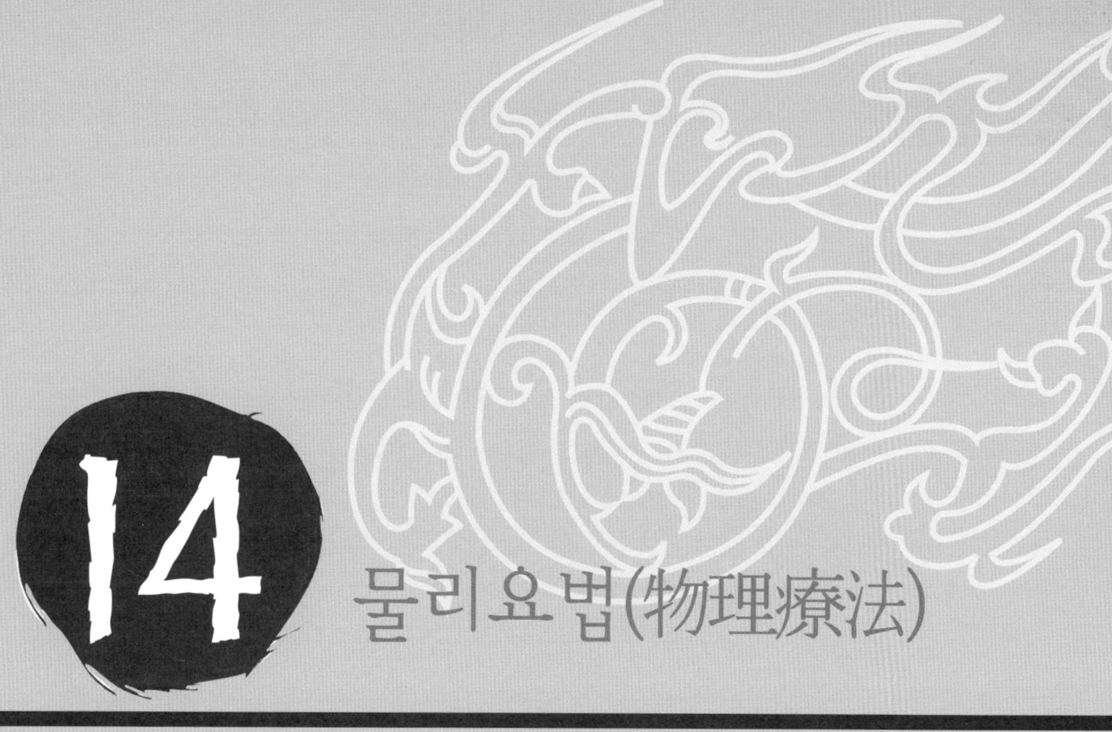

14 물리요법(物理療法)

물리요법(物理療法)
침(鍼)
침(針)
구침(九鍼)
호침(毫鍼)
침미(鍼尾)
침병(鍼柄)
침근(鍼根)
침체(鍼體)
침첨(鍼尖)
척(尺)
촌(寸)
분(分)
피내침(皮內鍼)
피부침(皮膚鍼)
매화침(梅花鍼)
칠성침(七星鍼)
도장침(圖章鍼)
전침(電鍼)
사혈침(瀉血鍼)
삼릉침(三陵鍼)
체침(體鍼)
분구침법(分區鍼法)
두침(頭鍼)
면침(面鍼)
안침(眼鍼)
비침(鼻鍼)
이침(耳鍼)
설침(舌鍼)
수침(手鍼)

족침(足鍼)
관침법(管鍼法)
침관(鍼管)
삽관(揷管)
양수삽관법(兩手揷管法)
편수삽관법(偏手揷管法)
연침법(撚鍼法)
투침법(透鍼法)
자침(刺鍼)
천피(穿皮)
자입(刺入)
직자(直刺)
사자(斜刺)
횡자(橫刺)
평자(平刺)
유침(留鍼)
득기(得氣)
산(酸)
마(麻)
중(重)
창(脹)
행침(行鍼)
운침(運鍼)
자침보사(刺鍼補瀉)
평보평사(平補平瀉)
유침보사(留鍼補瀉)
염전보사(捻轉補瀉)
염전(捻轉)
제삽보사(提揷補瀉)
제(提)

삽(揷)
영수보사(迎隨補瀉)
수(隨)
영(迎)
발침(撥鍼)
훈침(暈鍼)
혈종(血腫)
만침(彎鍼)
체침(滯鍼)
절침(折鍼)
기흉(氣胸)
후유감(後遺感)
구(灸)
애주구(艾炷灸)
애(艾)
애주(艾炷)
사상구(絲狀灸)
속립구(粟粒灸)
반미립구(半米粒灸)
미립구(米粒灸)
맥립구(麥粒灸)
완두구(豌豆灸)
장(壯)
직접구(直接灸)
유흔구(有痕灸)
화농구(化膿灸)
무흔구(無痕灸)
비화농구(非化膿灸)
간접구(間接灸)
격물구법(隔物灸法)

격강구(隔薑灸)
격산구(隔蒜灸)
격염구(隔鹽灸)
애조구(艾條灸)
온침구(溫鍼灸)
부항(附缸)
항(缸)
건부항(乾附缸)
습부항(濕附缸)
수기요법(手技療法)
활혈산어(活血散瘀)
추나요법(推拿療法)
추법(推法)
나법(拿法)
안법(按法)
마법(摩法)
찰법(擦法)
유법(揉法)
지압요법(指壓療法)
수직압(垂直壓)
지속압(持續壓)
집중압(集中壓)
무지압(拇指壓)
장압(掌壓)
중지압(中指壓)
권압(拳壓)
파악압(把握壓)

동의학에서의 물리요법(物理療[1]法)이란 동의학적 이론을 도입하여 약물대신 천연이나 물리적 작용으로 병을 치료하는 방법을 말하는데, 약물을 이용한 치료법을 제외한 침, 뜸, 부항을 비롯하여, 지압이나 추나와 같은 각종 수기법(手技法)이 속한다. 이중에서 대표적인 방법을 공부해보기로 한다.

1. 침(鍼[2])

침 치료에 이용되는 바늘처럼 생긴 가늘고 긴 기구로 재질이나 형태, 규격에 따라 여러 종류가 있다. 침으로 몸의 일정한 부위에 물리적 자극을 가함으로써 질병을 예방, 완화, 치료한다. 옛날에는 잠(箴)이라고도 하였고 혹은 **침(針)**이라고도 쓰나, 침(鍼)이 가장 정확한 표기다.

1) 침의 재질

예전에는 뼈나 나무를 쓰기도 하였고 금, 은과 같은 금속을 이용하였으나 현재에는 거의 대부분 스테인레스 스틸로 만든 것을 쓴다.

2) 침의 효과

(1) 경락(經絡)을 소통시킨다.

(2) 장부(臟腑)기혈(氣血)의 기능을 조절한다.

(3) 음양(陰陽)의 균형을 촉진한다.

---

1) 療 질병을 치료한다는 뜻입니다.

2) 鍼 앗~ 침이네요. 누구나 겁을 내는~ 그러나 그 작은 바늘이 놀라운 치료효과를 나타낸다니! 겁내지 맙시다. 약자로 줄여서 '針' 이라고 씁니다.

3) 침의 종류

옛날에는 **구침(九鍼)**이라 하여 아홉 가지의 침이 있었으나, 현재에는 호침(毫[3]鍼)이 가장 널리 쓰이고 있다.

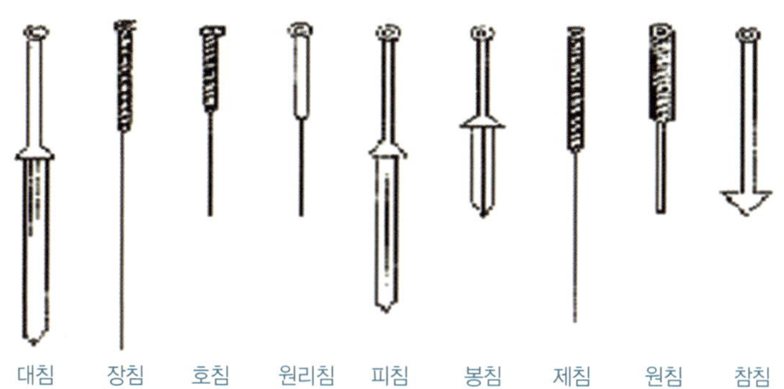

(1) 호침(毫鍼)

가는 털과 같이 가늘고 끝이 예리한 침.

① 명칭

- **침미(鍼尾)** : 침병의 뒷부분. 일반적으로 원통형.
- **침병(鍼柄[4])** : 침체의 뒷부분으로 침을 사용할 때 힘을 주는 부분.
- **침근(鍼根)** : 침병과 침체를 이어주는 부위.
- **침체(鍼體)** : 몸 속으로 들어가는 부분으로 침첨과 침병의 사이.
- **침첨(鍼尖)** : 침의 가장 예리한 부분으로 피부에 가장 먼저 닿는 부분.

② 규격 : 침체(鍼體)의 길이와 굵기에 따라 다름.

- 길이 : 일반적으로 49mm(1寸 6分)를 기준으로

---

3) *毫* 아주 가는 털을 가리키는 글자입니다.

4) *柄* 자루 또는 손잡이를 가리키는 글자입니다.

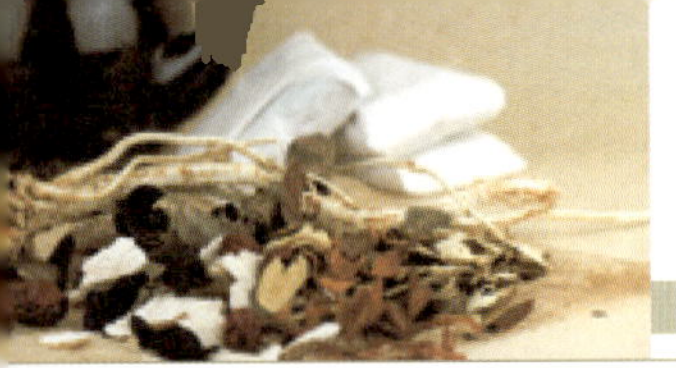

15mm~90mm로 다양하다.

***길이의 단위**

- 척(尺) : 현재 30cm로 10寸이다. 「자」라고도 읽는다
- 촌(寸) : 현재 3cm가 1寸이다. 「치」라고도 읽는다
- 분(分) : 현재 3mm가 1分이다. 「푼」으로도 읽는다

• 굵기 : 현재 우리나라에는 10종류가 있다.

굵기	1	2	3	4	5	6	7	8	9	10
mm(내외)	0.16	0.18	0.20	0.22	0.24	0.26	0.28	0.30	0.32	0.34

③ 적응증 : 가장 광범위하게 일반적으로 사용된다.

(2) 피내침(皮內鍼)

① 가늘고 짧은 침을 수평으로 자입하여 피내에 비교적 장시간 유치
시킬 때 쓴다.

② 약한 자극을 오랫동안 주기 위해서나 이침(耳鍼)시에도 사용한
다.

③ 길이는 3~8mm, 굵기는 0.12~0.16mm 정도이다.

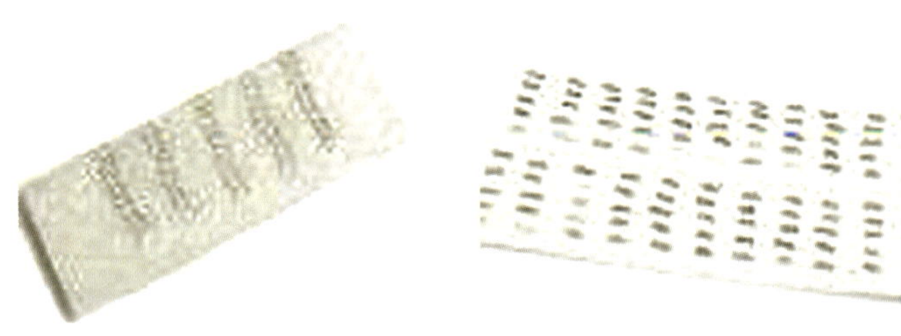

(3) 피부침(皮膚鍼)

① 피부를 가볍게 두드려 약한 자극을 주어 치료하는 방법이다.

② 한쪽 면은 침이 여러 개 꽂혀있고, 반대쪽은 침이 모여 있다.
꽂혀있는 침이 다섯이면 **매화침(梅花鍼)**이라 하고, 일곱이면 **칠**

성침(七星鍼)이라 한다. 자루가 달린 모양도 있고, 도장처럼 생겨서 자극을 주는 **도장침(圖章鍼)**도 있다.

③ 주로 피부병이나 어린이, 허약자, 침을 맞기 두려워하는 이들에게 쓴다.

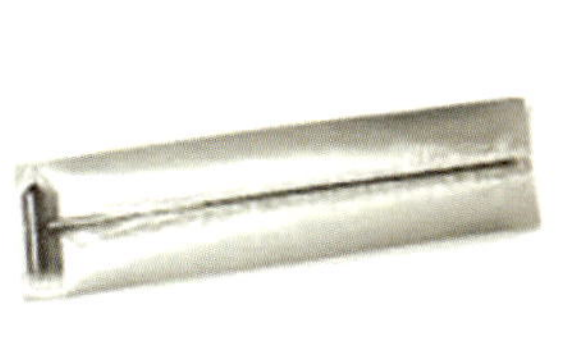
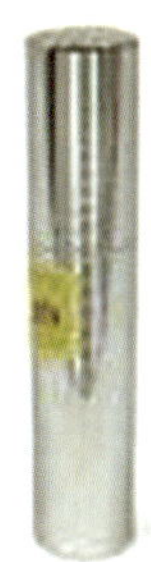

(4) 전침(電鍼)

① 호침을 놓은 다음 침에 약한 전류를 통과시켜 침자극과 함께 전기적 자극을 주는 방법이다.

② 통증이나 중풍 후유증으로 인한 마비를 비롯한 모든 침, 뜸 치료 대상에 다 쓸 수 있다.

(5) 사혈침(瀉血鍼)

① **삼릉침(三陵鍼 : 침끝이 삼각추 모양으로 생기고 침첨이 세모난 침)** 또는 피부침 등을 이용하여 신체상의 얕은 부위의 혈관을 찔러 소량의 혈액을 방출시키는 방법이다.

② 호침으로도 할 수 있으며, 현재에는 사용하기 편리한 사혈침(瀉血鍼)이 나와있다.

③ 실열증(實熱證), 어혈(瘀血), 염좌나 타박상, 정신혼미 등에 쓴다.

4) 체침(體鍼)과 분구침법(分區鍼法)

(1) 체침(體鍼)

질병을 치료할 때 온 몸의 부위를 이용하는 방법.

(2) 분구침법(分區鍼法)

신체의 일부분으로 온 몸의 다른 부위의 질병을 치료하는 방법.

① **두침(頭鍼)** : 대뇌피질구의 기능과 연관시켜 머리피부에 침을 놓
아 치료하는 방법.

② **면침(面鍼)** : 얼굴의 일정한 부위에 침을 놓아 치료하는 방법.

③ **안침(眼鍼)** : 눈동자의 일정한 부위에 침을 놓아 치료하는 방법.

④ **비침(鼻鍼)** : 코와 이마에 있는 특정 혈자리에 침을 놓아 치료하
는 방법이다.

⑤ **이침(耳鍼)** : 귀에 있는 특정 혈자리에 침을 놓아 치료하는 방법.

⑥ **설침(舌鍼)** : 혀의 위 아래면에 침을 놓아 치료하는 방법.

⑦ **수침(手鍼)** : 손의 특정 혈자리에 침을 놓아 치료하는 방법.

⑧ **족침(足鍼)** : 발바닥과 발등의 혈자리에 침을 놓아 치료하는
방법.

5) 방식

(1) 관침법(管鍼法)

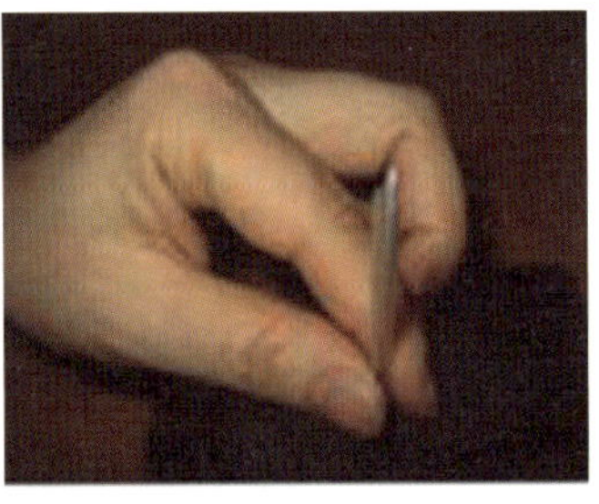

① 침을 침의 길이보다 약간 짧은 **침관(鍼管)**에 넣고 관위로 튀어나
온 부분을 톡톡 두드려 침을 놓는 방법으로, 침을 맞을 때의 통
증을 덜기위해 고안된 방법이다.

② 침관(鍼管)은 플라스틱이나 스테인레스로 된 것이 있다.

③ 침관에 침을 넣는 것을 **삽관(揷管)**이라 하며, 양 손을 모두 이용

하는 **양수삽관법(兩手揷[5]管法)**과 한 손만을 사용하는 **편수삽관법(偏手揷管法)**이 있다.

(2) 연침법(撚[6]鍼法)

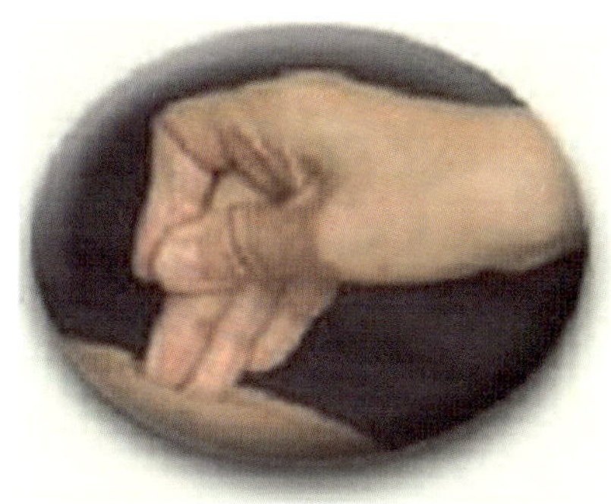

침관(鍼管)을 사용하지 않고 침을 놓는 방식으로, 예전에는 모두 이 방법을 사용하였다.

(3) 투침법(透[7]鍼法)

한 혈(穴)에 침을 꽂고 다른 혈(穴)에 까지 침첨(鍼尖)이 닿도록 하는 방법이다.

혈(穴)의 작용과 적응증을 고려하여 두 개의 혈을 동시에 쓸 필요가 있을 때 적용한다.

6) 자침(刺鍼 : 침을 놓는 것)의 순서

(1) 천피(穿[6]皮)

피부표면을 뚫는 것. 관침법(管鍼法)의 경우 침관에서 밖으로

---

5) **揷** 꽂다 또는 끼운다는 뜻을 가진 글자입니다. 왼쪽에는 손(扌)이 있고 오른쪽에는 무엇인가를 꽂는 모습이 있군요.

6) **撚** 비튼다는 뜻입니다.

나와있는 침병(鍼柄)을 가볍게 두드려 넣는 것이다.

(2) 자입(刺[9]入)

천피를 한 후에 침을 목적한 부위까지 집어넣는 것이다.

*** 자입하는 각도**

직자(直刺)	사자(斜[10]刺)	횡자(橫[11]刺): 평자(平刺)
- 근육층이 두꺼운 곳에 적용. - 대부분의 수혈(腧穴)에 적용. - 자입각도가 70° 이상 90°에 가까움.	- 자입각도가 30° 이상 60° 정도로 비스듬히 자입. - 함요 부위나 주요조직을 피하기 위해 적용.	- 피부면에 평행하게 20° 이내로 자입. - 피하조직이나 살이 매우 얇은 부위에 적용.

(3) 유침(留[12]鍼)

침을 꽂아 두는 것.

호침의 경우 보통 15~20분 정도 꽂아두며, 소아의 경우는 자

---

7) 透 꿰뚫는다는 뜻입니다. 꿰뚫으면 양쪽이 통하겠지요. 따라서 막힌 곳이 통한다는 뜻으로 발전했습니다. 透明(투명)~ 속이 들여다보일 정도로 환한 상태!

8) 穿 구멍을 뚫는다는 뜻입니다. 위에는 구멍을 나타내는 '穴' 이 있고, 아래에는 치아로 물어뜯는다는 의미에서 '牙' 가 있군요.

9) 刺 찌른다는 뜻입니다. 침을 놓는다고 할 때는 이 글자를 사용합니다.

10) 斜 비스듬히 기울어진 상태를 가리키는 글자입니다.

11) 橫 가로로 바닥과 평형이 되게라는 뜻입니다.

침(刺鍼)후 바로 뽑기도 한다. 침의 굵기와 환자의 반응에 따라
자극의 세기를 고려하여 시간을 적용한다.

(4) 득기(得氣)

침을 놓을 때 시술자와 대상자가 느끼는 감각을 말한다.

① 침을 정확히 놓으면 대상자는 경락을 따라 퍼져가는 **산(酸** : 시
큰시큰함) · **마(麻**[13] : 마비감) · **중(重**[14] : 무거움) · **창(脹**[15] : 팽창
하는 듯한 느낌) 등을 느낀다.
② 시술자도 수축되는 감이나 팽팽한 저항감이 느껴진다.
③ 득기는 환자의 반응상태, 침놓는 수기(手技), 수혈(腧穴)위치의
정확성 등과 관련이 있다.

(5) 행침(行鍼) , 운침(運鍼)

자입(刺入)후에 득기감을 유발하거나, 치료효과를 높
이기 위해 기(氣)를 조절하는 자침보사(刺鍼補瀉)의 수법이다. 침
으로 허증(虛證)일때는 보(補)하고 실증(實證)일때는 사(瀉)하는
것을 자침보사라하며, 보법(補法)과 사법(瀉法)의 중간수법을 평
보평사(平補平瀉)라 한다.

① **유침보사(留鍼補瀉)**
침을 꽂아두는 시간에 따라 일반적으로 호침의 경우 10분까지는 보
법,15~20분까지는 평보평사법, 20분 이상부터는 사법에 속한다고
한다.

---

12) 留 머무르다 또는 기다리다는 뜻입니다.
13) 麻 저린 느낌을 가리키는 글자입니다.
14) 重 묵직한 느낌을 가리키는 말입니다. 다른 뜻으로는 '겹' 을 가리킵니다. 二重! 三重!
15) 脹 팽팽한 느낌을 가리키는 글자입니다. 특히 배가 부른 느낌!
16) 捻 새끼를 꼬듯이 비트는 동작을 가리키는 글자입니다.

② 염전보사(捻[16]轉[17]補瀉)

- 엄지손가락과 둘째, 셋째 손가락으로 침병을 잡고 엄지손가락을 내밀었다 당겼다 하는 것을 염전(捻轉)이라 한다.
- 엄지를 앞으로 밀면서, 느리게, 적은 횟수로 간격을 길게 하면 보법, 엄지를 뒤로 당기면서, 빠르게, 간격을 짧게 하여 여러번 하면 사법이라 한다.

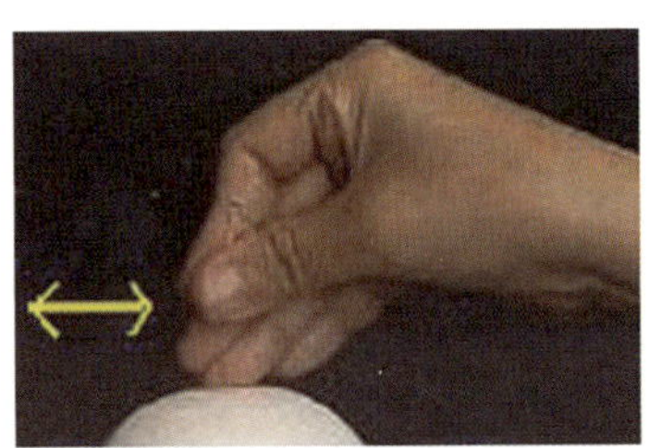

③ 제삽보사(提挿補瀉)

- 침을 상하로 진퇴운동을 시키는 것으로, 상향방향이 **제(提[18])**가 되고 하향방향이 **삽(挿)**이 된다.
- 제삽을 강하게 하면 사법, 약하게 하면 보법이라 한다.

④ 영수보사(迎隨補瀉)

경맥순행방향과 같은 방향으로 침을 놓으면 **수(隨)**로 보법,

경맥순행방향과 반대 방향으로 침을 놓으면 **영(迎[19])**으로 사법이라 한다.

(6) 발침(撥鍼) : 침을 뽑는 것.

7) 부작용

(1) 훈침(暈[20]鍼)

---

17) **轉** 수레바퀴를 돌리듯이~ 오른쪽으로 왼쪽으로!

18) **提** 끌다 또는 들어올린다는 뜻입니다.

19) **迎** 맞이한다는 뜻입니다. 기가 흘러오는 것을 환영!

침을 맞는 도중 대상자가 어지러워하면서 얼굴이 창백해지고
심하면 땀을 흘리면서 사지(四肢)가 싸늘해지는 등의 증상을 보
이는 것.

(2) 혈종(血腫[21])

자침부위에 피하출혈이 일어나고, 부어오르며 동통이 있는 것.

(3) 만침(彎鍼)

자침 후 침이 몸 안에서 구부러진 것.

(4) 체침(滯鍼)

자침 후 침을 돌릴 수도 뺄 수도 없는 상태.

(5) 절침(折[22]鍼)

침이 몸 안에서 부러진 것.

(6) 기흉(氣胸)

흉막강(胸膜腔)안에 공기가 차는 상태.

(7) 후유감(後遺感)

발침 후에도 동통과 같은 감각이 오래 남아있는 경우.

---

20) **暈** 태양을 똑바로 바라보면 어지럽지요? 땡볕에 훈련을 하는 軍人들은 얼마나 괴로울까요?
21) **腫** 부스럼 또는 혹을 가리키는 글자입니다. 二重! 三重!
22) **折** 꺾인다 또는 부러진다는 뜻을 가진 글자입니다.

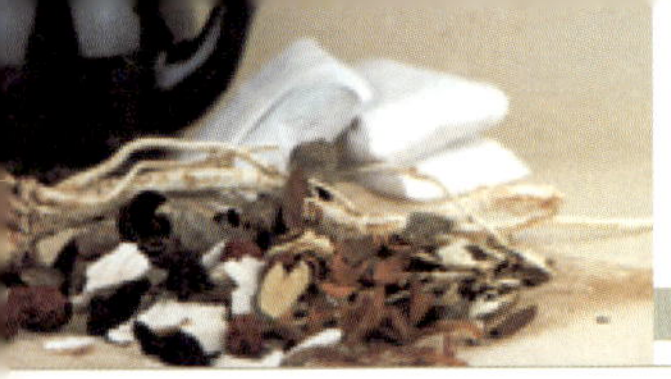

2. 구(灸[23]) : 뜸

1) 재료

주로 가공한 쑥으로 일정한 크기로 만들어 사용하거나 필요한 약물을 첨가하기도 하나, 주 재료는 쑥이므로 쑥뜸이라고도 한다.

2) 종류

(1) 애주구(艾[24]炷灸)

쑥을 애(艾)라 하고, 쑥을 뭉쳐서 일정한 크기의 원추형으로 만든 것을 애주(艾炷)라 한다.

① 크기 : 다양한 크기로 만들어 쓸 수 있다.

- **사상구(絲狀灸)** : 실과 같이 가는 크기.
- **속립구(粟[25]粒灸)** : 좁쌀크기.
- **반미립구(半米粒灸)** : 쌀알 반의 크기.
- **미립구(米粒灸)** : 쌀알 크기.
- **맥립구(麥[26]粒灸)** : 보리쌀 크기.
- **완두구(豌豆灸)** : 완두콩 크기.

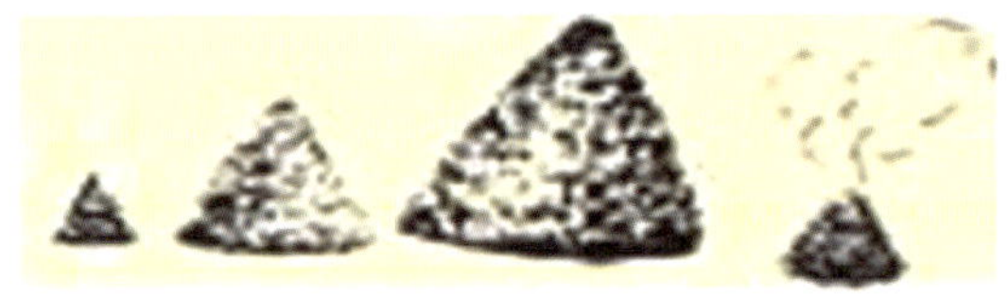

② 단위

애주는 크기에 관계없이 「장(壯)」으로 센다.

③ 구분

---

23) *灸* 뜸! 오래된 쑥에 불을 붙여서 뜸을 뜨면 좋답니다. 3년 묵은 쑥!

24) *艾* 쑥을 가리키는 글자입니다.

25) *粟* 곡식을 가리키는 글자입니다. 五穀(오곡)!

26) *麥* 보리를 가리키는 글자입니다. 보리술~ 麥酒(맥주)!

ㄱ. 직접구(直接灸)

애주를 직접 피부위에 놓고 불을 붙여 뜸을 뜨는 방식이다.

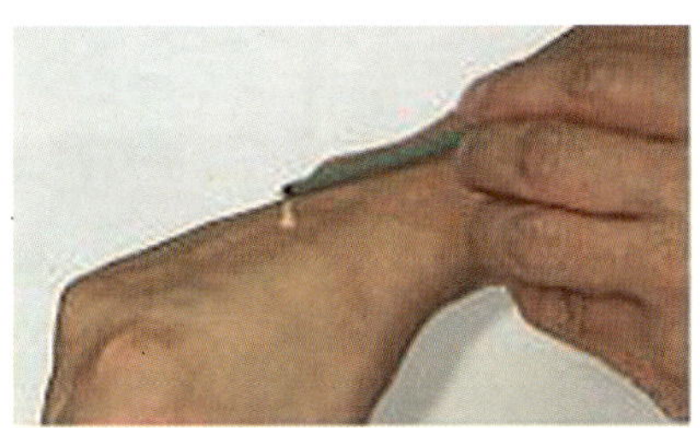

- 유흔구(有痕[27]灸) : 애주를 피부위에 올려놓고 뜸을 떠서 몸에 화상
                     을 입혀 그에 따라 나타나는 생체반응을 이용하
                     는 것.
                     국소부위에 무균성 화농이 일어나므로 **화농구(化
                     膿灸)**라고도 함.
- 무흔구(無痕灸) : 뜸을 뜨려는 부위에 바세린을 바르고 애주를 놓은
                   후 불을 붙여 어느 정도 연소된 후 핀셋 등으로 집
                   어내는 방법. 흉을 남기지 않아 **비화농구(非化膿
                   灸)**라고도 함.

ㄴ. 간접구(間接灸)

애주와 피부사이에 물건을 놓고 뜸을 뜨는 방법으로 놓여지는 물
체에 따라 이름이 달라지며, **격물구법(隔物灸法)**이라고도 한다.

- 격강구(隔薑灸) : 생강을 얇게 잘라 피부위에 놓고 그 위에 애주로
                   뜸을 뜸.
- 격산구(隔蒜灸) : 마늘을 얇게 잘라 피부위에 놓고 그 위에 애주로
                   뜸을 뜸.
- 격염구(隔鹽灸) : 소금을 배꼽과 같은 부위에 채워놓고 그 위에 애
                   주로 뜸을 뜸.

---

27) *痕* 흉터 또는 딱지를 가리키는 글자입니다. 痕迹(흔적)!

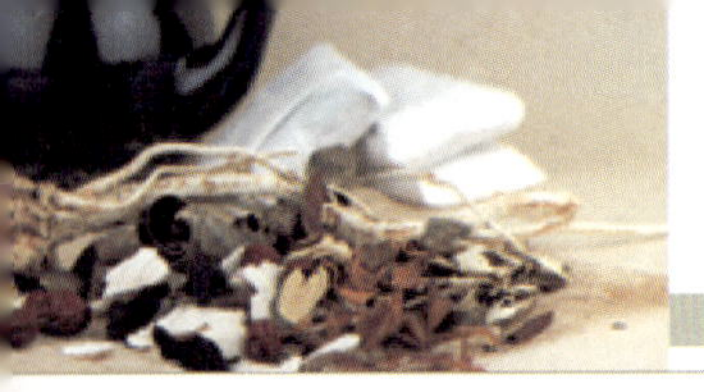

 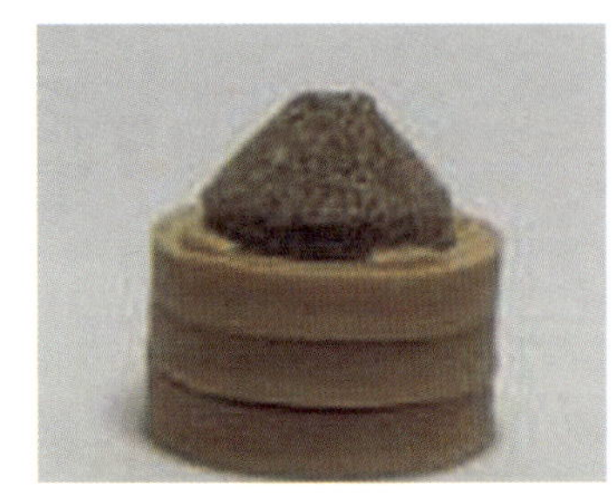

(2) 애조구(艾條灸)

- 쑥을 담뱃대처럼 만들어 뜸을 뜨는 것이다.
- 뜸을 뜨려는 부위와 일정한 거리를 두고, 상하좌우로 움직이거나 빙빙 돌리면서 뜸을 뜬다.

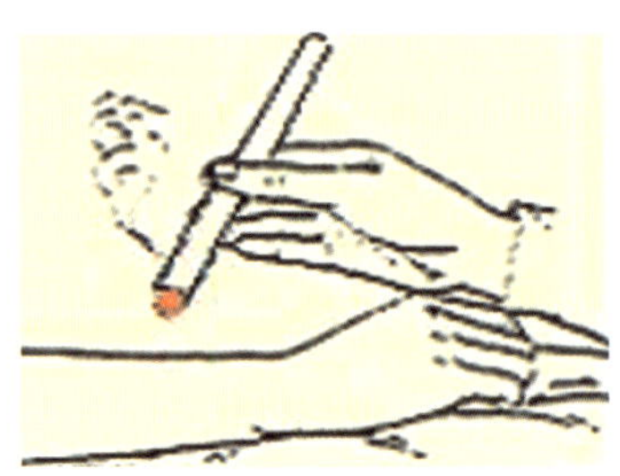 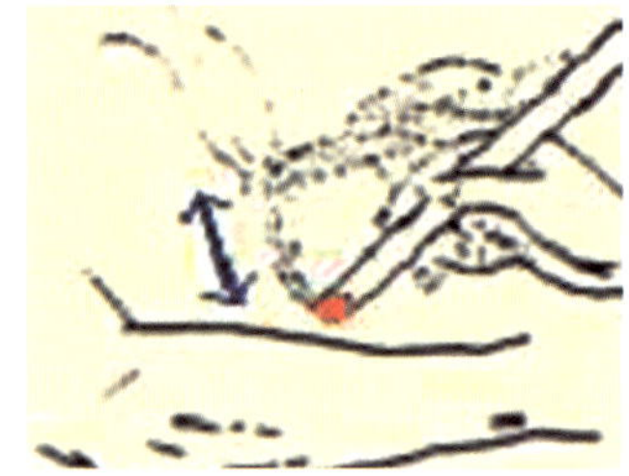

(3) 온침구(溫鍼灸)

- 자침(刺鍼)후에 뜸을 뭉쳐서 침병(鍼柄)에 꽂거나, 애조(艾條)를 적당한 길이로 잘라 침병에 끼워 불을 붙인다.
- 침과 뜸의 효과를 동시에 볼 수 있다.

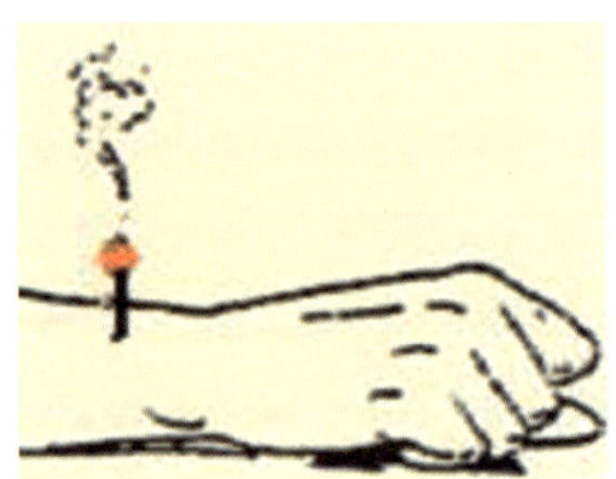

(4) 기타

요즘에는 직접구와 간접구를 절충한 방법, 구판을 이용하거나
원통에 넣고 하는 등 여러 가지 형태가 있다.

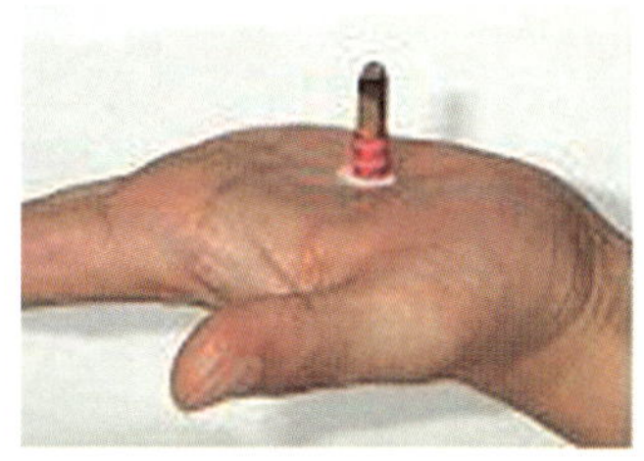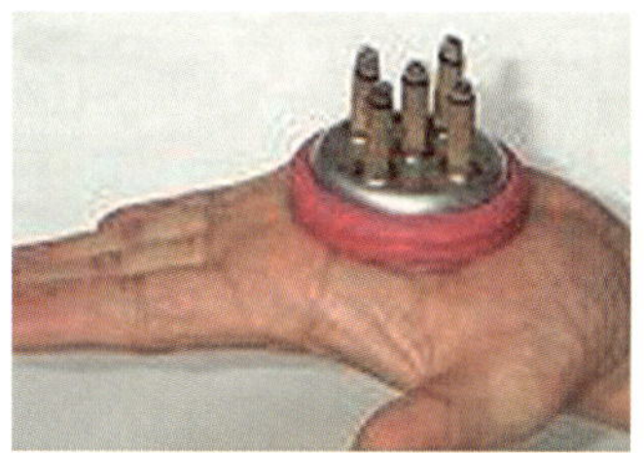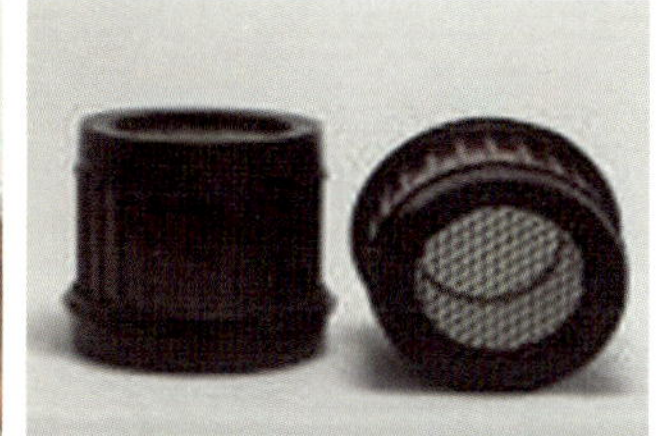

3) 적응증

뜸은 기혈(氣血)이 잘 소통되도록 하고, 경락을 따뜻하게 하므
로 허증(虛證)이나 한증(寒證), 만성병에 많이 적용한다.

4) 뜸의 효과

(1) 면역기능을 증강시킨다.

(2) 혈액순환계에 도움을 준다.

(3) 신진대사를 활발히 한다.

(4) 진통진정작용을 한다.

3. 부항(附[28] 缸)

1) 부항

항(缸[29] : 항아리)을 피부에 대고, 여러 가지 방법으로 항아리

---

28) 附 곁에 바짝 붙어있는 상태를 가리키는 글자입니다. 침은 놓는다, 뜸은 뜬다, 부항은 붙인다
라고 하지요.

내부의 공기를 빼내 음압(陰壓)을 만들어, 체표에 밀착하여 치료
하는 방법이다.

2) 재료

예전에는 나무, 도자기, 유리, 소뿔 등으로 만들어 썼으나, 현
재는 플라스틱으로 만든 부항컵과 음압을 주기위한 펌프를 많이
사용하고 있다.

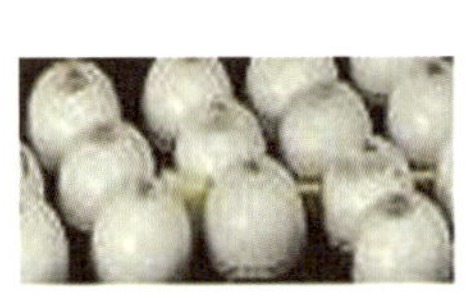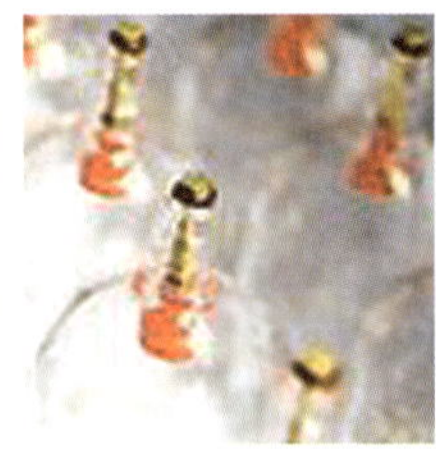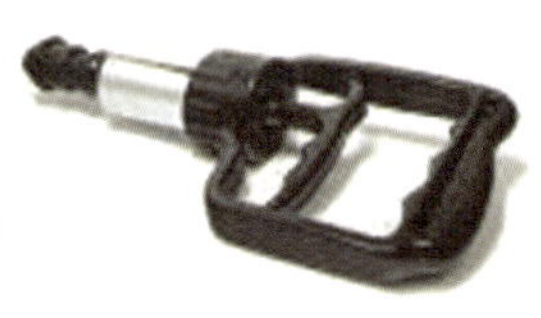

3) 부항법의 종류

(1) 건부항(乾附缸)

그대로 피부위에 부항을 붙이는 것이다.

(2) 습부항(濕附缸)

삼릉침 등으로 해당부위를 찌른 다음 부항을 붙여 피를 뽑는
것이다.

4) 효과

(1) 혈액을 정화시킨다.

(2) 노폐물이나 독소를 배출시킨다.

(3) 신경을 안정시킨다.

(4) 통증을 완화한다.

---

29) *缸* 항아리를 가리키는 글자입니다. 왼쪽에 질그릇을 가리키는 '缶(부)' 가 있네요.

<u>4. 수기요법(手技療法)</u>

1) 정의

손으로 대상자의 신체표면에 자극을 주어 경락계통을 조절함으
로써 질병을 치료하고 예방하는 방법.

2) 효과

(1) 陰陽의 평형조절.

(2) 부정거사(扶正祛邪).

(3) 진통.

(4) **활혈산어(活血散瘀)** : 어혈이 없어지고 혈액순환이 활발
해짐.

3) 장점

(1) 간편한 시술.

(2) 신속한 효과.

(3) 부작용이 적음.

(4) 도구가 많이 필요하지 않음.

4) 종류

(1) 추나요법(推拿療法)

① 안마(按摩)와 같은 뜻으로 쓰이며, 중국의 전통적인 수기요법.

② 대표적인 방법,
- **추법(推法)** : 엄지손가락이나 손바닥을 몸의 일정한 부위나 穴
에 대고, 힘을 주면서 밀어주는 방법을 반복하는
것.
- **나법(拿法)** : 손가락으로 몸의 일정한 부위나 穴을 잡아당기거

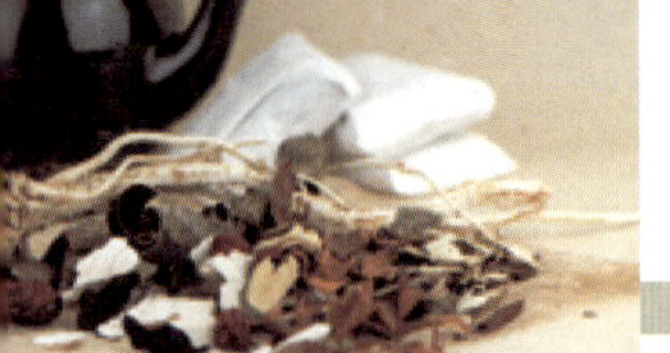

나 잡아올렸다가 놓는 것을 반복하는 것.

- **안법(按法)** : 엄지손가락이나 손바닥으로 몸의 일정한 부위나 穴을 누르는데 직선이나 원을 그리며 점점 압력을 가하는 방법.
- **마법(摩法)** : 손가락이나 손바닥을 일정부위에 대고 원을 그리며 부드럽게 문지르고 비비는 것.
- **찰법(擦法)** : 손가락이나 손바닥을 일정부위에 대고 시계바늘 방향으로 끊임없이 회전시키거나 손바닥을 마주하여 쓰다듬거나 비비는 방법.
- **유법(揉法)** : 손가락이나 손바닥으로 일정한 부위를 누르고 손목관절을 위주로 돌리면서 문지르는 방법.

(2) 지압요법(指壓療法)

① 정의 : 손가락이나 손바닥, 팔꿈치 등으로 穴부위를 자극하는 방법으로 주로 일본에서 보편화되어 있는 방법.

② 지압의 3원칙

- **수직압(垂直壓)의 원칙** : 해당 穴을 수직으로 누르기.
- **지속압(持續壓)의 원칙** : 일정시간동안 자극 지속.
- **집중압(集中壓)의 원칙** : 대상자에게 정신 집중.

③ 방법

- **무지압(拇指壓)** : 엄지 손가락으로 누르는 것으로 가장 많이 이용.
- **장압(掌壓)** : 손바닥으로 누르는 것.
- **중지압(中指壓)** : 2,3,4 指를 이용하여 누름.
- **권압(拳壓)** : 주먹을 쥐고 마디부위를 세워 누름.
- **파악압(把握壓)** : 손으로 주무르듯 꽉 잡았다가 놓는 동작.

☞ 호침 부위의 명칭을 써 넣으세요.

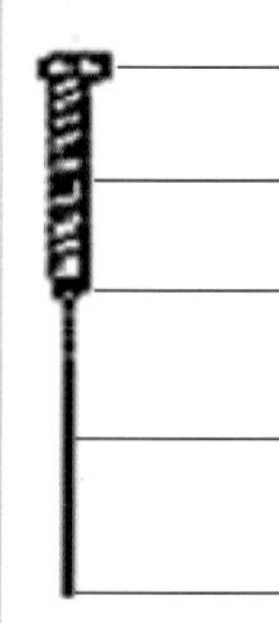

☞ 침의 보법(補法)과 사법(瀉法)을 구분하여 정리해 보세요.

☞ 침뜸이나 부항을 하면 안되는 금기사항을 조사해 보세요.

☞ 안마, 지압, 마사지를 비교하여 보세요

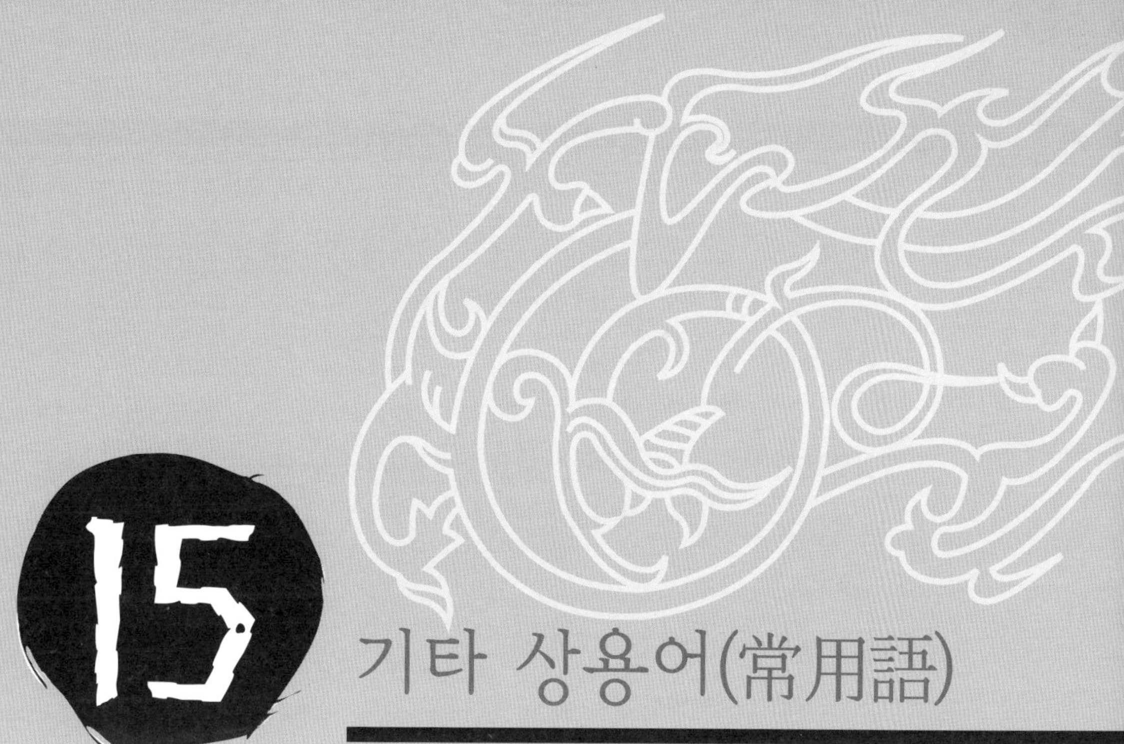

15

기타 상용어(常用語)

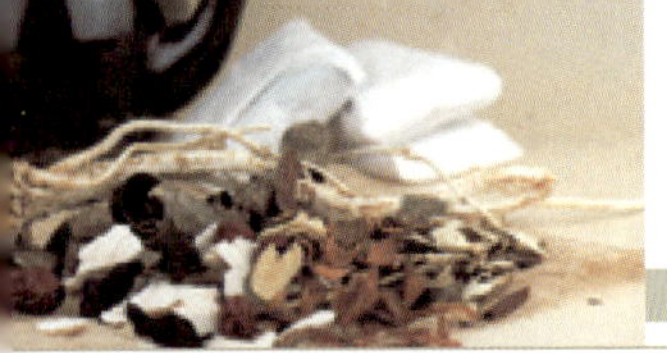

각궁반장(角弓反張)	두항(頭項)이 강직되고 몸통이 활모양으로 뒤쪽으로 젖혀지는 것. 풍사(風邪)가 양경(陽經)에 침습하여 생긴다.
감적(疳積)	소아가 여위어 머리카락이 꺼칠해지고 목이 가늘고 배가 팽만하며 배변이상 등을 보이는 것.
강직(强直)	근육이 굳어져 감각이 없고 움직일 수 없는 것.
개창(疥瘡)	피부병의 하나인 옴을 말한다.
각혈(咯血), 객혈(喀血)	목을 통해 나오는 피.
거경(居經)	석 달에 한 번 하는 월경.
건(蹇)	움직임이 어렵다는 의미.
건각(蹇脚)	다리를 저는 것.
건구(乾嘔)	위 내용물은 나오지 않는 헛구역질.
건망(健忘)	기억력이 약해져 잘 잊어버리는 것.
건슬(蹇膝)	무릎을 펴기는 하나 구부리기는 힘들어 함.
건선(乾癬)	피부가 건조하고 두꺼운 비듬과 가려움을 동반하는 난치성 피부질환.
견불거(肩不擧)	어깨가 아파서 팔을 들어올릴 수 없는 것.
견통(肩痛)	어깨관절 및 그 주변 근육의 통증.
경산(驚産), 경생(驚生)	예전에 아기 낳을 때 공포감과 불안감을 느끼면서 순산하지 못하는 것을 이르던 말.
경색(經色)	월경색.
경전불침(經前不枕)	월경 전에 잠을 잘 못자는 것.
경폐(經閉)	월경이 있어야 할 시기에 월경을 하지 않는 것.
경풍(驚風)	갑자기 의식을 잃고 경련이 일어나는 것으로 주로 소아에게서 나타남.
경항통(頸項痛)	목의 통증.
경행구토(經行嘔吐)	월경기마다 토하는 것.
경행두통(經行頭痛)	월경기 또는 월경 전후에 머리가 아픈 것.
경행발열(經行發熱)	월경 전 또는 월경기에 열이 나는 것.

경행변혈(經行便血)	월경기에 대변에 피가 섞여 나오는 것.
경행부종(經行浮腫)	월경전 또는 월경기에 몸이 붓는 것.
경행선기(經行先期)	월경주기가 짧은 것.
경행설사(經行泄瀉)	월경기에 대변설사.
경행신통(經行身痛)	월경기에 온몸이 아픈 것.
경행요통(經行腰痛)	월경기에 허리가 아픈 것.
경행후기(經行後期)	월경주기가 긴 것.
계안(鷄眼)	티눈.
계종(瘈瘲)	힘줄이 뻣뻣해지면서 오그라들거나 늘어지는 증상이 교대로 오랫동안 되풀이 되는 것.
계흉(鷄胸)	가슴부위가 앞으로 부풀은 기형.
고림(膏淋)	소변이 쌀 씻은 물처럼 뿌옇거나 기름 같으면서 소변을 잘 못 보는 것.
고창(鼓脹)	배가 불러 오르며 속은 비어있고 신체사지는 마르는 것.
고환창통(睾丸脹痛)	고환이 종창하고 아픈 것.
골증(骨蒸)	骨은 깊은 곳을 나타내고, 蒸은 훈증의 의미로 陰虛로 인해 골수가 고갈되어 생기는 뼛속이 후끈후끈 달아오르는 증상. **허로(虛勞)**일 때 나타남.
곽란(癨亂)	구토와 설사를 동시에 또는 번갈아가며 하는 것으로 현대의 세균성 식중독.
관격(關格)	① 關은 대소변을 보지 못하는 것을 말하며, 格은 토하는 것을 말하여 하관상격(下關上格)하는 것을 의미. ② 대변을 보지 못하는 것을 **내관(內關)**, 소변을 보지 못하는 것을 **외관(外關)**이라 하여 대소변이 모두 불통된 것을 말한다. ③ 맥진시 음양의 균형이 파탄되어 생기는 음양(陰陽)의 기가 정상보다 매우 세게 뛰는 것.
교접출혈(交接出血)	성생활시 질에서 출혈이 보이는 것.
교치(咬齒)	위아래 치아를 맞대고 이를 갈아 소리가 나는 것.

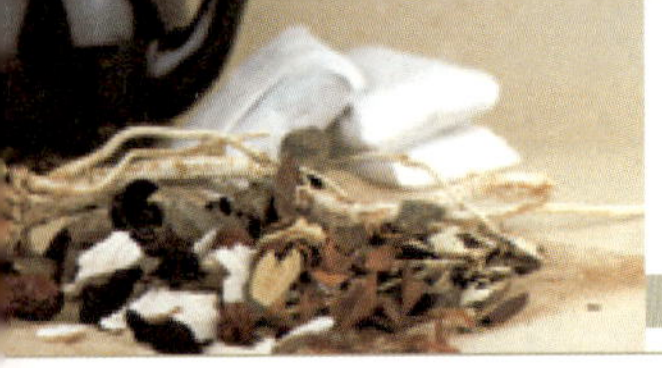

구갈(口渴), 구건(口乾)	입이 마른 것.
구감(口疳)	입안이 허는 것.
구고(口苦)	입안에서 쓴 맛을 느끼는 것.
구금(口噤), 아관긴급(牙關緊急)	이를 악물고 있어 입이 열리지 않는 것.
구급(拘急)	팔다리나 몸이 오그라들면서 몸을 움직이기 어려운 증상. 풍사(風邪)로 인해 많이 발생하며, 신경계통 질병에서도 많이 볼 수 있는 증상.
구리(久痢)	낫지 않고 오래 끄는 이질. 비신(脾腎)이 허하거나, 중기(中氣)가 부족하여 많이 생김.
구불인(口不仁)	입과 혀가 뻣뻣해지고 감각이 둔해진 것.
구산(口酸)	아무것도 먹지 않아도 입이 시큼한 것.
구삽(口澁)	입안이 텁텁하면서 깔깔하고 마르는 감이 있는 것.
구안와사(口眼喎斜)	입과 눈이 한 쪽으로 비뚤어진 것.
구증구포(九蒸九曝)	약재를 쪄서 햇볕에 말리는 것을 아홉 번 거듭하는 것을 말함. 구증구폭이라고도 함.
구진(丘疹)	피부 표면으로 위로 솟아오른 돌기가 있는 것으로 언덕과 같은 모양이라 만지면 알 수 있고, 피부색은 변하지 않거나 약간 변화하기도 한다.
구첨(口甛)	아무것도 먹지 않아도 입이 단 것.
구함(口鹹)	아무것도 먹지 않아도 입이 짠 것.
궐(厥)	① 기가 아래에서 위로 치밀어 오르는 것. ② 돌연히 정신을 잃고 넘어지는 것. ③ 수족이 차가와지는 것.
궐역(厥逆), 궐냉(厥冷)	발에서 무릎, 손에서 팔꿈치까지 찬 것.
근시(近視)	가까운 것은 잘 보이지만 멀리 있는 것은 잘 보이지 않는 것.
근척육순(筋惕肉瞤)	근육이나 살이 실룩거리며 저절로 움직이는 것.
기수(耆睡), 기면(耆眠)	자주 졸거나 자고 싶어 하는 것.

나력(瘰癧)	주로 목, 귀 뒤쪽, 겨드랑이에 생기는 염주모양으로 이어지는 혹. 임파절에 생긴 것으로 **연주창(連珠瘡)**, **노서창(老鼠瘡)**이라고도 함.
낙침(落枕)	잠을 잘 때 자세가 적당치 않았거나, 풍한사(風寒邪)가 침범하여 목이 뻣뻣하고 아파서 돌리지 못하는 것.
낭습(囊濕)	사타구니에 땀이 나서 축축한 것.
노육반정(努肉攀睛)	눈의 한 구석에서 군살이 자라나 각막으로 들어가는 병증.
농설(弄舌)	혀를 낼름거리는 것.
농포(膿疱)	피부나 점막표면에 생긴 고름집.
누정(漏睛)	눈물구멍에서 고름이 섞여 나오는 것.
누풍(漏風)	음식을 먹으면 흘리는 땀.
다몽(多夢)	수면 중에 자주 꿈을 꾸는 것.
다타(多唾)	침이 많아지는 것.
단기(短氣)	호흡이 빠르면서 이어지지 않고 숨이 참.
단독(丹毒)	주로 얼굴과 다리에 피부가 갑자기 벌겋게 되면서 달아오르고 열이 나는 급성 감염성 질환.
단사(丹痧)	붉은 발진.
대변실금(大便失禁)	배변을 자각하지 못하고 지리는 것.
대한(大汗)	땀을 과도하게 흘리는 것으로 땀을 많이 흘려 진액이 손상되면 망음(亡陰)이나 망양(亡陽)이 생길 수 있음.
도첩권모(倒睫拳毛), 권모도첩(拳毛倒睫)	속눈썹이 안으로 들어가 눈동자를 찌르는 것.
독두(禿頭)	대머리.
돈해(頓咳), 역해(疫咳)	발작적으로 연속성 기침을 하는 소아 급성 전염병의 하나로 백일해를 뜻함.
동공산대(瞳孔散大)	동공이 커지는 것.
두냉(頭冷)	머리가 차가움.

두열(頭熱)	머리에 열이 남.
두요(頭搖)	무의식적으로 머리를 흔드는 증상.
두중(頭重)	머리가 무거운 느낌.
두창(頭脹)	머리가 무겁고 띵하면서 머릿속이 팽창하는 느낌.
두피마목(頭皮痲木)	머리의 피부가 느낌이 둔한 것.
두한(頭汗)	머리부분에서 나는 땀.
두훈(頭暈)	머리가 어지러움, 현기.
마목(痲木)	저리고 느낌이 둔한 것.
마진(痲疹)	발열에 이어 온몸에 붉은 발진이 생기는 질환으로 홍역을 말함.
만경(慢驚)	천천히 발병하고 열은 없고 경련이 있었다 없었다 하면서 완만하게 진행되는 경풍.
망자(芒刺)	혀에 좁쌀처럼 나타난 혓바늘.
매핵기(梅核氣)	목안에 무엇인가 맺혀있는 것 같은 느낌.
목건삽(目乾澁)	눈이 깔깔하고 눈동자가 건조해서 뻑뻑한 것.
목순(目瞤)	눈꺼풀이 파르르 떨리는 것.
목양(目痒)	눈 주위가 가려움.
목적(目赤)	눈이 빨갛게 충혈되는 것.
목차(目劄)	눈을 자주 깜빡거림.
목혼(目昏)	눈이 흐려 잘 보이지 않음.
몽정(夢精)	꿈을 꾸면서 정액이 나오는 것.
무한(無汗)	땀이 나와야 할 때에 나오지 않는 것.
반(斑)	피부나 점막표면에 생긴 점으로 위로 많이 솟아오르거나 들어가지 않았기 때문에 만져보아서는 변화가 느껴지지 않음. 색깔에 따라 붉은 **홍반(紅斑)**, 푸른 **청반(靑斑)** 혹은 **자반(紫斑)**, 흰 **백반(白斑)**, 검은 **흑반(黑斑)**으로 나뉨.
반신불수(半身不遂)	몸의 한 쪽을 마음대로 움직이지 못함.
반위(反胃)	음식을 먹은 다음 일정시간이 지나면 끝내 토하는 것.

반흔(瘢痕)	흉터.
발광(發狂)	미친 것.
번조(煩燥)	가슴속이 달아오면서 답답하고 편안치 않아서 팔다리를 가만히 두지 못하는 증상.
배냉(背冷)	등이 차가운 느낌.
배열(背熱)	등에 열이 있는 느낌.
배통(背痛)	등이 아픔.
백대하(白帶下)	음도에서 흰색 점액이 연속해서 유출된 것.
백독(白禿)	머리카락이 뭉치로 빠진 면이 생김.
백반(白斑)	피부에 생기는 흰색 무늬.
백배(白痦)	흰색 투명한 좁쌀모양의 물집.
백설(白屑), 백설풍(白屑風)	머리나 얼굴에 흰 비듬이 많이 생기는 병증.
백정일혈(白睛溢血)	흰 눈동자에 피가 나와서 생긴 붉은 무늬.
백탁(白濁)	소변색이 쌀뜨물과 같이 뿌연 것.
백태(白苔)	흰색 설태(舌苔).
번조(煩燥)	마음이 가라앉지 않아 안절부절 못하는 상태.
번열(煩熱)	가슴이 답답하고 열이 나는 증. 여러 가지 이유로 열이 과도하게 왕성하여 기(氣)와 음(陰)이 손상되어 생김.
복냉(腹冷)	배가 차가운 느낌.
복만(服滿)	배가 창만한 증상.
부종(浮腫)	온몸이 붓고, 누르면 들어가는 것.
분돈산(奔豚疝)	아랫배와 고환이 아프면서 명치 쪽으로 기운이 치미는 것.
분체(噴嚔)	재채기.
불면(不眠), 불매(不寐)	잠을 이루지 못함.
불잉(不孕), 불임(不姙)	결혼 후 3년이 경과하여도 임신되지 않는 것.

붕루(崩漏)	불규칙한 자궁 출혈.
비괴(痞塊)	배안에 적괴(積塊)가 생긴 것.
비뉵(鼻衄)	코피.
비산(鼻痠)	코가 시큰거림.
비색(鼻塞)	코가 막힘.
비양(鼻痒)	코안이 가려운 증.
비체(鼻涕)	콧물.
비증(痺證)	痺는 기혈이 잘 통하지 않아서 저리다는 뜻으로 관절이 붓고 아프며, 심하면 운동장애가 나타난다. 주로 풍사(風邪), 한사(寒邪), 습사(濕邪)로 나타남.
사군자탕(四君子湯)	기허(氣虛)일 때 쓰는 대표적인 보기(補氣)처방. 인삼(人蔘), 백출(白朮), 복령(茯笭), 자감초(炙甘草)로 구성됨.
사물탕(四物湯)	혈허(血虛)일 때 쓰는 대표적인 보혈(補血)처방. 숙지황(熟地黃), 백작약(白灼藥), 천궁(川芎), 당귀(當歸)로 구성됨.
사지구급(四肢拘急)	팔다리의 근육이 수축하여 펴기가 힘든 상태.
산증(疝症)	고환이나 음낭이 커지면서 아프거나 아랫배가 당기며 아픈 병증.
산통(疝痛)	산증(疝症)으로 인한 통증.
산후유즙자루 (産後乳汁自漏)	산후에 아이가 젖을 빨지 않음에도 계속 저절로 나오는 것.
삽통(澁痛)	깔깔하면서 아픈 통증.
상기(上氣)	기가 아래에서 위로 치미는 것 또는 인체의 위쪽에 있는 心肺나 上焦의 기를 말하기도 함.
석림(石淋)	소변에 모래나 돌 같은 것이 섞여 나오는 병증.
선(癬)	선창(癬瘡)의 준말로 피부 표면이 헐지 않는 건조한 상태의 피부병을 총칭. 버짐이라고도 함.
선경(善驚)	자주 놀람.

선공(善恐)	자주 무서워함.
선비(善悲)	자주 슬퍼함.
선소(善笑)	자주 웃음.
설건(舌乾)	혀가 마르는 것.
설뉵(舌衄)	혀에서 피가 나는 증.
설열(舌裂)	혀가 갈라짐.
설외(舌歪)	입을 벌리고 혀를 내밀었을 때 한쪽으로 치우치는 것.
설전(舌顫)	혀끝이 떨림.
설종(舌腫)	혀가 부운 것.
설창(舌瘡)	혀가 헐은 것.
설통(舌痛)	혀가 아픈 증.
섬어(譫語)	의식이 없는 상태에서 하는 헛소리로 정신을 잃고 앞뒤가 맞지 않게 말을 하나 말은 힘이 있고 똑똑함.
섬좌(閃挫), 좌섬(挫閃)	① 섬상(閃傷)과 좌상(挫傷)을 합쳐서 부르는 말. 몸이 갑자기 비틀리거나 몸을 굽혔다 펴는 것 등으로 근막, 인대, 건이 당겨지면서 상한 것을 섬상(閃傷), 몸 표면에는 상처가 없이 피하조직 및 장기가 손상된 것을 좌상(挫傷)이라함. ② 허리나 발목 등이 삐어서 아프거나 시큰거리면서 잘 쓰지 못하는 것을 말하기도 함.
소갈(消渴)	消는 열에 의해 진액이 마르고 몸이 여윈다는 뜻이고, 渴은 목이 몹시 마른다는 뜻으로, 음식과 물을 많이 마시고 먹으나 몸은 여위고 당뇨(糖尿)가 나타나는 증상.
소기(少氣)	기가 부족한 것. 말하기 싫어하고 힘이 없음.
소변불리(小便不利), 요삽(尿澁)	소변량이 적고 배뇨가 곤란한 것.
소변불통(小便不通)	소변이 전혀 나오지 않는 것.
소변빈삭(小便頻數)	소변을 자주 보는 것.

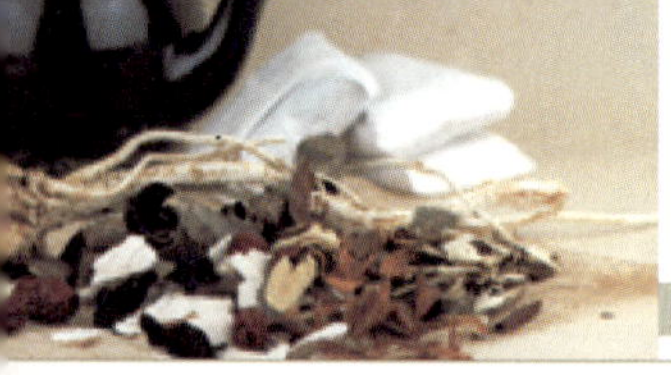

소변실금(小便失禁)	의식이 있는데도 소변을 지려서 흘리는 것.
소복통(少腹痛)	아랫배 통증.
수명(羞明)	눈에 대한 빛의 심한 자극을 받기를 꺼리는 증.
수발조백(鬚髮早白)	새치 머리카락.
수인(收引)	收는 수축을 의미하고, 引은 구급(拘急)이다. 즉 근육이 수축되면서 관절을 움직이기가 어려운 것으로 한사(寒邪)로 인해 많이 발생함.
수전(手顫)	손떨림.
수족궐냉(手足厥冷)	손발이 차지는 것.
수족탄탄(手足癱瘓)	중풍(中風)으로 팔다리를 쓰지 못하는 것. 왼쪽 다리를 쓰지 못하는 것을 癱이라하고, 오른쪽 다리를 쓰지 못하는 것을 瘓이라 함.
수족한출(手足汗出)	손발에 흘리는 땀.
수포(水疱)	물집.
순열(脣裂)	입술이 건조하여 갈라지는 것.
시병(時病)	계절성이 비교적 뚜렷한 감염성 질병을 통틀어 일컫는 말.
식적(食積)	먹은 음식물이 정체되어 생기는 적(積)의 하나.
신중(身重)	몸이 무거워 활동이 부드럽지 못함.
신통(身痛)	몸살과 같은 온몸의 통증.
신혼(神昏)	정신이 혼탁함.
실기(失氣)	항문에서 배출되는 것으로 방귀를 뜻함.
심번(心煩)	가슴이 답답한 증상. 속에 열이 있을 때 생김.
심계(心悸), 동계(動悸)	심장의 두근거림이 느껴지면서 불안해하는 것.
심중오뇌(心中懊惱)	가슴 안이 뜨겁고 고통스러운 느낌이 있는 것.
심통(心痛)	심흉부(心胸部)의 통증을 말함. **진심통(眞心痛)**이라고도 하며 협심증때 볼 수 있음.
심하계(心下悸)	명치부분에서 두근거림이 느껴짐.
심하비(心下痞)	명치가 막히고 답답한 것.

아감(牙疳)	잇몸이 썩어 동통을 수반하는 것.
아선(牙宣)	잇몸이 붓거나 아프며 피나 고름이 나옴.
아치부동(牙齒浮動)	치아가 들떠서 흔들리는 것.
안검하수(眼瞼下垂)	눈꺼풀이 내려와서 눈을 뜨지 못하는 것.
안화(眼花)	눈 앞에서 꽃과 같은 것들이 어른어른하게 보이는 것.
암경(暗經)	평생 무월경이면서 생리적 기능에 이상이 없는 것.
애부(噯腐)	썩은 냄새가 나는 트림.
액한(腋汗)	겨드랑이에 흘리는 땀.
야간다뇨(夜間多尿)	밤중에 요의 횟수와 양이 증가하는 것.
야맹(夜盲)	야간이나 어두운 공간에서는 물체가 보이지 않든가 시력저하가 발생하는 것.
야제(夜啼)	소아가 밤에 빈번하게 우는 것.
양병(陽病)	① 삼양경(三陽經)의 병. ② 일반적으로 실증(實證)이나 열증(熱證)을 총칭.
역절(歷節), 역절풍(歷節風), 통풍(痛風)	역절(歷節), 역절풍(歷節風), 통풍(痛風): 풍한습사(風寒濕邪)가 경맥을 통해 관절에 침입하여 생기는 비증(痺證)의 하나로 수족 관절이 구부러지면서 통증이 극렬하여 움직이기가 어려움.
영(癭)	주로 목에 생기는 혹.
예(翳)	각막이 흐려진 것.
오경설사(五更泄瀉)	새벽에 나는 설사를 뜻해 **신설(晨泄)**이라고도 하며, 주로 신허(腎虛)로 발생하므로 **신설(腎泄)**이라고도 함.
오색대(五色帶)	여성성기에서 나오는 여러 가지 색깔이 뒤섞인 악취가 나는 분비물.
오심(惡心)	속이 메스껍고 토하고 싶은 느낌.
오심번열(五心煩熱)	손바닥, 발바닥, 가슴 속의 발열감이나 불쾌감.
오조(惡阻)	임신으로 나타나는 입덧.
오풍(惡風)	바람을 쐬었을 때 추위를 싫어함.

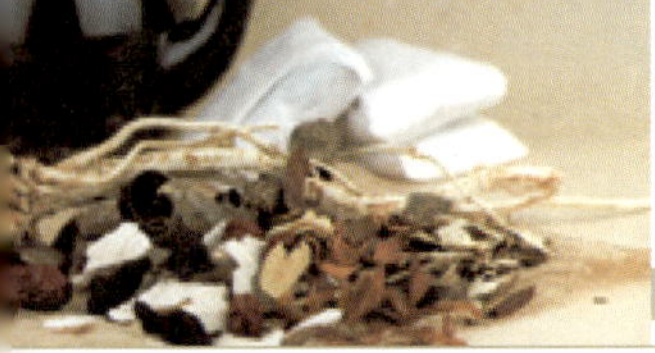

오한(惡寒)	몸이 오슬오슬 추운 것.
요산(腰痠)	허리가 시큰시큰한 것.
요탁(尿濁)	오줌이 뿌연 것.
요혈(尿血)	오줌에 피가 섞이는 것.
우췌(疣贅)	사마귀.
울증(鬱證)	마음이 편안치 않고 氣가 몰려있는 병증.
울체(鬱滯)	기혈이나 수습(水濕)등이 잘 소통되지 않고 한 곳에 몰려 머물러 있는 것.
울화(鬱火)	① 양기(陽氣)가 몰려서 생긴 화증(火證). ② 억울한 마음을 삭이지 못하여 생긴 화.
월경문란(月經紊亂)	월경주기가 불규칙한 것.
위증(痿證)	몸의 근육이 위축되고 약해져 힘없이 축 늘어진 것.
위통(胃痛)	명치부근의 동통.
유루(流淚)	눈물이 줄줄 흐르는 것.
유상(扭傷)	관절주위의 힘줄, 인대 등이 심한 외력을 받아 꼬이거나 당겨진 것으로 동통과 활동장애 등이 나타남.
유아(乳蛾)	편도선염.
유연(流涎)	멀건 침을 계속 흘리는 것.
유정(遺精)	성교에 의하지 아니하고 정액이 나오는 것.
유즙불행(乳汁不行)	산후에 젖이 나오지 않는 것.
융폐(癃閉)	소변이 잘 나오지 않아 방울방울 떨어지거나 전혀 누지 못하면서 아랫배가 창만해지는 것.
은진(癮疹)	갑자기 피부가 가렵고 편평하게 약간씩 도드라져 올라오는 병증으로 두드러기를 말함.
음병(陰病)	① 삼음경(三陰經)의 병. ② 일반적으로 허증(虛證)이나 한증(寒證)을 총칭.

음위(陰痿), 양위(陽痿)	성욕은 있으나 음경이 제대로 발기되지 않는 증.
음정(陰挺)	자궁하수.
음창(陰瘡)	외음부가 허는 것.
이급후중(裏急後重)	대변보기 전에는 배가 아프고 변을 누고 싶은 마음이 급하나, 대변이 시원하게 나오지 않고 뒤가 묵직한 것.
이농(耳聾)	소리를 잘 듣지 못하는 증.
이명(耳鳴)	자신의 귀에서 나는 소리.
인건(咽乾)	목구멍이 건조함.
인후통(咽喉痛)	목이 아픔.
임증(淋證)	소변볼 때 아프고 잘 나오지 않으면서 요도와 아랫배가 아픈 병증.
자간(子癎)	임신후기, 분만시, 산욕기에 나타나는 간질발작.
자림(子淋)	임신중 배뇨통.
자반(紫斑)	피부에 생기는 보라색 무늬.
자종(子腫)	임신시 특히 말기에 몸이 붓는 것.
자현(子眩)	임신중 어지러움.
작열(灼熱)	열이 비교적 높은 상태. 환자의 몸을 손으로 만지면 화끈화끈 달아오르는 느낌이 전해짐.
작통(灼痛)	불에 데인 듯이 아픈 것.
잡병(雜病)	외감병(傷寒, 溫病)을 제외한 모든 질병을 통틀어 일컫는 말.
장명(腸鳴)	배에서 꼬르륵거리는 소리.
장조(臟燥)	감정이 혼란하여 슬퍼하든가, 끊임없이 울든가, 웃든가 하는 정신신경 장애증상의 하나.
적체(積滯)	음식물이 소화되지 않고 위에 머물러 있는 증.
전광(癲狂)	정신이상이 생긴 병증. **전증(癲證)**과 **광증(狂證)**으로 나누는데 전증은 음증이며 허증에 속하고, 광증은 양증이며 실증에 속한다. 또한 전증과 광증은 상호 전화하여 나타나기 때문에 합쳐서 부른다. 정신분열증 등에서 볼 수 있음.

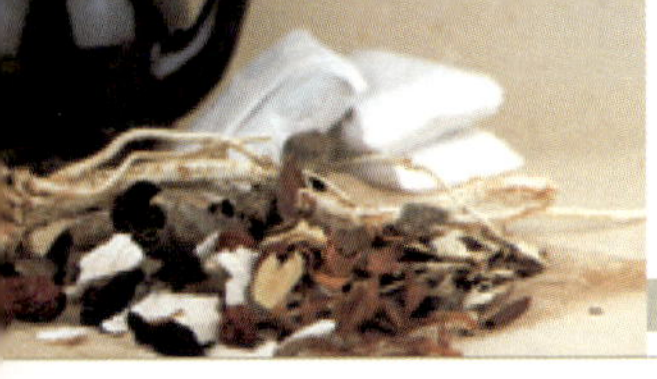

전요화단(纏腰火丹)	피부에 작은 물집이 무리를 짓거나 줄지어 생기고 열감과 아픔이 있는 증상으로 **대상포진(帶狀疱疹)**을 말함.
전율(戰慄)	몸이 떨리는 증상.
전포(轉胞)	임신중 소변불통.
정맥류(靜脈瘤)	파란 정맥이 피부 밖으로 불거져 나오는 것.
정충(怔忡)	지 두근거리는 증상이 있을 수 있음. **심계(心悸)**는 병이 비교적 경한 것으로 두근거리며 불안해하는 증상이 일시적이지만 그것이 오래가면 정충이 됨.
제돌(臍突), 제산(臍疝)	배꼽이 튀어나오는 것.
제복통(臍腹痛)	배꼽 주위의 복통.
조열(潮熱)	밀물처럼 일정한 시간에 주기적으로 나타나는 열.
졸병(卒病)	① 돌연히 발병하는 것을 가리키며 일반적으로 급하고 위중한 병을 말함. ② 새로 생긴 병을 지칭하는 것으로 오래된 병이라는 **숙환(宿患)**의 상대어.
좌창(痤瘡)	여드름. 구진(丘疹)이 돋고 눌러 짜면 분 같은 것이 나온다하여 분자(粉刺)라고도 함.
주사비(酒齄鼻)	코끝이 빨갛게 되는 것으로 자각증상은 없으나 때로 가려움과 분비물이 생김.
중(中)	사기(邪氣)의 침입을 받는다는 뜻. 또는 좋지 못한 기운에 상한다는 뜻. 예를 들어 중풍(中風), 중서(中暑), 중독(中毒)등이 있다.
중풍(中風)	갑자기 정신을 잃고 넘어지거나 구안와사, 반신불수, 언어장애 등의 후유증을 남기는 병증. 뇌출혈, 뇌경색 등에서 나타난다.
중풍칠처혈(中風七處穴)	중풍에 쓰이는 일곱 혈을 일컫는 것으로 두 가지가 있다. 하나는 백회, 곡빈, 견정, 풍시, 족삼리, 현종, 곡지이고 다른 하나는 백회, 풍지, 대추, 견정, 간사, 곡지, 족삼리를 말하기도 한다.
진전(振顫)	사지를 떨 듯이 움직이는 것.

징가적취(癥瘕積聚)	징가(癥瘕)와 적취(積聚)는 모두 뱃속에 덩어리가 생겨 아픈 병증인데 癥과 積은 일정한 형태가 있고, 통증도 일정한 곳에서 나타나고 경계가 뚜렷하고 장(臟)에 생긴 병이고 음혈(陰血)과 관계있으며, 瘕와 聚는 일정한 형태가 없고, 아픈 곳도 일정치 않으며 이리저리 옮겨다니는 부(腑)에 생긴 병으로 양기(陽氣)와 관련이 있음.
천(喘)	가래 없이 숨찬 것.
천계(天癸)	① 인체의 성장발육, 생식에 필요한 물질을 가리키는 것으로 여자는 14살에 천계가 성하고 49살에 없어지며 남자는 16살에 성하고 64살에 없어진다고 하였음. ② 여자의 월경을 뜻하기도 함.
천명(喘鳴)	숨이 차면서 목에서 가래 끓는 소리가 나는 것.
청맹(靑盲)	점차 눈이 보이지 않게 되는 병증.
치(痔)	항문의 안팎둘레에 생기는 병.
치루(痔漏)	항문주위에 고름이 나오는 것.
치매(癡呆), 매병(呆病)	① 정신장애가 있어 사물을 잘 구분하지 못하는 병증. ② 나이 들어 기억력과 판단력이 흐려지고 언행이 비정상적인 것 : 노망(老妄).
치뉵(齒衄)	치아, 잇몸에서 피나는 것.
탄산(呑酸)	입안으로 위의 신물이 올라왔다가 내려가는 증상.
탄탄(癱瘓)	중풍으로 팔다리를 쓰지 못하는 증.
탈항(脫肛)	직장조직이 항문 밖으로 나오는 것.
태루(胎漏)	임신중 출혈.
태수(胎水)	① 양수. ② 양수과다증.
태황(胎黃)	신생아의 황달.
토혈(吐血)	피를 토하는 것.
통경(痛經)	월경기 또는 월경 전후에 아랫배가 아픈 것으로 월경통을 말함.

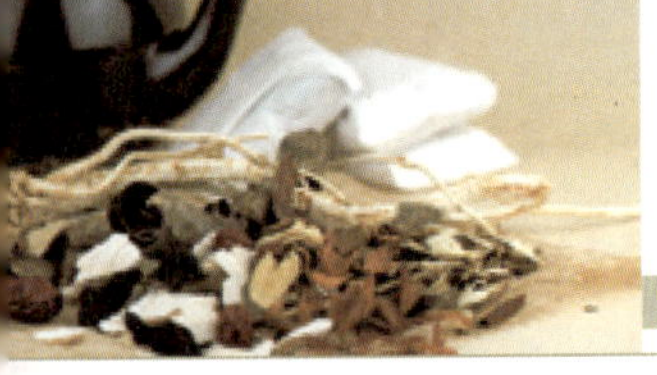

편한(偏汗)	몸의 좌, 우 한쪽 면만 땀을 흘리는 것.
포륜홍(抱輪紅)	흰눈동자 주변이 충혈 되어 붉은 것.
포의불하(胞衣不下)	분만 후 태반이 장기간 남아 있는 것.
폭맹(暴盲)	갑작스럽게 시력이 약해지는 것.
하기(下氣)	기를 내린다는 강기(降氣)와 같은 뜻으로 쓰이거나 下焦의 기운을 뜻하기도 함.
학슬풍(鶴膝風)	무릎이 붓고 아프며 다리가 여위어 마치 학의 다리처럼 된 병증을 말함.
한열왕래(寒熱往來)	발열이 교대로 일어남.
항강(項强)	등 쪽의 근육이 뻣뻣하여 목의 운동이 곤란함.
해수(咳嗽)	기침.
허로(虛勞)	허손노상(虛損勞傷)을 간단히 칭하는 것으로 장부가 모두 허하여 발생하는 여러 종류의 질병을 포괄함. 결핵이나 신경쇠약 같은 소모성질환에서 볼 수 있음.
현옹하수(懸壅下垂)	목젖이 부어서 아래로 늘어지는 증.
현운(眩暈)	현훈이라고도 하며 眩은 안화(眼花), 暈은 머리가 어지러운 것을 뜻하므로 두운안화(頭暈眼花)의 의미.
호구문(虎口紋), 호구삼관맥문(虎口三關脈紋) 소아지문(小兒指紋)	어린이의 병을 진찰하는 방법의 하나. 집게 손가락 안쪽의 혈관의 형태와 색을 보고 판단한다. 손가락밑 관절과 손가락 첫째 마디 사이를 **풍관(風關)**, 둘째 마디 사이를 **기관(氣關)**, 셋째 마디까지를 **명관(命關)**이라 하여 **삼관(三關)**이라 한다. 정상지문은 풍관에 있으며 길이가 길수록 병이 중한 것으로 보며 다른 방법과 종합하여 진단함.
혼궐(昏厥)	갑자기 정신을 잃고 쓰러지면서 팔다리가 싸늘해지는 것으로 궐증(厥證)의 하나.
혼미(昏迷)	정신이 희미하여 사람을 알아보지 못하는 것. 주로 상한(傷寒), 온병(溫病), 중풍(中風)때에 나타나는 위급한 증상.
혼수(昏睡)	정신이 몹시 희미해지는 것으로 혼미(昏迷)보다 좀더 중한 상태.
활정(滑精)	꿈과 관련이 없이 낮에 저절로 정액이 나오는 것.

효천(哮喘)	효증(哮症)과 천증(喘症)이 합쳐서 나타난 말. 哮는 발작적으로 목안에서 가래 끓는 소리가 나면서 숨이 찬 것이고, 喘은 주로 숨만 몹시 찬 것.
흉민(胸悶)	가슴이 막힌 듯 하며 고통스러운 것.
흉통(胸痛)	가슴이 아픈 것.

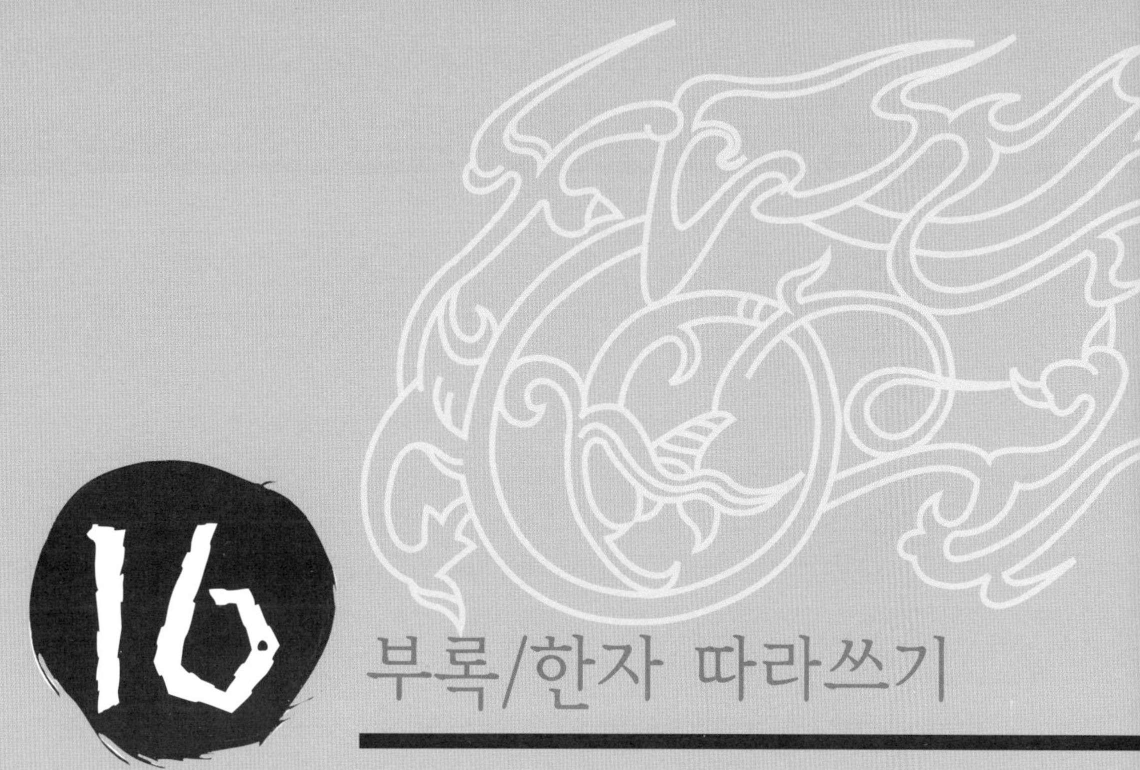

16

부록/한자 따라쓰기

醫	음						
	뜻						
寶	음						
	뜻						
鑑	음						
	뜻						
經	음						
	뜻						
素	음						
	뜻						
靈	음						
	뜻						
樞	음						
	뜻						
傷	음						
	뜻						
寒	음						
	뜻						
雜	음						
	뜻						
病	음						
	뜻						
論	음						
	뜻						
壽	음						
	뜻						

保	음						
	뜻						
整	음						
	뜻						
體	음						
	뜻						
觀	음						
	뜻						
恒	음						
	뜻						
動	음						
	뜻						
臟	음						
	뜻						
應	음						
	뜻						
漢	음						
	뜻						
陰	음						
	뜻						
陽	음						
	뜻						
互	음						
	뜻						
對	음						
	뜻						

依	음						
	뜻						
存	음						
	뜻						
消	음						
	뜻						
長	음						
	뜻						
少	음						
	뜻						
轉	음						
	뜻						
秘	음						
	뜻						
偏	음						
	뜻						
盛	음						
	뜻						
衰	음						
	뜻						
症	음						
	뜻						
熱	음						
	뜻						
勝	음						
	뜻						

한자							
行	음						
	뜻						
始	음						
	뜻						
生	음						
	뜻						
發	음						
	뜻						
昇	음						
	뜻						
散	음						
	뜻						
曲	음						
	뜻						
直	음						
	뜻						
溫	음						
	뜻						
炎	음						
	뜻						
稼	음						
	뜻						
穡	음						
	뜻						
後	음						
	뜻						

<table>
<tr><td rowspan="2">前</td><td>음</td><td></td><td></td><td></td><td></td><td></td><td></td></tr>
<tr><td>뜻</td><td></td><td></td><td></td><td></td><td></td><td></td></tr>
<tr><td rowspan="2">肅</td><td>음</td><td></td><td></td><td></td><td></td><td></td><td></td></tr>
<tr><td>뜻</td><td></td><td></td><td></td><td></td><td></td><td></td></tr>
<tr><td rowspan="2">變</td><td>음</td><td></td><td></td><td></td><td></td><td></td><td></td></tr>
<tr><td>뜻</td><td></td><td></td><td></td><td></td><td></td><td></td></tr>
<tr><td rowspan="2">革</td><td>음</td><td></td><td></td><td></td><td></td><td></td><td></td></tr>
<tr><td>뜻</td><td></td><td></td><td></td><td></td><td></td><td></td></tr>
<tr><td rowspan="2">潤</td><td>음</td><td></td><td></td><td></td><td></td><td></td><td></td></tr>
<tr><td>뜻</td><td></td><td></td><td></td><td></td><td></td><td></td></tr>
<tr><td rowspan="2">滑</td><td>음</td><td></td><td></td><td></td><td></td><td></td><td></td></tr>
<tr><td>뜻</td><td></td><td></td><td></td><td></td><td></td><td></td></tr>
<tr><td rowspan="2">剋</td><td>음</td><td></td><td></td><td></td><td></td><td></td><td></td></tr>
<tr><td>뜻</td><td></td><td></td><td></td><td></td><td></td><td></td></tr>
<tr><td rowspan="2">乘</td><td>음</td><td></td><td></td><td></td><td></td><td></td><td></td></tr>
<tr><td>뜻</td><td></td><td></td><td></td><td></td><td></td><td></td></tr>
<tr><td rowspan="2">侮</td><td>음</td><td></td><td></td><td></td><td></td><td></td><td></td></tr>
<tr><td>뜻</td><td></td><td></td><td></td><td></td><td></td><td></td></tr>
<tr><td rowspan="2">歸</td><td>음</td><td></td><td></td><td></td><td></td><td></td><td></td></tr>
<tr><td>뜻</td><td></td><td></td><td></td><td></td><td></td><td></td></tr>
<tr><td rowspan="2">類</td><td>음</td><td></td><td></td><td></td><td></td><td></td><td></td></tr>
<tr><td>뜻</td><td></td><td></td><td></td><td></td><td></td><td></td></tr>
<tr><td rowspan="2">暑</td><td>음</td><td></td><td></td><td></td><td></td><td></td><td></td></tr>
<tr><td>뜻</td><td></td><td></td><td></td><td></td><td></td><td></td></tr>
<tr><td rowspan="2">濕</td><td>음</td><td></td><td></td><td></td><td></td><td></td><td></td></tr>
<tr><td>뜻</td><td></td><td></td><td></td><td></td><td></td><td></td></tr>
</table>

한자							
燥	음 뜻						
酸	음 뜻						
苦	음 뜻						
甘	음 뜻						
辛	음 뜻						
鹹	음 뜻						
肝	음 뜻						
脾	음 뜻						
肺	음 뜻						
腎	음 뜻						
膽	음 뜻						
腸	음 뜻						
胃	음 뜻						

漢字						
膀	음					
	뜻					
胱	음					
	뜻					
筋	음					
	뜻					
脈	음					
	뜻					
竅	음					
	뜻					
鼻	음					
	뜻					
志	음					
	뜻					
怒	음					
	뜻					
喜	음					
	뜻					
思	음					
	뜻					
悲	음					
	뜻					
恐	음					
	뜻					
筆	음					
	뜻					

漢字							
脣	음						
	뜻						
髮	음						
	뜻						
液	음						
	뜻						
淚	음						
	뜻						
汗	음						
	뜻						
涎	음						
	뜻						
魂	음						
	뜻						
魄	음						
	뜻						
謀	음						
	뜻						
慮	음						
	뜻						
汁	음						
	뜻						
貯	음						
	뜻						
排	음						
	뜻						

泄	음						
	뜻						
決	음						
	뜻						
斷	음						
	뜻						
泌	음						
	뜻						
別	음						
	뜻						
清	음						
	뜻						
濁	음						
	뜻						
統	음						
	뜻						
惡	음						
	뜻						
諫	음						
	뜻						
議	음						
	뜻						
受	음						
	뜻						
納	음						
	뜻						

漢字						
腐	음					
	뜻					
熟	음					
	뜻					
倉	음					
	뜻					
倉	음					
	뜻					
廩	음					
	뜻					
蓋	음					
	뜻					
呼	음					
	뜻					
吸	음					
	뜻					
通	음					
	뜻					
咽	음					
	뜻					
喉	음					
	뜻					
聲	음					
	뜻					
傳	음					
	뜻					

糟	음						
	뜻						
粕	음						
	뜻						
精	음						
	뜻						
髓	음						
	뜻						
腦	음						
	뜻						
餘	음						
	뜻						
屎	음						
	뜻						
使	음						
	뜻						
絡	음						
	뜻						
膽	음						
	뜻						
囊	음						
	뜻						
瀆	음						
	뜻						
霰	음						
	뜻						

한자						
奇	음					
	뜻					
殖	음					
	뜻					
穀	음					
	뜻					
衛	음					
	뜻					
營	음					
	뜻					
宗	음					
	뜻					
照	음					
	뜻					
禦	음					
	뜻					
攝	음					
	뜻					
巓	음					
	뜻					
際	음					
	뜻					
枕	음					
	뜻					
顔	음					
	뜻					

한자							
面	음						
	뜻						
額	음						
	뜻						
頰	음						
	뜻						
顋	음						
	뜻						
顎	음						
	뜻						
眼	음						
	뜻						
瞼	음						
	뜻						
眦	음						
	뜻						
眉	음						
	뜻						
陵	음						
	뜻						
尖	음						
	뜻						
頤	음						
	뜻						
齒	음						
	뜻						

齦	음 뜻					
漿	음 뜻					
輸	음 뜻					
孔	음 뜻					
頸	음 뜻					
胸	음 뜻					
臀	음 뜻					
脇	음 뜻					
銷	음 뜻					
突	음 뜻					
肋	음 뜻					
腹	음 뜻					
臍	음 뜻					

脊	음						
	뜻						
柱	음						
	뜻						
椎	음						
	뜻						
腰	음						
	뜻						
薦	음						
	뜻						
仙	음						
	뜻						
肩	음						
	뜻						
胛	음						
	뜻						
腋	음						
	뜻						
肢	음						
	뜻						
膊	음						
	뜻						
腕	음						
	뜻						
肘	음						
	뜻						

	음						
梡	뜻						
掌	음						
	뜻						
指	음						
	뜻						
節	음						
	뜻						
盤	음						
	뜻						
恥	음						
	뜻						
坐	음						
	뜻						
腿	음						
	뜻						
髀	음						
	뜻						
膝	음						
	뜻						
膕	음						
	뜻						
膞	음						
	뜻						
脛	음						
	뜻						

跪	음						
	뜻						
踝	음						
	뜻						
跗	음						
	뜻						
跟	음						
	뜻						
趾	음						
	뜻						
蹶	음						
	뜻						
因	음						
	뜻						
感	음						
	뜻						
淫	음						
	뜻						
癘	음						
	뜻						
過	음						
	뜻						
緩	음						
	뜻						
暴	음						
	뜻						

漢字		음					
憂	뜻						
食	음						
	뜻						
滯	음						
	뜻						
復	음						
	뜻						
膏	음						
	뜻						
厚	음						
	뜻						
粱	음						
	뜻						
粱	음						
	뜻						
嗜	음						
	뜻						
勞	음						
	뜻						
倦	음						
	뜻						
臥	음						
	뜻						
飲	음						
	뜻						

痰	음						
	뜻						
瘀	음						
	뜻						
機	음						
	뜻						
邪	음						
	뜻						
實	음						
	뜻						
奪	음						
	뜻						
退	음						
	뜻						
旺	음						
	뜻						
亢	음						
	뜻						
逆	음						
	뜻						
陷	음						
	뜻						
鬱	음						
	뜻						
隨	음						
	뜻						

脱	음						
	뜻						
診	음						
	뜻						
望	음						
	뜻						
得	음						
	뜻						
失	음						
	뜻						
假	음						
	뜻						
舌	음						
	뜻						
苔	음						
	뜻						
膿	음						
	뜻						
淋	음						
	뜻						
譫	음						
	뜻						
鄭	음						
	뜻						
獨	음						
	뜻						

한자		음·뜻					
錯	음						
	뜻						
狂	음						
	뜻						
哮	음						
	뜻						
喘	음						
	뜻						
咳	음						
	뜻						
嗽	음						
	뜻						
嘔	음						
	뜻						
吐	음						
	뜻						
太	음						
	뜻						
息	음						
	뜻						
吃	음						
	뜻						
呃	음						
	뜻						
疫	음						
	뜻						

한자						
噯	음					
	뜻					
潮	음					
	뜻					
盜	음					
	뜻					
切	음					
	뜻					
浮	음					
	뜻					
沈	음					
	뜻					
遲	음					
	뜻					
數	음					
	뜻					
澁	음					
	뜻					
細	음					
	뜻					
洪	음					
	뜻					
弦	음					
	뜻					
緊	음					
	뜻					

結	음						
	뜻						
施	음						
	뜻						
綱	음						
	뜻						
辨	음						
	뜻						
極	음						
	뜻						
迷	음						
	뜻						
犯	음						
	뜻						
壅	음						
	뜻						
阻	음						
	뜻						
豫	음						
	뜻						
防	음						
	뜻						
未	음						
	뜻						
既	음						
	뜻						

救	음						
	뜻						
標	음						
	뜻						
瀉	음						
	뜻						
補	음						
	뜻						
從	음						
	뜻						
扶	음						
	뜻						
祛	음						
	뜻						
制	음						
	뜻						
宜	음						
	뜻						
和	음						
	뜻						
滋	음						
	뜻						
孫	음						
	뜻						
屬	음						
	뜻						

漢字							
厥	음						
	뜻						
瞥	음						
	뜻						
佐	음						
	뜻						
衝	음						
	뜻						
踦	음						
	뜻						
維	음						
	뜻						
淡	음						
	뜻						
斂	음						
	뜻						
佐	음						
	뜻						
殺	음						
	뜻						
煎	음						
	뜻						
劑	음						
	뜻						
塗	음						
	뜻						

한자						
餠	음					
	뜻					
薰	음					
	뜻					
徐	음					
	뜻					
嚼	음					
	뜻					
療	음					
	뜻					
鍼	음					
	뜻					
毫	음					
	뜻					
柄	음					
	뜻					
搐	음					
	뜻					
撚	음					
	뜻					
透	음					
	뜻					
穿	음					
	뜻					
刺	음					
	뜻					

한자							
斜	음						
	뜻						
橫	음						
	뜻						
留	음						
	뜻						
麻	음						
	뜻						
重	음						
	뜻						
脹	음						
	뜻						
捻	음						
	뜻						
轉	음						
	뜻						
提	음						
	뜻						
迎	음						
	뜻						
膊	음						
	뜻						
暈	음						
	뜻						
腫	음						
	뜻						

析	음						
	뜻						
灸	음						
	뜻						
艾	음						
	뜻						
粟	음						
	뜻						
麥	음						
	뜻						
痕	음						
	뜻						
附	음						
	뜻						
缸	음						
	뜻						
推	음						
	뜻						
拿	음						
	뜻						
按	음						
	뜻						
摩	음						
	뜻						
擦	음						
	뜻						

揉	음						
	뜻						
壓	음						
	뜻						
垂	음						
	뜻						
持	음						
	뜻						
拇	음						
	뜻						
拳	음						
	뜻						
把	음						
	뜻						
握	음						
	뜻						

서상욱

1956년 경북 상주 출생

영남대학교, 연세대학교에서 정치학과 경영학 공부

한의사 배원식, 침구사 김남수 성생님께 수학.

동양학 공부방 대로글방 운영.

전상희

연세대학교 간호대학 졸업

경희대학교 대학원 간호학과 박사과정

경인여자대학 겸임교수

한방간호하원 총무이사

동서간호학연구소 연구원

용어로 보는 東의학

1판 1쇄 발행 2005년 4월 15일

　2쇄 발행 2024년 3월 30일

지은이 | 전상희 · 서상욱

펴낸이 | 김태문

펴낸곳 | **다락방**

편　집 | 김방희

디자인 | 이은미 · 김미린 · 엄화식

등록번호 | 제10 – 162호

등록일자 | 1987년 12월 4일

주　소 | 서울시 서대문구 북아현로 16길 7

전　화 | 02 – 312 – 2029

팩　스 | 02 – 393 – 8399

www.darakbang.co.kr

ISBN 978-89-7858-044-1 03510